CME TEXTBOOKS NATIONAL PROJECT | 国家级继续医学教育项目教材
国家卫生健康委员会医疗质量与病人安全项目委托培训教材

综合医院精神卫生通用技能

主　编　魏　镜　史丽丽

中华医学电子音像出版社
CHINESE MEDICAL MULTIMEDIA PRESS
北　京

图书在版编目（CIP）数据

综合医院精神卫生通用技能/魏镜，史丽丽主编. —北京：中华医学电子音像出版社，2018. 3

ISBN 978-7-83005-145-7

Ⅰ. ①综…　Ⅱ. ①魏…②史…　Ⅲ. ①精神卫生-卫生工作　Ⅳ. ①R749

中国版本图书馆 CIP 数据核字（2017）第 318827 号

网址：www.cma-cmc.com.cn（出版物查询、网上书店）

综合医院精神卫生通用技能

ZONGHE YIYUAN JINGSHEN WEISHENG TONGYONG JINENG

主　　编：魏　镜　史丽丽

策划编辑：史仲静　冯晓冬

责任编辑：史仲静　宋　玥

校　　对：马思志

责任印刷：李振坤

出版发行：中华医学电子音像出版社

通信地址：北京市东城区东四西大街 42 号中华医学会 121 室

邮　　编：100710

E-mail：cma-cmc@cma.org.cn

购书热线：010-85158550

经　　销：新华书店

印　　刷：北京顶佳世纪印刷有限公司

开　　本：787mm×1092mm　1/16

印　　张：19. 25

字　　数：440 千字

版　　次：2018 年 3 月第 1 版　　2018 年 3 月第 1 次印刷

定　　价：98. 00 元

内容提要

本书结合相关案例，系统阐述了综合医院中医务人员开展精神卫生工作的通用技能。全书分为两部分。第一部分介绍了各专业医务人员开展精神心理工作的基本技能，包括医患关系及医患沟通能力、综合医院开展精神心理工作的原则，以及各科室常见精神障碍的识别和处置。第二部分针对专业从事精神/心理医学领域工作的医务工作者，介绍了开展联络会诊精神医学工作的基本技能，包括联络会诊精神医学基本能力及培训、联络会诊精神医学的常见临床问题、特殊疾病人群的联络会诊和联络会诊中的其他常见问题。本书兼具实用性和指导性，可作为精神卫生专业及非精神卫生专业医务人员的实用参考书。

编委会

主　编： 魏　镜　史丽丽

副主编： 姜忆南　曹锦亚

前言

精神卫生是公共卫生中非常重要的一部分，世界卫生组织提出“没有精神健康就没有健康”。精神卫生工作越来越得到国家层面的法律、政策支持，让精神卫生工作者们有更高的职业自豪感的同时，也有了更强、更迫切的使命感和责任感。综合医院作为我国现有医疗模式的主体，将精神卫生临床技能在其中推广使用对我国的精神卫生服务意义深远，在实践中更是综合医院患者极为需要的：各种疾病及其给人带来的生理、心理、社会层面的影响使人更容易出现心理上的苦恼、症状，更需要得到包括精神卫生服务在内的整体医疗。

精神卫生工作远不止识别和治疗精神科疾病，它还意味着整体地理解一个人的处境、尊重一个人的个体尊严和独立性、认可一个人的体验合理性，继而从尊重地、共情地建立医患关系起，去了解患者的病史、患病体验，在整体了解这个人的基础上对其心理状况作出评估、识别、初步处理、与其他专业医生的合作与转诊。精神卫生专业如此，非精神卫生专业亦是如此。临床专业的医生都需要在各自的医疗实践中使用。本书第一部分内容为精神卫生工作的基本知识和技能，基本适合临床各专业医务人员掌握和使用。

对于专业从事综合医院精神/心理医学领域工作的医生而言，成为各个临床科室坚定、可靠的合作伙伴并将精神卫生知识和技能恰如其分地运用到日常会诊与联络工作中，为所有临床科室的患者提供符合患者个体化需求、按路径化管理、体现规范化综合治疗的本专业服务，则意义更为深远。要完成这样艰巨的临床医疗任务，同样需要专门的知识和技能培训。本书第二部分内容供综合医院精神/心理专业工作者掌握和使用。

本书作为《中华人民共和国精神卫生法》实施推广教材及国家卫生和计划生育委员会精神卫生服务能力建设试点项目培训教材（项目编号：IHECC2013MHCB），面向综合医院各专业医务人员系统介绍精神卫生基本技能，同时面向开展联络会诊精神医学工作的精神卫生专业人员，介绍联络会诊需要掌握的基本思路和临床技能，围绕重要的主题及真实案例以展示如何在临床医疗中使用这些模式和技能。

读者在阅读时需要知道，临床的联络会诊模式可以是多样的，因具体医院、科室、病种、专业人员配置甚至医生个人风格不同而可能有很多合适的具体服务模式，但生物-心理-社会的思维和实践是通用的。在综合医院精神卫生服务的探索和实践方面，欧美等外国专家们先于我们数十年而有很多的经验累积，国内很多同行也都在近 10 余年迎头赶上，结合各自医院的具体情况做了很多有益的尝试和工作，我们在持续相互学习中共同勉励、进步，在此向所有同行们致以真诚的感谢！在精神卫生服务工作中，我们一再被患者和家属们的真诚、信任、包容、积极、生命意志等最美好的力量所触动，患者的反馈也告诉我们如何工作，在此向本书案例所代表的所有患者们致以真诚的感谢！

本书以北京协和医院心理医学科10余年来的临床实践为基础，将北京协和医院精神/心理医学专业的临床医、教、研和疾病诊疗常规做了文字化，确有敝帚自珍之嫌，但希望能有助于满足国内综合医院精神卫生服务基础和专业两个水平的需求。当然，囿于本书作者们的个人学识和眼界，本书内容难免会有疏漏与不足，欢迎广大读者批评指正！

魏　镜

2017年10月

出版说明

医疗卫生事业发展是提高人民健康水平的必然要求，医药卫生人才建设是推进医疗卫生事业改革发展、维护人民健康的重要保障。国家卫生和计划生育委员会《医药卫生中长期人才发展规划（2011—2020年）》要求全国卫生技术人员继续医学教育覆盖率达到80%，因此，继续医学教育作为全国医药卫生人员毕业后业务再提高的重要方式任重道远。

《国家级继续医学教育项目教材》（以下简称《教材》）在2005年经国家卫生和计划生育委员会科教司、全国继续医学教育委员会批准，由全国继续医学教育委员会和中华医学会共同组织编写。该《教材》具有以下特点：一是权威性，由全国众多在本学科领域内知名的院士和专家撰写；二是具有很强的时效性，反映了经过实践验证的最新研究成果；三是强调实用性、指导性和可操作性，能够直接应用于临床；四是全面、系统，以综述为主，能代表相关学科的学术共识，而非某些专家的个人观点。

“十一五”期间，《教材》在最短的时间内启动了策划、编辑制作、学术推广等工作，自2006年以来已出版60余分册，涉及近40个学科，总发行量80余万册。纵观《教材》，每一册都是众多知名专家智慧的结晶，其科学、实用的内容得到了广大医务工作者的欢迎和肯定，被全国继续医学教育委员会和中华医学会共同列为国家继续医学教育唯一推荐教材，同时被国家新闻出版广电总局定为“十一五”“十二五”国家重点出版物。本套教材的编辑出版得到了国家卫生和计划生育委员会科教司、全国继续医学教育委员会和中华医学会各级领导以及众多专家的支持和关爱，在此一并表示感谢！

限于编写时间紧迫、经验不足，本套系列教材存在很多不足之处，真诚希望广大读者谅解并提出宝贵意见，我们将在再版时加以改正。

《国家级继续医学教育项目教材》编委会

目 录

第一部分　各专业医务人员开展精神心理工作的基本技能

第二部分　开展联络会诊精神医学工作的基本技能

第一部分

各专业医务人员开展精神心理工作的基本技能

医患关系及医患沟通能力

第 1 章

第一节　医患关系模式及变迁

一、医患关系的概念

在当前的医疗环境中，“医患关系”一词往往让大家联系到医患矛盾、医患纠纷。“建立和谐的医患关系”常常被等同于“防范医患矛盾”。实际上，医患关系的广度和深度远远超过这一理解。

医患关系包含两个层次的关系：一是两个社会人之间的人与人的关系；二是行医职业中的求助者与被求助者、服务者与被服务者、专业人员与非专业人员之间的职业关系。这两层关系在医患互动中都非常重要，好的医患关系离不开医生的专业能力和服务态度，更离不开与一个社会人建立良好关系的人际交往能力。著名的医患关系研究者 Michael Balint 在著作中写道：“处于医学核心地位的是医生与患者之间人的关系”，“临床医疗中使用最频繁的药物是医生本身”。

二、医患关系模式的历史变迁

从系统论的角度看，医患关系作为一种社会关系存在于一定的社会背景之下，必然受到相应的社会背景下人与人之间一般交往模式的影响。中国的悠久历史文化使得中国的医患关系模式更为复杂多元，值得我们认真关注。

在蒙昧时代，人类的自然科学知识是非常原始的，对超自然力量的崇拜和恐惧是各个文化中普遍存在的现象。面对各种病痛，超自然迷信可能占据着的很大部分，人类对疾病的理解也很可能是诸如鬼神不洁等，因而巫师和巫术在这里扮演着医生的角色。这样的巫师祝祷在中国实际一直存在着，在中医药作为正统医疗和主要医疗手段存在的封建时代，鬼神之说作为补充医疗也是深入人心的。实际上哪怕在今天，在中国的很多地区仍可以找到这些迷信。很多人对于长寿乡、抗癌秘方的趋之若鹜也还有着这种迷信的影子。在这样的医患关系格局里，医学中很多是迷信，执行医学的“医生”们便是操着各种神秘力量的人，代表着神权，只能服从、不能窥视的神权。

随着人类生产生活经验的不断积累，人类文明进步。关于医学的发展和进步，我们中华民族的传说有很好的暗喻。《史记补三皇本纪》记神农氏尝百草，“始有医药”；《黄帝内经》归于黄帝名下。当然，我们知道，医学不可能是两个人创造出来的，而是千千万万人在与疾病斗争的实践中逐渐积累起来的。但是中华民族的先民们在有文字记载之初，文明之初，将医学这个功绩归于炎黄二帝，可见医生在先民心中之崇高、伟大。在封建士人的眼中，医学也是一门悬壶济世的学问。据传为范仲淹所云“不为良相，便为良医”大概反映了医生的地位。

在这里，医学是高高在上者的大学问，是映在高大的皇权、父权之下的。

在神权、皇权、父权中，医生在绝大部分的医患关系中占据着权力、物质资源和知识的主导地位。

近代，在西医传入中国后，早已成为我国的主要医学手段。现代西方医学高速发展出现于自然科学研究兴盛的背景下，是在破除了西方教会神权对自然科学的禁锢后才实现的。在这一文化背景中，医学的执行者们与患者有对等的权力背景，都是普通市民；虽然因其为人民解除疾苦的工作性质、医生的教育、收入及相对的社会地位，医生们仍拥有普通民众的尊敬。

医患关系模式是个连续的谱。一个极端是，医生享受高高在上的权威感，要求患者言听计从，但这是错觉，医生不代表神权或者皇权或者父权；相反，医生在给了患者这样的不合理期待后如果没有达到患者心理预期，患者会愤怒，医患之间会发生冲突。另一个极端是，有些患者或家属将医务人员视为商品提供者，认为花钱看病就是买消费的，对医学和医生都缺乏尊重，甚至不近情理、伤害医务人员，这显然也是我们对大众的医学教育中应该纠正的。这两个极端就是绝对以医生为主导的家长制医患关系模式和绝对以患者为主导的消费主义医患关系模式，介于两者之间的有平等、伙伴式的医患关系模式，有共同决策、协商的专业咨询式医患关系模式等。

总的趋势是，医学、医生的神秘、高大逐渐被揭去，从神权、皇权、父权逐级走下神坛。在工业消费的文化影响下，医生和患者之间可能就成了服务提供者-消费者的消费模式关系，而在邻人相爱的理念下，期待医生和患者之间结成伙伴式模式关系。适应不同的医生和不同的患者，医患关系模式有很多可能性，没有绝对正确的医患关系模式。不同患者可能因其自身成长、教育、社会经济水平等背景差异而对医生和医患关系模式有着不同的期待。在我们的临床上很常见这几种关系当中两个甚至多个并存的，患者可能同时期待医生是有强势的和平等的。医患关系模式在不同条件下可能会有变化。在临床工作中，了解患者对自己的期待并采用相应适当的沟通方式是很重要的。

（一）家长式模式

医生凭借其（家长式的）权威，为（那些被认为没有能力的）患者做决定，为了患者的益处着想，并据此行动。在这种模式下，医生被当作医疗专家，知道什么对患者是最好的。医生不考虑患者的自主性，相信自己的选择和做法对患者有益。

在家长式的医生患者对话中，医生决定将要谈论的话题。访谈用于询问那些不能通过检查直接观察到的诊断标准，集中于躯体上的异常发现。通常，主诉是通过封闭式或标准式问题来记录的。在这种模式里，医生在治疗患者时可能得到最优科学标准的最佳指导。医生贡献自己的专业知识，并在此基础上提供治疗建议。患者只是被告知对所发现异常的治疗方案。默认患者都是会遵从医嘱的。

家长式模式的优势和劣势见表 1-1-1。

表 1-1-1　家长式模式的优势和劣势

优势	劣势
通过封闭性问题，诊断是简单而可靠的	只关注躯体疾病，而忽略额外的诊断或其他重要的信息
通过明确诊断，患者很快得到最佳治疗 适合那些期待家长式医生，而且来的时候就对医生很有信心的患者	患者缺乏依从性。有的患者只有在感觉自己被当作人而不只是一个生病的身体来看时，才能建立起信任

但在现实操作里，患者可能期待的并不是权威式医患关系，这样去与患者接触，必然会给患者或家属带来不快，引起对方情绪或行为上的反弹。或者即便患者或家属出于诊治的需要而隐忍了不快，可以设想如果医疗结局不满意，患者或家属的失落、气愤会更强，因为家长式或者权威就暗示着医生是强有力的、能控制医疗结局。

（二）消费式模式

医疗卫生变成了一种服务。根据这种说法，医生被看作服务提供者，而患者是消费者。

理想状态下，在这一模式里，医生是专家，而患者持有决定权。医生的作用被限于提供给患者必要的信息，并执行患者所做出的决定。由于医生对治疗负有责任，仍然需要注意医学科学的原则。医生并非必须执行“患者作为消费者”可能做出的所有决定。

消费式模式的优势和劣势见表 1-1-2。

表 1-1-2　消费式模式的优势和劣势

优势	劣势
患者满意；患者可以谈论与疾病无关的事情	有执行不符合适应证的治疗的风险
医生在更大程度上满足了社会需求	医生常需要对抗患者的意愿，做出不愉快却必要的决定。患者可能转往另一位能满足其愿望的医生
很少有依从性不好的问题 对自主性有强烈需求的患者对这种类型的关系感到满意	很多患者期待情感投入

但是现实操作里，容易出现医生在面对强势的患者时，可能由于与患者互动中在一般人际交往层面及医学专业诊疗层面不断受挫，而出现被动医疗，不愿坚持医学专家的科学原则，而有临床上保护性医疗：开很多排除性的检查，请很多分担责任的会诊。患者或家属虽然自觉将医疗安全牢牢握在手中了，事实上却是将医生的手脚都束缚住了。

（三）伙伴式模式

基于平等双方的合作努力。只有两方一起合作、互为补充，治疗才能取得成功。患者作为能自主做决策的成熟的人而受到尊重（自主性原则）；医生是专家，任务是告知患者，使其能做出合理的决策。在这种模式里，患者可以、可能、也应该在与医生的谈话中提出自己的问题和立场。他们一起工作，找到最佳解决方法（共同决策）。患者在完全意识到后果的情况下，有权利拒绝任何治疗。医生必须接受这一点。在协商过程中，医生和患者对所有的决策是共同负责的。即使某一方或双方有一些不同的愿望，或认为某种方式更可取，他们对决策也是共同负责的。

伙伴式模式的优势和劣势见表 1-1-3。

表 1-1-3　伙伴式模式的优势和劣势

优势	劣势
患者负责任；避免了依从性差的问题	如何告知才能使患者承担责任是有困难的任务
医生的压力得到释放，因为医生不必对困难的伦理问题做决定	获取病史需要很长时间；得不到报酬的额外工作需要医生的理想精神
建立信任之后，随后的医疗沟通更有效	
在长期随访的患者中尤其有用	

考虑到医患权力关系的历史趋势，医生的主导被不断削弱，平等医患关系模式将是越来越被患者所期待和要求的。从减少误解和利益冲突的角度看，医生应该对主导的权力进行让渡，将医疗回到平等的、伙伴式的医疗服务。在这样的医患关系中，医生以患者为中心，了解患者的需求，成为医疗信息的提供者，帮助患者决定，但不替患者决定，将医疗的决策交给患者，提供患者所需的医疗服务，在疾病的过程中陪伴患者、减轻患者的病痛、治疗患者，不扮演高高在上的自然使者，更不扮演拙劣的医疗商品叫卖者。患者则需要承担更多的自主性，包括对疾病知识的了解，自我健康保护，疾病预防，规范治疗，以及对某些疾病状况的合理期待，而不是蔑视医学、忽视自我健康，或者神化医学、将健康责任全都抛给医院，将医生看作合作伙伴，值得尊重和信赖的健康卫士，不是遥不可及的专家，更不是提供商品的医疗服务员。

如此，将医疗回归到其医疗照料的本质，医生使用专业医学知识、医者爱人的人道主义精神为患者服务，尊重患者个人能力，在平等、伙伴式的关系中影响患者，帮助并逐渐要求患者了解医学，尊重科学，自身参与医疗决策，为自身健康及安全负责。

第二节　医患晤谈与临床沟通

一、沟通交流的形成模式

晤谈与沟通是一个多元素同时复杂交替作用进行和完成的过程，这些元素主要包含背景信息、感觉知觉、思维解释、情感感觉、动机意图、言语行动等（图 1-2-1）。

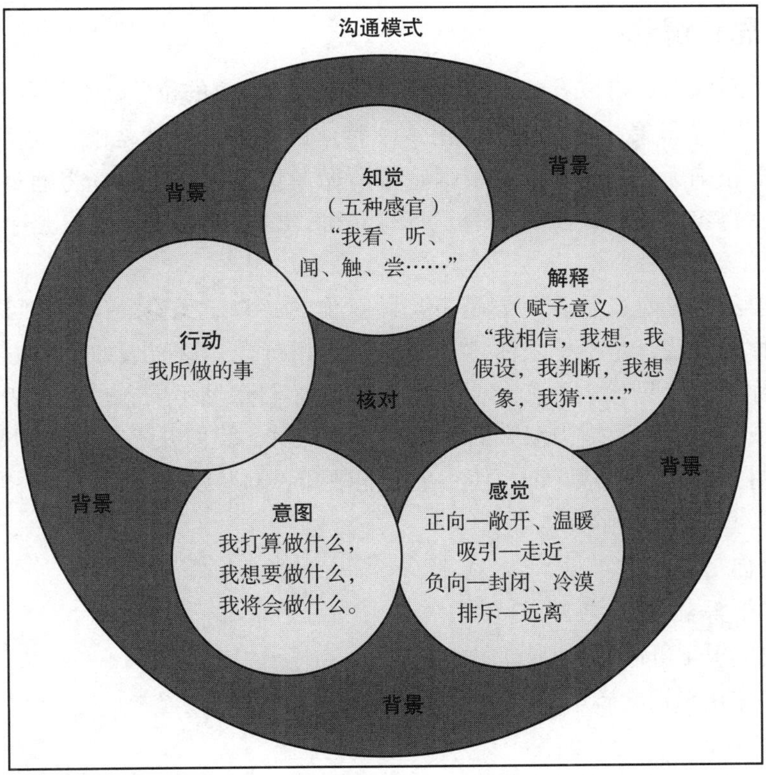

图 1-2-1　晤谈与沟通的模式示意图

（一）背景信息

每进入一个新的晤谈与沟通情境，我们都会带着过去经验建立的背景，包括最近的经验，也包括生命早期的经历，这会让新的晤谈与沟通情境受到过去的影响。例如：一个人今天诸事不顺、心情烦躁，当遇到一个陌生人时，他会以烦躁的心理背景与对方互动；相反，如果一个人心情愉快，他会以积极的心态与对方互动。背景信息还包括对晤谈对象的既有认识和了解。

（二）感觉知觉

晤谈与沟通中，我们通过自己的感官——看、听、闻、尝、触，在短短几秒钟吸收到数百万的信息。虽然大部分是潜意识在运作，但确实能如此迅速地吸收那么广泛的信息。有趣的是，这几百万项资料，没有一项具有任何意义——它们纯粹是刺激神经系统的结果，而大脑只会以新鲜的感官数据——形状、颜色、质地、气味及声音来体验。这些都是现象——一缕香气、一些细微的声音、对方脸上的表情。这些知觉本身并没有任何意义，但是为了更了解世界，我们无意识地加工这数百万数据，进行解释的心理工作，为的是要使这些数据有意义。感觉知觉是通过感官完成的，解释则是赋予意义的心理活动。

（三）思维解释

观察一个对象时，可以看到他的坐姿、肤色、双手放的位置、服装的颜色和样式、发型等。基于这些印象，我们会统合出一个整体的画面，这就是解释。重要的是，要明白解释并非正确无误——它只是根据观察所做的推测。这些解释将通过感官收集到的大量信息变得容易理解，虽然解释不见得正确，也绝非错误，这只是个体了解这些信息的方法。

一个人要经常核对，看看对方是不是同意你的解释。无论如何，我可以和你印证一下，我对你的看法，是不是跟你对自己的看法相符合。这时，如果对方同意你的看法，不代表你正确，只代表你们意见相同；如果你们意见不同，也不代表我错了，只是我们理解或认识不一致。当双方的解释有所不同时，我们并不需要互相赞同，相反，我们可以对对方的观点保持好奇，使一个人能敞开心胸继续学习。

以下是一些解释的例句：

“我相信你是诚实的。”

“我想你很害羞。”

“我想象你很不舒服。”

“我推测你在想别的事。”

……

思维解释是一种主管思考的心理加工，我们常犯的错误就是把解释和感觉相混淆。“我感觉你……”并不是描述感觉，而是“我认为你……”的错误表达。

很多人害怕表达自己的解释，因为评价或判断别人被看作是不恰当的。其实判断（解释）只是你把数据合理化的一种方式，为的是要更深刻地认知对方。判断只是把杂乱的数据加以区分产生意义而已。种种的感觉都是通过这些解释产生的：你的感官如何解释这些数据，促使你接近或是远离对方。

（四）情感感觉

由于有了你的思维解释，你才发展出情感感觉。情感感觉是和血流与能量变动有关的身体经验，基本上可以分为两种：正面的和负面的。

出现正面的感觉时，体内血管会扩张，一种温暖的感受与身体舒适的感觉随之而来。当你体验到这种正面的感受时，你会想用下面的话来传达："我喜欢你""我被你吸引""我想接近你""我跟你在一起很舒服""我觉得跟你很亲近""我觉得跟你在一起很温暖"。整体的经验是觉得亲密而舒服，有接近对方的欲望。

当出现负面的感觉时，体内血管会收缩，觉得紧张、不舒服、冷漠，有想要退避的欲望。你可能用下列句子表达负面的感受："跟你在一起不太舒服""我不喜欢你""我觉得跟你很有距离""我怕你""我恨你""我想远离你"。整体的感受是疏远、冷漠和排斥的感觉。

出现负面的感受并不表示对方是坏人或者谁有错误，只单纯反映出有负面感觉的人内在的批判，他经验到想要离开或者想要战斗的欲望。正、负面的感觉与选择和评价有关，并不能真实反映出对方的价值，只是反映出有这些感受的人内在评价的过程。同时，感觉完全建立在自己的背景及解释之上。同一份知觉，可以因为不同的背景和解释而带有不同的色彩，任何知觉都可能有正面或负面的感觉。

（五）动机意图

动机意图是在意识状态下运用意志把你的感觉转化为行动。每一个感觉知觉、思维解释、情感感受的情节，都有可能发展成你想怎么做的企图。其实，你不必听从自己的感受，人是有自由意志的，所以决定的行动也可能与感受相反。同时，在晤谈与沟通中，我们也随时准备好探索和询问，"你告诉我这些事的意图是什么?"澄清意图能使晤谈与沟通更有深度。例如，一个人表达愤怒时，可能是意图求助，也可能是企图控制对方。

（六）言语行动

一旦我们清楚了自己的感觉知觉、思维解释、情感感觉和动机意图及这些元素之间的关系，付诸行动的决定就会简单明了，并且会更有效地去执行。有了这样的驾驭能力，人就更能为自己负责，更能体会到自己是如何造就自身的存在。

尽管上述的晤谈与沟通现象是按照次序描述的，它们实际上常常同时产生，不必一定按照上述顺序。我们可以从任何地方开始，然后觉察当时产生的所有相关因素。

二、临床沟通基本技能

医生在诊断和治疗过程中最为重要的一项工作就是医学访谈。在医生的职业生涯中共计要与患者及其家属进行超过 20 万次的访谈。在大多数临床专科中，医生 1/3 的时间要用于进行访谈。70%的诊断信息来自于病史访谈。

在一部分医生的心中，临床任务就是治病。如果我们以这样的思路去定位医患关系，很多问题将难以得到理解和面对。例如：患者面对疾病时的强烈情绪反应；患者既往的性格特点影响到当前的医患关系；患者与医生对疾病认识之间的差异……如果忽视这些问题，就无法建立良好的医患关系。患者对治疗的依从性及临床治疗的成功与否，往往取决于医患关系的质量。因此，医生的价值除了体现在治病以外，还应包括帮助患者更好地管理自身情绪，进而更好地管理自身疾病和生活。而这样的医学任务需要每一位医务工作者掌握基本的谈话和沟通技能。

下面，将介绍一些基本的临床沟通技能。

（一）言语信息的使用

1. 倾听 患者属于特别需要医生倾听的群体，从某种角度讲，医生的倾听是建立医患关系最简单也是最有效的方法。倾听并非消极被动的，而是积极的，在患者处于某种情绪状态下或者当患者自己谈论心理-社会压力时，倾听是最有效的处理方法之一。好的倾听具有以下的特点：

（1）有观察的倾听，即所谓“察言观色”，医生试着通过患者的表情、眼神、姿势、说话方式与交流方式、穿着、一般状态和意识等去了解患者。

（2）有思考的倾听，即不断体会患者的心理状态、言语中的潜台词，从中发现可能的症状线索，以及可能的心理社会因素。

（3）有反馈的倾听，医生在倾听过程中应有敏锐的反应和恰当的言语、动作的反馈。如变换表情和眼神，点头作“嗯、嗯”声，或简单地插一句“我听清楚了”等。当患者犹豫不决时用点头来直接鼓励他继续交谈下去。

（4）允许患者充分地表达，让谈话中的伙伴完成发言的重要性是不言而喻的。但是，现实却并非如此。研究显示：在医疗访谈中，患者平均谈话时间是92秒，78%的患者在2分钟内会停止自发谈话（Langewitz，2002），而医生第一次打断患者的发言早在谈话开始的15~20秒之间。在335名受访者中，只有7人的自发谈话时间超过5分钟，但是他们提供的信息是非常有价值的，因此对于医生来说不去打断患者是值得的。

2. 提问 提问的目的主要是澄清症状和引导谈话。在提问时，我们应当注意：

（1）在引导的过程中，应当注意首先针对患者最关心的问题，或者正在诉说的话题，逐渐引导到医生需要进一步澄清的其他问题。

（2）提问的方式主要有开放式提问和封闭式提问（表1-2-1）。

（3）交谈开始时应尽量避免封闭式提问；在深入交谈期间提倡结合式提问；在交谈的后期需要快速排除其他问题时，可以采用封闭式提问，如有无烟酒嗜好等。

（4）两种提问方式可以随时转换。如关于烟酒嗜好的回答如果“是”，则转入开放式提问或结合式提问。

表1-2-1 提问的方式

开放式提问	封闭式提问
不能简单地以“是”或“否”来回答问题，需要详细描述	只能回答“是”或“否”的问题
如“今天感觉怎么样？”	如“今天头痛吗？”
有利于鼓励讲述患者认为重要的信息	有利于快速获得医生认为重要的信息
交谈开始时使用	交谈后期使用

3. 积极的谈话　积极的谈话最核心的原则是真诚。主要的方法是通过肯定、支持、鼓励等办法来实现维护、提升患者的自尊感，增强患者面对困难时的自信心和适应力的目标。

在积极的谈话中，我们往往会与患者讨论一些积极的主题。例如，“你能够坚持这么复杂的药物治疗计划，给我留下深刻的印象”，或者“我很高兴你记录了你女儿的体温——这个信息对于我来说很重要”。大多数人都尊重医生这个职业，医生的积极的意见有助于良好关系的建立。

4. 复述　复述（在心理治疗中又称释义）指使用患者的话进行重复。医生接纳了患者的观点，并且使用复述聚焦患者所述内容中最相关的内容。对于医生来说，在开始阶段使用复述来支持患者的情绪或个人主题也是一个很好的方法。这经常会给患者带来另一种崭新的视角，可能会引出令人意外的解决方式。

案　例

患者：“我们不能推迟下一个化疗的周期么？”

医生：“你希望能够有一个比较长的暂停？”

患者：“是的。你看，是这样的，我妹妹住在美国，她将要在这里待上 2 个星期。做化疗时，我无法去见她，药物让我感觉很累。如果她在这里，我真的无法去陪她。”

医生：“啊，是的，你妹妹在这里时你不想受到妨碍？”

患者：“是的，就是这样。事实上，关于我的疾病，我不想让她知道的太多。我的意思是，当然她可以知道，但她没有必要去面对这些。”

医生：“嗯，你不想让你的妹妹把你看成患者。”

患者：“是的，我不需要她的同情。你看，我比她年长，当她需要我的帮助时，我总能出现。”

医生：“好的，我明白了。你不希望得到你妹妹的帮助和同情。”

患者：“是的，如果她能帮助我一些，那也没有关系，但是不需要同情。”

医生对延缓治疗的第一个复述聚焦于治疗，在之后的一个复述中，医生澄清了压力和患者的个人背景。这反映了患者拒绝治疗的背景。通常患者自己将会找到一个新的解决方案。如果不是这样，医生可以给予帮助。

医生：“你是否想过，你可以告诉她，你不需要同情？”

患者：“事实上，这很愚蠢。我还是足够强大的，我能够应对妹妹的同情，我可以告诉她我不需要她的同情。”

5. 总结　当医生进行复述时，总是只摘取信息中最重要的部分，而总结就要涵盖讨论的绝大部分内容。医生要将他所理解的东西用自己的语言表达出来。这会使医生与患者达成一致。患者可以补充医生忘记的内容，医生要检查他是否已经理解了患者所说的内容。同样，总结适合作为转换到新的讨论阶段的方法，或是通过总结最重要的内容以宣布访谈结束。

案　例

医生：“让我来总结一下刚才你所说的，当你完成考试后就会出现心悸、气急、胸前区紧缩感和头晕。”

患者：“我记起来了，当我又一次陷入寂寞时，我喝了一些咖啡，然后心悸和头晕就出现了。”

6. 共情式的反馈 共情式的反馈包括探究并证实患者的感觉，接纳和认同患者的感觉。

探究患者的感觉可以通过简单的提问实现，如："听到自己患有糖尿病，你有什么感受?"

一旦当患者表达了他们的感受，有两种方式进行处理。第一种方式是"正常化"——告诉患者他的感觉是正常的，使之安心。"任何一个患有这种疾病的人都会感到打击太沉重了"或者"有挫败感是很正常的——其他人也这样"。第二种方式是认可感受——对患者的话语做出反应，让她知道医生可以理解和接纳其情绪。"听起来关节炎犯了，折磨着你"或者"你是在告诉我，自从患病后这一点是最令你苦恼的"。

当患者在访谈中出现情绪反应（可以是言语、表情或是肢体语言等）时，医生可以在停顿的基础上做出上述的回应。在这里，停顿也是必要的，因为医生需要观察患者是否允许讨论他的情感。在停顿时，患者可以聚焦于自己的情绪。一旦医生开始讨论情绪，患者就有可能更深入地讨论自己的情绪。

（二）非言语信息的使用

1. 非言语信息的要素 非言语性沟通包括面部眼神、表情、手势、姿势、语调、相互之间的距离等。它在建立关系过程中发挥着重要作用，因为人类的情感70%是通过非语言性的方式来传达的。如果医生说"我对你的经历很感兴趣"，同时脸上却流露出无所谓的神情，那么患者听到的是"厌烦"这一无声的信息。行胜于言！在医疗访谈中，常见的非语言信息包括以下方面。

（1）环境：安静、舒适的环境是非常必要的，尽管这在当今的医疗环境下显得有些奢侈，但是在访谈过程中，尽可能不被打扰对于交谈的质量至关重要。

（2）距离：通常情况下0.5~1.5米是社交距离，也是比较适合医生和患者之间在初期访谈时的距离。更近的距离属于亲密距离，适合家人、密友之间，而更远的距离属于礼仪距离，不适合交谈病情。

（3）角度：相对而坐往往使交谈的双方产生对立感，而120°左右的夹角更有利于医患双方坦诚交流。

（4）目光：当一方倾听另一方叙述时，目光往往直接注视着对方的双眼；当一个人被询问时，或者对他人言行产生防卫性、攻击性或者敌意时，视线相交的机会便会增加；当一个人被激怒时，有时候可发现他的瞳孔张得好大，当然还会有其他一系列的面部表情；一个性格内向、羞怯的求助者会不习惯目光过多接触，他既不敢太多注视别人，也不愿别人看着自己。

（5）表情：一般不愉快或迷惑可以借助皱眉来表达；嫉妒或不信任时会将眉毛上扬；一条眉毛扬起是传统的怀疑信号；双眉扬起是惊讶的信号；双眉下垂则是沮丧和忧伤的信号；冲突、挑战、敌对的态度用绷紧下颚的肌肉和斜眼瞪视来表示；这时他的嘴唇也是紧绷着的，表示已摆出一种防御姿态；头和下颚常挑衅地向前推出，眉毛下垂，眉头皱起。

（6）姿势：移动身体，把脚及整个身体对着门口，这个姿态很可能是求助者想结束交谈，他的体态正是想说“我想离开”；人们有时借用摊开双手、解开外衣纽扣或脱掉外套，表达一种真诚、坦白；而双手交叉在胸前则常表明一种防卫，表示否定、拒绝或疏远。

2. 医患沟通中使用非言语信息　接诊的最初时刻，医生通过行动进行有效沟通至关重要。最初阶段，患者会下意识地通过医生的表情、姿势等来判断，“我可以信任他吗?”

热情的语调，自信的握手（如果是患者的文化所能接受的），微笑，关切的眼神，都可能会有助于帮助医生获得患者的信任。如果没有建立起最初的信任感，那么整个就医过程都有可能受到干扰。

有效的非言语性沟通，即通过行动进行沟通，可以为接诊营造一个良好的开端。为了巩固好的开端，有效的非语言性沟通必须贯穿于整个接诊过程。较之语言，行动更能让患者感到关爱和尊重。

（三）信息传递和接收

1. 晤谈的信息领域及对医患关系的影响　沟通过程可以描绘成发送—接收模式。一个人就好比发送器的角色（演讲者），而另一个人就作为接收器（听众）。成功理解的基础是使用易于理解的语言（避免使用术语）和清楚的发音。对于听众来说，意味着专心致志和非言语的表达。此外，外界的影响可能会打断信息的传递，甚至是整个访谈（办公室助理、护士等突然进入房间）。医生的目标应该是进行一次不受外界干扰的访谈。

2. 信息接收的 4 个水平及转换　一般情况下，传递信息可以划分为以下 4 个水平（Schulz von Thun，1997）。

（1）事实：事实层面的信息，这个水平主宰着日常的医学实践。

（2）关系：这一级水平表达了说话者是怎样考虑其他人的，以及他们所处的关系。

（3）自我暴露：说话者提供了一条关于他是如何感受的线索。

（4）要求：说话者希望其他人能做些什么。

案　例

你正在开着车冲向一个十字路口，同车的伙伴对你说：“小心点，现在是红灯。”

事实层面：目前交通指示灯是红灯。

关系层面：关于关系内容可能的陈述是

- 我开车比你好。
- 没有我的提醒，你不行。
- 你不是好司机。

自我暴露层面：隐藏于这条信息背后的自我暴露可能是

- 我担心我们会出意外。
- 我着急赶路，怎么又是红灯。

要求层面：要求可能是

- 小心！
- 集中精力！
- 及时刹车！

3. 综合信息的解读对医患关系的影响 说话的人可能会强调信息的某一个水平。医生可以使用这个模式澄清其他水平的信息，例如直接切入信息的另一个水平。如果访谈时患者的情绪十分苦恼，这个方式将尤其有效。

案 例

患者："我这两天不想工作，真的想休息，你能给我开个病假么？"

医生："我想先为你检查，但是你所告诉我的，我或许应该让你这周休假。"

这个回答，说明医生初步达到了事实水平。在关系水平上，他注意到患者给他施加了压力，并且从这一点认识到患者自身也处于很大的压力之下。此时，可供他选择的反应有：

医生："你看起来压力挺大的。"

患者："是的。最近我在工作中犯了些错误，我担心会失去工作。现在没有很多任务。因为我还有睡眠问题，我担心我会犯更多的错，所以，如果我待在家里会更好些。"

通过改变交谈信息，医生使得患者谈论了他的职业压力，提到了失眠。现在可以进一步明确患者是否存在抑郁了。

机智地处理一个主诉之内的多种信息，使得医生能够灵活地进行访谈，通过这样的访谈，医生可以获得更多的信息，可以更全面地看待患者及其所面临的困难处境。

（四）组织谈话

1. "患者为中心"与"医生为中心"的开场 一般说来，医学访谈可以分为以患者为中心和以医生为中心的访谈，两者的关键区别是由谁来决定访谈的内容。

在以患者为中心的访谈阶段，由患者来决定他会报告哪些症状，或是他希望医生帮助他解决哪些压力或者问题。在以医生为中心的访谈阶段，由医生来决定访谈内容，他会直接向患者提问以获得与疾病相关的信息。前者更有利于满足患者的倾诉愿望和建立良好的医患关系，后者更有利于控制诊疗时间。无论是哪种方式，掌控访谈进程都是医生的责任。艺术性地平衡以患者为中心和以医生为中心，适当和有效的访谈才能得以实现。

2. 晤谈的引导和鼓励 在晤谈的开始，医生可以通过各种技巧帮助患者表达自己的问题，因为患者的自由叙述可以帮助医生获得很多有用的信息，而仅提问专门疾病相关问题是无法获得这些信息的。更重要的是，这种形式的访谈提升了相互信任的医患关系，因此有必要投入一定的时间。在这一阶段，医生可以使用的技巧包括：

- 让患者完成他的谈话。
- 开放式提问。
- 停顿。
- 鼓励患者继续发言。
- 重复和总结患者的话。
- 识别和回应情感。

3. 打断的时机和限制 有时，医生必须打断患者。打断有以下 4 种方法。

（1）直接打断：医生称呼患者的名字，看着他的眼睛，也许还可以轻拍他的手臂。

（2）总结：即使当时的讨论无法继续，医生仍要给予患者信号，让他明白医生能够理解那个主题对于患者很重要。

（3）重复访谈目标：即使访谈内容的预定框架无法维持，医生仍要重复访谈的目标。

（4）取得同意转换交谈内容：向患者询问，是否同意转换交谈内容。

保证访谈控制在有限的时间内，并且适当转换主题的方法包括：

- 告知患者访谈可用的时间（设定时间框架）。
- 告知患者你想要完成什么（告知访谈任务）。
- 告知患者目前的访谈是以患者为中心的还是以医生为中心的（告知访谈方式）。
- 宣布访谈结束，或转换至新的访谈阶段时，必须明确强调。

4. 结束　在访谈结束时，医患双方应就以下问题达成一致。

- 总结今天访谈的内容，并检查有无理解上的差异。
- 对治疗方案的理解是否存在差异。
- 随诊的安排。

三、医疗中的沟通技能

（一）医患合作关系的建立

在医患关系中，无论作为医生还是患者，个体都需要判断：对方是什么样的人？应当以什么样的方式去沟通？

成为患者的合作伙伴，在交流中有两个要求：第一是遵循双方相互平等的基本人际规范，表现出对患者的尊重和兴趣；第二是超越这些基本礼节，以更专业化的方式帮助患者表达自己的经验，包括他们的症状、信念、需求和关注等。

所有这些原则都将在医患互动的实践中体现在言语和非言语信息（参照相关内容）。

1. 自我准备和环境准备

（1）自我准备：在临床实践中，我们的心思很容易停留在上一位患者或者刚刚接到的电话上，还有排成长队的患者在等着你看，或者你的个人问题需要解决。你可能会发现，当你在接诊下一位患者的时候，你仍然在回想上一位患者的一些情况，或者正在完成上一个患者的病历记录。在接诊咨询的开始阶段，这些思想、感情和行为很容易使你不能集中全部注意力。

应对办法是自己事先做好准备，把全部的注意力都放在眼前的患者身上，不因其他事物干扰而分散注意力。对于患者来说，这可能是非常重要的时刻，患者通常会全神贯注于即将到来的和医生的见面、谈话，当然也会对医生抱有同样的期望。

对自我准备的建议包括以下方面。

- 把上一个任务搁置一旁：确保上一个接诊咨询不会影响下一个，暂不考虑未解决的问题，过后再安排。

- 注意我们的个人需求及舒适度：确保饥饿、炎热或者睡意不会影响你集中精力于眼前的访谈。
- 把注意力转移到手头的接诊上：通过阅读记录、寻找结果或者考虑患者的病史来做好必要的准备。

（2）环境准备：限于条件，医生在楼道里、电梯里和患者谈话，这种非言语信息给患者的印象是“医生太忙，不能给我足够的时间”，甚至怀疑医生不重视自己，由此可能会降低患者对医生的信任。所以医生需要学会营造谈话氛围，提升患者的信任。其中包括：

- 尽可能保持谈话的私密性，避免其他患者和医生的干扰。
- 坐着谈话。医生与患者对坐，转向患者交谈。一方面便于与患者交谈，医生能清楚地倾听患者述说，也使患者能清晰地听到医生的谈话，以保证沟通信息的准确性；另一方面，让患者坐下交谈，也表示医生对患者的关怀，让患者产生被重视、被尊重的感觉。
- 手机静音，如果有必须接听的电话，向患者说明并致歉。

2. 基本人际介绍　问候与自我介绍是医务人员与患者首次见面时需要做的，这样可以让我们和患者之间有一个初步了解。

（1）主动打招呼：可以问“您好”。

（2）患者进出诊室时，应尽量站起来接送。

（3）医生自我介绍：和患者打招呼后，医生要做自我介绍，必要时简单说一下自己的专业特长和职称职务，以便于患者了解。患者经常抱怨医生不做自我介绍，以至于他们不能确定正在给他们看病的是谁，或者不清楚该医生在医疗团队里面所担任的角色。

医生自我介绍后，接着要了解患者的基本信息。

（1）询问或核对患者姓名：若门诊有许多患者在等候，我们要核对患者与病历是否相符，可以这样问患者：“请问你的名字是某某某吧?”若患者的姓名中有生僻字，或病历本上名字潦草，难以辨认，我们可以这样问：“请问你的名字怎么念?”

（2）要核对清楚年龄：有些患者的病历本是若干年前的，病历本上写的年龄是初次就诊时的年龄，接诊时一定要推算一下现在患者的年龄，并让患者确认一下。

3. 使用“我们”建立医患联盟　建立联盟技能常常用于接诊的后期，是连接患者和医生关系的纽带。要注意用“我们”“咱们”或“让我们”这样的表述方式。例如“我们将一起努力，让你尽可能快地恢复健康”，或者说“让我们仔细地监测你的症状，直到好起来为止”。

（二）采集病史

1. 采集病史中的常见问题和困难　病史信息来自患者的生活，常常是细碎而杂乱的。医生医疗工作繁忙，特别希望高效地完成病史采集，因此不断提高在“专业世界”里的感知能力，甄别有价值的线索，顺藤摸瓜，丰富自己鉴别诊断的思路，并据此提出非常有针对性的问题。但面对患者时却常常无奈地感慨：

- “为什么他没有早告诉我这个信息？”
- “为什么他老是说那些没用的？”
- “问题这么严重，为什么他偏不听我的？”

这些“为什么”的答案因人而异，大部分却都可以归于一类：医生还不了解患者，没能感知“患者的世界”。“患者的世界”包括患者的情绪、观念，患者对疾病的反应及来诊的期望，以及疾病对其家庭及社会环境的影响等。如果医生不了解这些，仅仅局限在自己的“专业世界”中，就很难营造和谐的医患关系，可能导致重要的线索未被揭示。

“患者的世界”为什么不能让医生一目了然？其常见的原因有：

- 患者面对医生可能有畏惧权威的紧张感。
- 患者的体验或症状可能是千头万绪的或难以描述的。
- 患者多数有过试图表达感受或看法却被医生制止的经历，因此会斟酌自己表达什么是医生想听的，也容易认为“看病就只能说身体有什么不舒服”。
- 患者害怕自己会被评价或被误解，尤其是怕医生将自己的焦虑或抑郁情绪理解为“意志薄弱”、“精神病”或“不正常”，甚至怕医生的诊治因此被误导。
- 患者很少主动提出自己的担忧，有时是因为这些担忧原本也不够清晰，还经常是因为害怕自己的担忧被医生取笑或被医生证实，也已经默认“医生没时间跟我说这些”。

医生为什么对“患者的世界”敬而远之？常见的原因有以下方面。

- 医生不知道“患者的世界”值得了解：医生往往默认患者来看病只是希望得到药物消除症状，以为患者既然来看病就会全盘接受医生的解释和处置，忽视了患者作为“人”的复杂性。
- 医生尚未建立关注“患者的世界”的习惯：医生习惯于聚焦“专业世界”的思维方式，即“筛选具有医学意义的信息，进行诊断和鉴别诊断”，长期对“患者的世界”视而不见，也就没有机会在这个侧面得到经验和体会。
- 医生担心时间不够用：医生怕“患者的世界”太过复杂，一旦开头，患者就会说个不停。但多数患者有能力觉察和评估看病的目的和效率，他们也不愿意浪费医生的时间。Howard Beckman 和 Richard Frankel 的研究显示，如果不被打断，患者讲述平均不超过 2 分钟。患者表现为反复纠缠无法制止时，恰恰很可能是因为医生拒绝了解“患者的世界”。
- 医生担心自己应付不了：医生认为自己没有这方面的技能，面对“患者的世界”时无法掌控局面。却不知道了解“患者的世界”的技能容易学习并自我提高。

2. 采集病史的沟通技巧　在采集病史时同时关注两个世界的信息，在程序上可分为三步：先鼓励患者充分表达，再针对性地询问澄清，最后让患者知道医生已经了解他的问题，会给予他需要的帮助，即建立良好的医患联盟。

（1）为了保证效率，可以先告知患者本次就诊的时间框架，如“我们今天有大约 15 分钟”。

（2）早期主要使用上述患者为中心的技巧：多用开放式询问，如“请您从头开始说”“请说得详细些”“然后呢”；尤其注意不要急于制止或打断；有意识地多用倾听和共情。

（3）适时使用辅助患者叙述的技巧：关注的眼神、点头、语气词、重复患者的话、理解患者的话等，这些可以传达兴趣和支持，从而鼓励患者讲述下去。

（4）注意理解并澄清患者就诊的原因：各种原因可归为三类，即寻求支持或保证，试图理解症状或要求消除或缓解症状。特定患者的就诊原因可能是其中的一项或几项，不要不加求证就断定患者只是要消除症状。而且研究显示，患者常常有三四种症状，其中第一个可能不是最重要的。

（5）鼓励患者说明全部意向：询问“还有吗”直到患者表示都说完了。这个技巧可以鼓励患者充分表达需求，甚至是他觉得尴尬的话题。医生则可以更好地安排本次就诊的时间。如果患者意向很多，医生可以和患者讨论决定这次首要解决哪些，避免“门把手现象”，即患者在就诊接近尾声时提出一个重要问题，打乱了医生的安排。

（三）体格检查

1. 体格检查中的常见问题 体格检查的过程中，医患互动中非言语信息的成分更多，医生往往依照惯例行事，患者也很少表露明显的评价，但医患关系却会在此过程中发生微妙的变化，有时影响的程度超乎想象。医生听诊前将听诊器头用手摩擦几下，轻柔地接触患者皮肤，就会使患者倍感亲近。这个简单的动作在医生可能是训练使然，在医患关系中却充分传达了以患者为中心的态度。

相反，如果医生进行体格检查时对自己的非言语信息没有觉察，只顾履行程序，患者体会到的可能是一个草率不负责的医生，故而不能信任后续的诊断和处理。更有甚者，医生冷漠机械地完成体格检查，即便检查准确到位，患者却会感到自己在医生面前更像个故障机器，而不是活生生的人，这个印象一旦形成，医生说再多以患者为中心的话也难以扭转。如前所述，非言语信息的影响比语言强大得多。

2. 体格检查的沟通技术要点

- 保持严谨及职业化的态度，即便初步判断患者的症状很可能不是器质性的，仍应认真检查，不可敷衍。
- 简单解释要做的检查及需要患者如何配合。
- 需要患者摆出特殊体位时动手协助。
- 进行引起不适感的检查时预先告知，请患者忍耐。
- 仅暴露检查所要求的部位，检查后随手遮盖。
- 注意观察患者是否会感到生理上或心理上的不适，尽量表达共情。

（四）解释病情

1. 解释病情的常见问题 询问病史和体格检查之后，临床医生对患者的身体状况有了一个初步印象，接下来就要同患者谈论如何处理。医生会直接告诉患者他得了什么病，随即开出医嘱。

常见的情况是直接告知。患者带着诊断名词离开，通过询问亲友的经验、查阅医书、上网搜索等方式试图理解，可能由不专业的来源接受了很多错误认知，严重影响依从性。

较好的情况是患者可以表达异议，医生也愿意耐下心来解释他错在哪里，进行“患者教育”。这种沟通缺失存在双向的互动，但仍然存在若干阻碍因素。

- 医生和患者看待疾病的角度不同。患者对其疾病病因和机制常常有自己的解释，可能来自常识、经验和他所接触到的科学知识。患者的固有解释模型来自他多年生活经验的积累，医生无法指望几句话的告知就能扭转。
- 医生和患者关注的内容不同。医生更重视讨论治疗，急于进入“做什么”的环节，并认为这也是患者最想知道的。而患者可能在那个阶段还在为病因及预后的信息而困惑，就会感觉医生“不耐烦多说”。
- 由于情绪化的反应，有时患者及其家属“闭上耳朵”，听不进医生的解释。例如：患者或家属心目中，抑郁是可怕的、难以启齿的疾病。被告知时出现沮丧、恐惧甚至愤怒的情绪反应，听不进去医生所说的话。
- 患者或家属愿意听从医生的解释，但没能听懂。因为患者没有医学的思维习惯，对某些医学专业术语也不理解或有误解。故导致医生以为解释清楚了，患者却还没听懂。
- 医生没有为解释病情留出足够时间：因为更关注治疗，医生常有一种错觉，认为自己用于解释的时间过多了。一项研究表明，医生用了不到 1 分钟向患者解释问题，而他们自己感觉已经花了 9 分钟以上（Waitzkin 1984；Makoul 1995）。

2. 解释病情的沟通技术要点

- 提醒自己：患者可能需要获得一些解释，尤其是病因和预后的相关信息，千万不可忽略这一需求。
- 不要机械地照搬一套现成的解释。先评价患者的出发点，了解患者对该病的看法及其来源，以及他主要的疑问。在此基础上提供必要的信息。
- 发现患者坚持不同的解释模型时，特别要注重共情及积极肯定等沟通技巧，先努力进入“患者的世界”，建立良好的医患联盟后再尝试修正患者的解释模型，避免说教或驳斥。
- 尽量避免使用术语，灵活使用比喻、俗语或举例子的方式解释：“抑郁的生理原因是一些管情绪的化学物质失衡，没有待在它应该的部位”“惊恐发作就好像火灾报警器线路故障，错误地发出了警报信号，而实际上没有发生火灾”。
- 如果给予的信息较多，最后给予简要总结并强调：“最重要的是……”
- 关注患者是否真正理解：观察患者的眼神、表情等非言语信息非常有助于判断，必要时可以请患者复述：“不知道我说明白了没有，请您说说您听懂了哪些？”

（五）协商治疗方案

1. 患者的依从性 临床工作非常强调患者的依从性，“依从性”一词也反映出把医生看成专家或权威的观念仍然非常普遍。“一致性”可能更加合适，因为它强调相互作用的各方有平等的权利。这里，我们仍然使用通俗的说法——“依从性”。然而，不依从不能只视为是患者的问题，这也反映了患者和医生的信念及目标缺乏一致性。

据估计，不依从可以解释50%的肾衰竭患者的死亡和大多数患者在手术后1年出现肾移植的失败。对于许多疾病而言，提高对现有治疗措施的依从性，比改进这些措施本身更有效。对于综合医院面对的躯体和精神障碍的治疗，依从性常常起到决定性的作用。

导致患者不依从的主要原因包括以下方面。

（1）患者的信念：一般说来，依从性与患者对于疾病和治疗的看法有关。临床医生如果希望患者能最大限度地坚持，可以帮助患者理解医疗建议的方法，以此提高患者的依从性。当然，这就要求临床医生弄清患者的理解方式，确保医疗建议可以被患者理解。然而，我们很容易夸大临床医生改变信念的能力，以及信念对形成依从性的作用。这尤其可以在临床医生的建议与强烈的动机相冲突时表现出来。

例如，人们广泛认为药物是有毒的或容易成瘾的，即功效和毒性一起交织在患者的脑海中。因此，减少或者不用药物，对患者是有意义的。因而，如果患者必须接受某种药物的治疗，不仅要提供药物，更要提供有助于他们接受这些药物的信息。

患者对自身症状的直接体验，给他们提供了比临床医生还要权威的感觉。另外，外行的咨询，包括电视、网络、书刊等信息来源广泛，因此他们对于自己疾病和治疗的看法，在治疗之前已经形成，并且在“外行的咨询”中已经高度组织化了。结果，临床医生的看法只是众多信息来源之一。临床医生的建议是否被采纳，取决于他们提供的建议跟患者自己的看法相符的程度。患者会详细地检查他们被告知的一切，并且拿这些跟自己已知的东西做比较，最终形成自己的决定。

（2）遗忘：如果患者没有记住医生的建议，那他肯定不会去执行。根据不同的测量标准，患者对医疗会谈的回忆量有所不同（30%～90%），平均约为50%。两种原因会导致遗忘：根本没能储存信息和储存错误。

由于把信息储存进记忆需要一定的信息处理能力，所以任何一条需要记住的信息都要跟其他信息竞争这种信息处理能力。人们会优先记住首先呈现的材料，因为当时没有其他材料与之竞争。同样，呈现的信息量越少，任何单个的信息被记住的可能性越大。

一旦记忆被储存，信息提取的效果就成为记住信息的关键。以下几类信息提取的效果较好。

- 那些重要的、被强调过的信息。
- 那些对患者有特定意义的信息，比如：“每天散步30分钟”，而不是“多运动”。
- 把信息进行有条理的分类，如；“你需要做的是什么”“你需要服药的种类”“你可以做哪些事情来自助”。也就是说，信息很好地被组织，并以其重要性加以标注。

传统的做法，如简单地重复信息或提供一次复诊的机会，同样有帮助。

（3）否认：否认可以保护患者免受重大挑战的情绪影响。否认也是不依从的原因之一，并且不能通过简单的重复治疗建议和强调它们的重要性而得到控制。相反，医生需要帮助患者以其他方式应对挑战。例如，给予信息帮助他们以威胁较小的方式评估这种挑战，情感支持能够减轻挑战带来的冲击。

（4）逆反心理：逆反心理是导致违抗医学权威性的一个重要原因。这是指患者由于感觉到自己的自主权被夺取后的一种愤怒和反抗的心理状态。患者常常认为疾病意味着权利被剥夺。当被疾病控制的感觉与对提供医疗“指令”的临床医生的逆反心理混杂在一起时，这种反应尤为强烈。这并不是因为他们不懂或不理解那些医疗建议，而是一种反抗疾病和临床医生及重建自主感的方式。

2. 协商治疗方案的技术要点

（1）理解：弄清患者对疾病及治疗的看法。直接询问：“你对治疗怎么看？”并听取患者的解释。确保已经理解患者关注什么。

（2）记忆

- 确保治疗建议是以患者理解的方式呈现的，慎用医学术语，如果使用，同时用通俗的说法解释清楚。
- 首先给出重要的信息。
- 给出具体而不是宽泛的建议。
- 根据患者当前的处理能力提供信息。
- 组织好信息，如按重要性，时间顺序（首先做什么，其次做什么）或类型（治疗效果、副作用）等线索组织信息。
- 重要信息加以强调或重复。
- 通过请患者复述的方式核对信息。

（3）双方协商：通过让患者参与决策的方式降低逆反心理。首先给出备选的治疗方案，然后建议性地指出医生个人推荐的治疗方案，之后给患者选择权，最终通过双方的讨论协商一个双方都接受的治疗方案。

（4）共同执行

- 明确实施这个治疗方法的过程中可能会遇到的问题，并找出应对策略，如提供紧急情况下的联系方式，或者获得医疗护理的途径。
- 安排随访的具体计划，如下周的某一天，约定时间和地点，最好也约定下一次的主要内容，让患者知道，进行中的计划是有下一步内容的。

（六）告知坏消息

告知坏消息的方式可以简称为 SPIKES 模型：Setting（设置），Patient's Perception（患者的认识），Information Need（对信息的需求），Provide Knowledge（提供知识），Responding to Emotions with Empathy（对患者的情绪做出反应和共情），Summary（总结）。

1. 设置

（1）事先准备相关信息

- 医疗信息：充分准备，如是否已有所有的检查结果？诊断是否已经明确？是否制定了可选择的治疗计划？疾病的预后可能是什么？
- 心理社会情况：患者的个性、背景、心理状态、家庭情况，讨论时是否同家属一起会谈等。

（2）环境设置

- 安静、私密和舒适的环境：最好是单独的房间，关上门，每人能够落座。
- 预留足够的时间：根据病情的具体情况预留充分的时间，比如10~20分钟。
- 避免被打扰：避免他人闯入和电话干扰等。

2. 患者的认识

- 介绍会谈的内容和目的，如：我想和你讨论一下检查结果。
- 评估患者对现状、疾病程度的了解，如：您对自己的病情了解多少？您对自己的病情怎么看？

3. 患者对信息的需求

- 使用开放式问题："您对自己的病怎么看？""您对病情希望了解多少？"
- 举出例子："有些患者对自己的病希望知道所有的信息，有些希望细节上跟家属沟通。"
- 邀请患者提问："您对自己的病情有什么问题吗？"
- 希望获得哪些方面的信息？
- 想知道什么？
- 想知道多少？

4. 提供信息

- 告知前给出信号，例如"情况不像我们希望的那么理想……"
- 使用简明易懂的语言，尽量诚实作答，如："淋巴瘤，一种恶性的血液病。""尽管还没有最终的病理结果，但是从病情表现和CT结果看来，我们高度怀疑是肿瘤。"
- 信息分解为不超过3个单元，如诊断、病因、治疗。
- 举例说明，或使用图片等方式协助患者理解。
- 足够的停顿，让患者消化信息及提问。
- 给予希望，不说"已经无能为力"，强调个体差异，可以介绍以前治疗成功的患者。
- 核实对信息的理解："到目前为止，您都了解到了哪些？"

5. 对情绪做出反应、共情

- 询问情绪："您现在感受如何？""您现在怎么样？"
- 接纳和理解患者的情绪："有这种情绪很常见。"
- 理解患者的处境："这确实很不容易。"
- 尊重患者的应对方式，如果患者回避，也尊重他的回避。
- 支持。
- 探索心理和社会资源："此时有谁能够帮你？""以前遇到困难的处境你是如何度过的？"
- 探索患者的需要，如询问"现在什么最能帮你？"

6. 会谈小结

- 对会谈进行总结或请患者总结。

- 对治疗提出建议。
- 对进一步信息的需求："今天先到这里，您有什么进一步想知道的咱们可以下一次谈。"
- 安排下一次会面。

（七）转诊精神科

将患者转诊到精神科进行诊治是诊疗建议中的一个特殊问题，常常是有挑战性的工作。因此，在沟通方面需要掌握相应的技能。

1. 转诊精神科的常见障碍

（1）患者的病耻感：不论何种文化背景，人们对于精神科诊断和治疗具有非常普遍的病耻感，很多人认为精神障碍是智能缺陷、情感失控或者精神错乱的代名词，认为只要戴上"精神病"的帽子，就会被周围的人抛弃。患者担心被他人歧视，担心在求学、求职、晋升等机会中被排斥，因此不愿意寻求、接受、依从治疗，更不用说长期维持治疗。

（2）共病躯体疾病：当患者本身患有躯体疾病，如心脏疾病、癌症或者脑血管病等，患者和家属甚至医生都会优先考虑躯体疾病的诊断和治疗。即使临床医生发现了抑郁症状，也可能认为那是患者对于躯体疾病的正常反应，转诊的建议往往会被耽搁下来。

（3）医生缺乏转诊意愿：医生的态度也可以妨碍精神科转诊的建议。如果患者感受到医生对精神疾病存在偏见，或者不愿意谈论精神健康问题，那么将会强化患者对心理问题避而不谈。不论对于医生还是患者来说，讨论躯体症状都比精神心理更容易、更舒服，所以尽管医生识别了精神心理问题，却回避直接提出建议。

（4）医生缺乏转诊的技能：一般来说，医学教育中不会单独培训医生如何转诊患者。其他医学专业间的转诊一般都是直截了当地提出建议，就像抽血化验一样简单。而对于精神科的转诊的复杂性和特殊性缺乏专门的技能培训。

2. 精神科转诊涉及的沟通

（1）医生自身的准备：医生自己需要对精神科转诊有客观的态度和观点，精神科作为医学的一个分支，也是为了给患者明确问题，解决痛苦的一个专业类型，与外科、妇产科等从本质上是一样的。例如：医生发现了高血压，很自然会转诊到心内科，因此，发现精神情绪问题转诊也是顺理成章的。

随着时代的进步，越来越多的普通人能够了解精神心理的常识，并且主动报告症状，求助于精神/心理专业。并且认为到精神/心理科就诊体现了自己开放豁达的态度，愿意为自身健康负责，甚至是现代生活的进步。

各专业的医生也需要了解精神/心理科的基本工作理念和内容，有什么样的工作方式和资源。作为健康工作者，医生常常是患者的榜样，医生自己没有偏见和坦然、积极的态度，可以给患者更多的信心。

能够了解到周围的精神/心理医疗资源，包括自己的医院、上级医疗机构、合作的精神卫生医疗机构等，可以在提出转诊建议时给予更加具体的指导，也让患者和家属更放心。

（2）与精神科合作有效沟通：理想的目标，是能够与精神科建立起协作的关系，共同进行临床管理，从躯体和精神心理两个方面提供医疗服务。不同专业背景的医生之间也可以取长补短，增加自己对于其他医疗知识的了解和临床经验。

双方的合作也可以表现在具体的转诊策略上，“请精神/心理科会诊一次再来我的门诊”可以传递“我和你一起解决问题”的信息，更容易转诊成功。甚至有的患者在内科与精神/心理科一起随诊几次，都可以使转诊更为容易。

由于患者可能有躯体疾病合并精神科问题的复杂情况，双方共同的随访可以更为安全和有效。在这一过程中，也可以通过案例进一步学习临床诊治的知识与技能。

（3）强化医患关系：当转诊具有挑战性时，强化医患关系是最为基本和重要的成败因素。在好的医患关系下，医生对于转诊会被解读为“共同解决问题”，而不是“急于摆脱患者”。

医生需要避免直接的争论，要表达自己对于患者病痛的共情，包括对于其诊治过程的共情，以及对于患者求治行为的认同和尊重。如果患者有抵触，有不理解，恰恰是需要我们认可和共情的。这才是进一步处理不同意见的基础。

（4）给予必要的解释和治疗建议：使用解释病情、协商治疗中的沟通技能，清晰地给予信息，包括：

- 检查结果。
- 目前本科室的病情判断，如：“胃镜发现浅表性胃炎，这个病很轻，但是您的不舒服很严重。我们判断您的症状不像是这么轻微的炎症引起的。”
- 医生考虑到的精神心理问题可能，如：“症状可能是焦虑/抑郁导致的。”“症状伴随了焦虑/抑郁/睡眠问题。”
- 建议性的转诊推荐：“我建议您到精神/心理科去看一次，得到规范的评估。”
- 可以举出成功的例子：“以前有与您类似的患者，精神科诊断抑郁症，治疗后胸痛也缓解了。”

（5）充分挖掘患者的求助动机：在并不紧急的情况下，可以充分尊重患者的自主权，让患者参与决策。在交流中特别应该注意患者改变的动机、求治的动机、解决问题的动机。

当发现患者自己的动机后加以强化，或者加进“新的元素”。如，患者有“找出病因，让自己好起来”的积极愿望。我们可以将“尝试一个新的不同的科室”重新解读为“为找出病因所做的不同思路的努力”。

（6）等待和坚持：有时候，尽管第一次的建议没有被患者采纳，但是医生真诚严肃的态度、良好的医患关系及客观、合理的分析会传递给患者。经过一段时间的考虑，或者医生再次地建议，患者就可能重新接受转诊的建议。因此，等待和坚持也是一种积极的策略。

（八）动机访谈

动机访谈通过激发患者自身行为改变的动机及增加对治疗依从性来发挥功效。研究证实，动机访谈可以使患者更容易参与、坚持和完成治疗，参与随访观察，坚持血糖监测并改善血糖控制，增加锻炼及蔬菜水果的摄入，减少压力与钠盐的摄入，记录饮食日记，减少不安全的性行为，改善对药物的依从性，减少酒精和违禁药物的使用，戒烟，减少继发损伤和住院。

1. 动机访谈的精髓　当患者看起来没有改变的动机，或不想接受医务工作者的良好建议时，我们时常会假设患者对某事非常在意，而我们对此也做不了什么，这个假设通常是错误的。动机访谈的基本出发点——动机的改变有很大的可塑性，尤其是在具备良好的治疗关系的基础上。

动机访谈并不是教你技巧欺骗患者去做他们不想做的事情，而是一种临床技术，引出患者为了自己的健康而改变行为的、属于自己的良好动机，其精髓是合作、唤起共鸣及尊重患者的自主性。

2. 动机访谈的四个指导性原则　实践动机访谈有四个指导性原则：①抵制纠正反射；②理解和探讨患者自己的动机；③共情地倾听；④赋能予患者，唤起希望和乐观精神。

（1）抵制纠正反射：医务工作者通常有强烈的愿望去发现患者的问题，纠正错误，进而促进健康。但是，对劝说反感是人类的天性，当人们对某件事情很矛盾时尤为如此。例如，酗酒者因为饮酒时非常享受，尽管清楚地知道饮酒的害处，也会合理化自己的行为。因此，医务人员如果在患者的内心挣扎中站在“好”的一面，并尝试纠正患者时，患者往往会站在矛盾的另一方与医生进行强烈的争论。

（2）理解和探讨患者自己的动机：最可能激发患者行为改变的是患者自己的理由，而非医务工作者的理由。所以，动机访谈的第二个指导性原则是，要对患者自己关注的事情、价值和动机感兴趣。

（3）共情地倾听：在动机访谈中，倾听不应当比告知少。对健康访谈的通常期待可能是医务人员回答问题并将答案告知患者。通常情况下，你确实知道答案，患者来寻求你的帮助是因为你的专业性。但是，如果到行为改变层面，这一答案很可能在患者自己那里，需要通过倾听来找到答案。

（4）给患者赋能，唤起希望和乐观精神：患者自己的意愿和资源在其健康状况改善过程中发挥着至关重要的作用。例如，你知道规律的锻炼很重要，但是只有你的患者自己最了解如何才能成功地将这一行为整合进日常生活。当患者就自己的生活及如何最好地实现行为改变进行讨论时，患者实质上成了自己的医生。在这一过程中，你的重要作用是唤起并支持患者的希望，并对患者的改变动机给予积极的回馈。

3. 三种沟通技术和方式　动机访谈强调访谈时的感受。如果你站在患者的立场上，访谈会变得更容易，更少被冲突困扰。动机访谈更像是共舞而非角斗。询问、倾听和告知是三种基本而重要的沟通技术。而跟随、引导和指示是动机访谈的三种沟通方式。

（1）三种沟通技术

- 询问：医务人员向患者提问，以更好地理解患者的问题。
- 倾听：良好的倾听是一个主动的过程。不仅是核对你是否正确地理解了患者的意思，也是沟通：“你所说的对我很重要，我想听到更多。”其有助于患者进一步的探索和自我暴露。

- 告知：告知是向患者传递关于疾病和治疗知识的主要方法。医务人员常常要告知患者一系列事实、诊断和建议。如果告知做得不好，将会导致患者依从性不良。

（2）三种沟通方式

- 跟随：在跟随的方式中，倾听最为重要。你跟随着对方，除了通过对方的眼睛看到或理解其世界之外，不需要再完成别的任务。其内涵是："我不想改变或催促你。我相信你的智慧，我允许你用合适的时间、合适的节奏来实现它。"
- 引导：相对于指导，引导会帮助患者发现自己的方法。这不是以引导者的权威来决定患者想做什么、想看什么。而是患者自己决定到哪里去，并找了一个知识丰富的向导帮助他到达目的地。
- 指示：在这一方法中，由于你和患者在知识专业性、权威性或能力方面的不平等，一个指示者需要告诉患者做什么或不做什么，并解释这样做或不这样做的原因。指示者还需监督工作完成的正确性，评价其表现。

动机访谈沟通举例

医生：最近怎么样？

患者：嗯……老实讲，不太好，疼痛非常明显。

医生：告诉我发生了什么？（询问）

患者：哦，一个问题是我的关节炎，另一个问题在这里。（身体屈向一侧，摩擦左膝）

医生：看得出来，你说话的时候也在疼痛。（倾听）

患者：是的，这种疼痛快把我逼疯了！痛得太厉害了。

医生：这让你愈发难以忍受了，能否和我说说疼痛是如何影响你的生活的？（共情、引导）

患者：哦，我不知道。我很难从椅子上起来，我也不能下楼买东西了。即使我到了那里，疼痛也让我什么都干不了……

医生：这的确非常的折磨人。

患者：是的。

进一步了解疼痛如何影响患者的生活……

医生（转为指示的方式）：我能问问你如何能减轻疼痛吗？告诉我……

（九）医患沟通技能的培训

1. 医患沟通技能培训的特点 医患沟通是需要进行合理培训的。人类的记忆分为"叙事性记忆"和"程序性记忆"，如记住一个药物的名字、适应证、主要的不良反应，属于"叙事性记忆"，叙事性记忆可以通过讲座、告知、解释等方式帮助对方理解；而游泳、骑自行车的技能属于"程序性记忆"，程序性记忆只能通过实际的操作和演练才能够掌握。而医患沟通和医患关系无疑是一种程序性记忆。

根据心理学中的角色理论，人与人之间是存在角色差距的，每个人都带着自己的预设去看这个世界和与其他人的人际关系。可能医生带着权威观念，觉得医疗活动应该听医生的，而患者或家属带着自主观念，觉得治病应该听自己的；又或者相反，医生带着自主观念，觉得患者本人应该对其健康负更多责任，而患者或家属带着消费观念，觉得把病治好都是医生的责任。那么双方在沟通中难免会发生冲突。

另外，人的体验是主观的、综合的，而非纯粹理性可以解读的，人只有在特定的位置才能真正去体验相应人物的内心感受。例如：医生可能觉得这个病、这些并发症都不算什么，需要考虑的是什么样的诊断更恰当，什么样的治疗更有效，而患者往往考虑的是疾病对于我而言意味着什么，我的生命将要因此而发生哪些改变，我需要花费多少钱，会对我的家人造成怎样的影响。只有当这位医生进入患者的角色“真的生病”时，才能开始思考诊断和治疗以外的问题，而不是远离人间烟火甚至荒唐如“无粟米充饥，何不食肉糜”的医生。

这些原因决定了医患沟通的教学不可能单纯通过讲座的形式使医生理解和掌握，而在小组中进行角色演练，通过不同的临床沟通任务案例，获得真实体验，医生还原作为自然人的反应，再通过有效反馈，可以大有收获。因此，医患沟通和医患关系教学需要大量人力资源、技术资源、经验资源和受培训医生的积极参与。

2. 如何在培训中学习　刚刚开始学习医患关系的医生，往往会获得一种全新的体验，既有新奇之处，也有很多困难。

困难首先来源于对医患沟通和医患关系缺乏认知，甚至道听途说的陈旧认知。例如很多医生在开始参加沟通课培训的时候，只认为医患沟通和医患关系教学是学习如何说话，以为模仿一些通用有效的讲话方式就能够帮助自己达成医患沟通的目的，化解医患关系中的困难，学会处理医患纠纷等。

首先需要意识到的是，医患沟通和医患关系与所有的临床专业日常工作一样，是一项建立在信息收集与检测、形成诊断与鉴别诊断、实施干预、观察干预效果、巩固和维持，并根据效果不断进行调整的动态过程。这一过程和临床上很多现实问题一样，医生要面临和应对各种挑战，承受压力，勇敢决策，并接受不确定性。

困难其次来源于，医生们长期接受了逐步深入、由简及繁、重科学与技术的医学训练，往往会在临床实践中过多地关注纯医疗信息和技术问题，把大量时间和精力花在探讨案例中疾病的诊断和治疗上。

有意识地增加对沟通内容的关注，将医患沟通和医患关系作为一个主题进行讨论，有助于提升临床医生的沟通技能。

第三节　人文及心理医学能力

一、什么是职业化

所谓职业化，就是一种工作状态的标准化、规范化和制度化，即要求人们把社会或组织交代下来的岗位职责，专业地完成到最佳，准确扮演好自己的工作角色。

医学同时具有两个属性，自然科学属性和人文属性。相对应，职业化知识和技能是对医生的医学科学能力要求，职业化素养和职业化行为规范，是对医生中的医学人文能力要求。在上一节已经较多介绍了通过系统的、针对性的、体验式的沟通课程培训医生的医患关系能力。本节继续讨论一些常见而又重要的人文和心理医学主题。

二、医学活动中的去人性化和人性化

（一）去人性化（dehumanization）

首先要释义的是，这里所指的“人性”（humanness）是一个特定的心理学意义上的概念，即一个人或者个体（person，individual）被体验为“人”（human）的一些特征总和。而不是指一般语汇中指代“善良、仁慈、友爱”等伦理道德意义的“人道”（humanity）。去人性化的定义为：将另一个人或者群体感知为缺乏人性（humanness），而人性则是指一个人之所以成为人的一些特性。

医学教育和医疗技术训练中的一个重要内容是系统学习疾病知识和治疗方法，并在面对病痛时能够准确迅速地搜集信息并做出正确的判断。这不仅构成医生在经过多年医学培训后能够治病救人的核心，也形成医生天长日久后最为擅长的行为品质。医生在通过视、触、叩、听的体格检查寻找异常体征时，在对疾病症状与病理发现进行系统分析时，他们的思考通常处在一个更为抽象的水平。趋向于将患者看作一个个器官系统组成的生物体，较少考虑患者个人的情感、体验等。同样，医生在治疗时，趋向于需要与鲜活的“人”隔开一定距离，如通过手术铺巾（当然手术铺巾的一个主要功能是无菌操作），更多关注身体局部器官和功能。这样做帮助医生在做腰椎穿刺甚至开腹、开颅手术等危险和复杂的操作时心不慌、手不抖；帮助医生在明知某个手术风险很大时也能极力认真地去完成。这种心理机制就是理智化（intellectualization），就是从科学的、理智的角度去看问题，而适当压抑情绪感受。例如对急腹症需要观察疼痛变化，不能轻易使用镇痛药，便要理智地、同时无奈地面对患者的痛苦。

有研究显示，经过专业培训的医生与非医生相比，在观察针刺进入各个身体部位的录像时，对疼痛产生共情的脑区（如前扣带回，前岛叶皮质，导水管周围灰质）更少见到激活活动；而那些执行控制、自我调节及理论思维的脑区（如内侧和背外侧前额叶皮质和颞枕交界区）可见更多的激活活动。也就是说，理智化是一种有效的防御方式，有助于医疗工作正常、顺利、安全地完成。

这样的“去人性化”是受过医疗培训的人在固定的环境和程序中高度科学化的工作，应该是暂时的，不应扩展到与患者的平常接触中，更不应扩展到临床诊疗的每一个环节。否则，在与患者和家属建立关系或协商治疗时也都高度“理智化”，就会显得“冷冰冰”。然而，人在无意识中会更多使用自己擅长的心理防御机制。如果医生多年的培训和实践中最擅长的就是理智化，那么他确实有可能过多使用理智化行为。

（二）通过共情恢复人性化

共情对应英文词“empathy”，最初用于描述美学中人在感知某一对象时能够设身处地感受到该对象的感受。例如在观看一座雕塑时，观者也似乎能感受到雕塑人物的肌肉紧张和内心活动。有主体对客体“投情”的意味。

人作为一个封闭的实体，如何能感受到外在的另一个人的主观体验？胡塞尔认为这是通过共情完成的。人对自我的感知，不是一个血和肉的“物”（object），而是“我”这个主观体验，即“主体”（subject）。在婴儿的早期体验中，自我和周围世界是融为一体的，其他人的一举一动都会被“我”体会成自我的一部分。例如母亲离开了视线会被婴儿体验为离开了自我这个世界；我又存在于其他人的反应中，例如母亲的表情中。在婴儿对自己身体的控制能力增强之后，会体验到自己的身体这个封闭的实体与环境之不同，并逐渐发展出自我的感念。而环境中其他的人则从之前的自我世界中分化出来。但婴儿仍能非常直观地感受到其他人作为主体的内心体验。因此，共情是人的一种固有能力。但从基础的共情而来的直接感受可能不够准确及细腻，还经常需要再构造。

共情作为人与人（主体与主体）之间相互连接的机制，是人文医学的核心能力。很多研究发现共情对提高临床医患关系品质、促进患者身心健康和提高医生自身工作价值感都具有重要的作用。

通过“共情”和“神入”能力的培训，医生尝试进入患者的情感世界，有助于避免将患者看作一个个“案例”。

但同时，我们确实看到医生们因为医患角色差异、自身情绪压力、医患关系压力而有时难以对患者作出共情。可以分别尝试如下解决可能性。

医生和患者可能因不同教育和文化背景、患者病后身体、情绪和社会功能改变等因素而有距离。海德格尔提出，共在（being-with，mit-sein）是共情的基础，可见“同一个世界”这种基础同一感对于共情的重要性，例如有时同乡、同校、同专业、同年等简单相似性就能让人们距离拉近。叙事医学是一个好的方法，我们可以通过倾听进入患者的生命世界，看到患者作为另一个主体的丰富细腻，与自己同样生活在这个世界，减少高高在上或者远远观望的距离感。

医生个人情绪压力大，甚至情感耗竭状态，例如在医生被不合理地挑战、欺辱时。这时医生需要首先寻求和获得情绪支持，在感受到自己被支持和充电后，才可能向他人付出共情性的感情。

医患关系中的移情和反移情，使医生做出不合理的下意识判断、反应。可以通过反思，增加自我觉察进而减少不合理的情绪（例如反移情带来的固定模式情绪激活），增加对患者的觉察，进而形成对患者的更全面、合理、共情性的认知。

巴林特小组工作就是一个很好的提供情感支持和反思的方式。对巴林特小组在第 4 章第四节“联络会诊的常用工作及培训方法”中还将有更详细介绍。

三、医患关系反思

孔子“日三省吾身”，医生对医患关系可能也需要持续地反思，了解自我，了解患者，了解医患关系。

（一）医生，认识你自己

γνωθι σεαυτόν（认识自己，英译 know thyself）——这几个字刻在德尔菲阿波罗神庙入口处的上方。这也是苏格拉底常引用的一句话。

1. 认识你的系统 医生存在的目的和职责是治病救人，救死扶伤。可以说，医生是最累的，除了一般人都会面对的家庭、经济压力和现实的工作强度、时间负荷之外，还面对着常人少能体会的责任、不确定性、生与死，还有无谓的误解甚至伤害，但医生也是最有成就感的：这是人类最为深刻的工作，给人其他工作不可能带来的体验和成长。

是什么样的一些人成了医生呢？现在的医生们基本都是经医学生、住院医生、主治医生慢慢长成的。医学生可能来自非常不同的背景，父母可能是工农商学兵各行各业，医学生在高考前可能对医学了解或者不了解，学医之后可能对医学感兴趣或者不那么感兴趣，但绝大部分人在经过医学院这个大熔炉锻造、最终完成医学培训并选择医生作为职业者，都有着相似的医疗理念和行医行为，否则他难以经过这层层考核、这多年的临床磨砺和同行压力。这里值得附带一提的就是，由此可见医学生阶段就进行医患关系能力培训的重要性了。

现实状况是，绝大部分的医生都在医疗机构里工作，而且中国的医疗资源是倒金字塔分布，即大部分医生都在优质的三级医院工作。大的医疗机构资源集中，培训完备，在医生需要得到同事帮助、指导的时候能够很容易获得这些帮助和指导，但同时机构作为框架，一定也有时候给医生以限制：时间限制（当你想花更多时间陪孩子时，所有其他同事还在工作），权力限制（当你想在一个患者身上花更多精力时，病房领导建议患者出院），个人身份淡化（当你辛苦后，是否有人向你道谢？当你成功后，是否有人与你击掌？），竞争压力（工作绩效、同事认可、晋升），可谓路漫漫其修远兮。

2. 认识你的日常情绪来源 医护工作人员的职业耗竭水平非常之高。需要我们不断对自身和环境进行反思，认识自己的日常情绪来源，并且找到自己的界限与平衡。例如找到个人与患者的界限，对患者关心与卷入的界限，对领导尊重与服从的界限；找到工作与生活，自我与同事，付出与对回报的期待，当下与未来的平衡。

3. 认识你的偏见 人无完人，作为一个普通人，每个人都有自己的缺点，有刚愎自用、好为人师者，有自以为是、居高临下者，有恃强凌弱、欺软怕硬者，有患得患失、心浮气躁者。这些特点或大或小，带到医生这个职业状态去就很可能会损害到医患关系。相信虽然很多医生看完会不以为然，但仔细对照，谁都可能有意无意说过以下伤害患者感受的话。一项《生命时报》2006 年所做调查，见图 1-3-1。

（二）认识你的患者

1. 需要层次理论 马斯洛需要层次理论提出，每个人都有生理需求（physiological needs）、安全需求（safety needs）、爱和归属感（love and belonging）、尊重（esteem）和自我实现（self-actualization）五类需求，依次由较低层次到较高层次排列。一般来

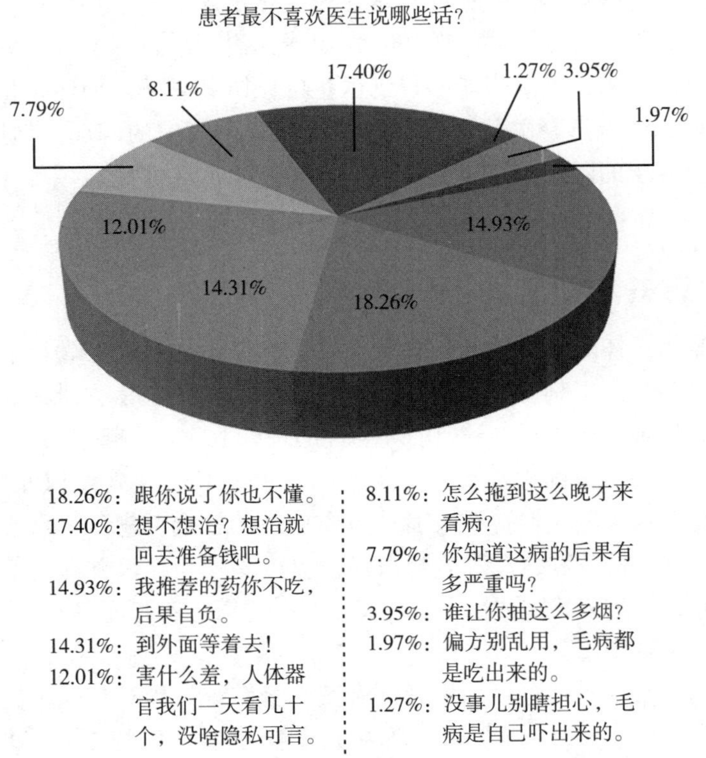

图 1-3-1 《生命时报》2006 年对“患者最不喜欢医生说出的话”的调查

说，人会首先要求满足较低层次需求。但值得附带一提的是，也有很多人，例如救火队员等英雄群体，是能够将自我实现放在基本的自我生命安全需要之前的。

在人患病后，健康和生命受到威胁，这是最基础的需要，也是人最深层的焦虑来源。而患病后人的能力可能受到损害，继而人的社会功能可能受到影响，安全的需要、爱和归属感需要、得到尊重的需要和自我实现的需要都可能受到损害。患者在求治过程中，不仅期待得到身体安全，也必然期待并且理应得到环境的安全需求，医务工作者的支持、理解和尊重，如果更进一步，能够在医务工作者的帮助下完成对疾病事件的整合，继续进行自我实现。因而在这个过程中，就需要医务工作者去倾听、去共情、去支持、去尊重，了解患者这个人，了解患病对这位患者意味着什么，了解患者的偏好和选择，提供专业清晰的反馈，尊重有能力的患者的自主决定，帮助患者完成医学叙事。

2. 患者的系统 患者同样来自他的系统，不同的家庭、社会背景来的患者，对健康、症状和疾病有着不同的理解，对医生和医疗有着不同的了解和期待。

从疾病的生物-心理-社会模型来看，具体到每次就诊行为和目的上，患者还很可能虽然是带着躯体症状来到具体科室，但实际上真正的问题是家庭-社会系统中的问题。直接的，例如家庭暴力受害者。间接的，例如很多心身疾病患者，带着如失眠或头痛或胃肠不适等非特异性症状而来，更根本的原因却是家庭社会背景中的压力、冲突。这些患者就诊时的现实需要也许只是让医生帮助解决其表面的医学不适，但也很可能还带着缓解甚至解决更深层问题的有意识或无意识期待，至少这些患者可能对医生有着更强的情感需求，更渴望能够得到医生的倾听和理解。而医生出于医学本身及医患伦理的考虑，可能选择关注或者暂不关注患者系统中的问题。但医生需要了解，患者可能有着更深层的问题没有得到解决，患者对当前的医患关系和医疗还可能有着更多的期待。

（三）医患主体间性

主体间性是指主体之间互动的社会属性。医患关系属于社会领域一种特定的主体之间的互动关系，因而也具有明显的主体间性。患者作为主体去求医，医生作为主体来治病，他们在这种互相为对方需要的互为性的基础上联系了起来。

医患行为关系的主体间性需要双方均承认对方是具有独立意识和自主活动的人，双方就必须互相尊重，医生要尊重患者，尊重患者的社会需求，尊重患者的知情同意的权利、对隐私保密的权利，以及监督医疗、提出要求和建议并获得答复的权利。患者同样应该尊重医生的人格、付出、工作专业性。“医生不可不慈仁，不慈仁则招非。病者不可猜鄙，猜鄙则招祸。”

同时，我们又必须看到医生和患者均有其自身系统，均有其除了医疗活动之外的需求。参照前述马斯洛需要层次理论，医生这个群体中也有很多人是将高层次需求放在低层次需求之前的，并且正因如此，才能在与相对弱势的患者互动中，实现需求层次上的互补。试想，如果因本身经济拮据或者因患病花费而经济安全需求受威胁的患者，面对的是将自身经济安全放在自我实现之前的医生，两者之间的矛盾隐患是很大的。作者以为，应当尊重和支持医生作为一个普通人同样有满足上述各层次需要的权利，但在必要时，如果相对强势的医生和相对弱势的患者在某些需求上出现了冲突，医生应选择让步。

医疗过程是一个动态的发展过程，医患双方的互动贯穿于这一过程的始终。主体间性不是固定在一个点上，而是随着社会空间及时间的发展在不断更换着其具体的内容。医患行为关系的动态发展过程是主体间性在信息交流、行为互动不断深化的过程，也是对疾病诊治不断调整和深化的过程。对这一动态过程处理得好，医患行为关系就能得到良性的运转；反之，就会出现某些不必要的障碍，甚至会造成医患之间的纠纷。

医生需要在了解自己、了解患者、了解医患互动中具体的双方需求、互动之后，才能在面对困难的医患关系或者冲突时，按照自己的医学知识、伦理选择，努力清晰、审慎地做出决定。

第四节　医患的情绪管理能力

一、医务人员职业心理健康

医疗服务行业的工作性质、工作环境和工作风险造就了它的职业特殊性：①高风险，高强度，高应激负荷；②追求完美倾向；③高期待状态；④高行业要求；⑤高负性刺激；⑥知识更新快，晋升压力大；⑦高消耗状态。

即便是新参加工作的临床医生，经历不断地暴露于患者当中，其敏感性也会有衰竭的时候。使患者去人格化是职业耗竭（burnout）的主要特征。职业耗竭症状还会使得临床医生感到工作中应该实现的期望得不到满足或是感到情绪衰竭。

职业耗竭并不反映临床医生的人格特征。不论哪种类型的人都可能在这种工作特性中产生耗竭。职业耗竭最重要的危险因素是长期与患者接触及较高强度的接触。特别是医疗护理的挑战以三种方式结合在一起时更易发生职业耗竭：一种是临床医生对工作局面缺乏控制；第二是对临床医生的期待及临床医生怎样更好地做该做的事不明确；第三是临床医生缺乏情感支持。

职业耗竭

职业耗竭，尽管是临床医生的一个问题，也会影响到患者。下面是来自于 Maslach 职业耗竭调查的例子，说明了这种症状的 3 个不同方面。

- 情感耗竭

"我感到情绪被我的工作耗干了。"

"我工作一天后精疲力尽。"

- 去人格化

"自从做了这份工作以后，我对别人越来越冷漠了。"

"我担心这份工作使我的心变硬了。"

- 低个人成就感

"我不能有效地处理患者的问题。"

"我感觉，通过我的工作不能积极地影响别人的生活。"

一份调查问卷指出，医生中有 61%认为其心理负担来自患者的命运，83%由于患者的期望而倍感压力，而 36%在面临与患者在医疗过程中有不同看法时感到棘手。其他造成压力的有时间紧迫、医院等级制度和医疗处置缺乏自由度。针对职业耗竭，有社会、医院层面需要做的，即关注医务工作者压力水平、职业和生活满意度及做出相应干预；也有医务工作者自身可以做的，如寻找积极的自我调节和减压方式。另外，上述问题其实都可以通过改善医患关系而有所改善。

二、医务人员情绪管理

（一）焦虑情绪的管理

在某种意义上说，临床情绪管理的重心其实是医生自身的情绪管理，每天都能够带着愉快的心情工作是非常美妙的事情。但事实并非如此，由于在很多时候临床工作风险高，压力大，时间消耗多，再加上外在的环境压力，医务人员经常处在情绪焦虑状态。焦虑情绪的长期存在既有损医务人员的健康，也会波及医疗工作和医患关系。所以医务人员自身焦虑情绪的管理是一项重要的工作和生活技能。医务人员可以借鉴下列方法进行焦虑情绪的自我管理。

1. 运用放松技术缓解焦虑 无论是长期的焦虑还是状态性的焦虑，都可以通过放松技术加以缓解。放松技术有很多，不同的放松技术可以在不同的情形下运用。在患者焦虑情绪调节部分，介绍了深呼吸方法，该方法既适用于患者，也适用于医生本人。除此之外，还有一些放松方法医务人员可以使用。

- 渐进性的肌肉放松法，该方法按照自下而上（从脚到面部）、从右到左的顺序让身体不同部位肌肉群经过紧张—放松过程，自己仔细体验这种紧张和放松的感受。

放松训练示例

- 舒适地坐在椅子上。
- 感觉你脚下的地板，和你身体下的椅子，支撑着你。
- 你可以闭上眼睛，或者睁着眼睛，用你自己喜欢的方式。
- 如果你睁着眼睛，请看着房间里固定的一点。
- 深深地吸气……呼气……

感觉你的呼吸节律，吸气……呼气，吸气……呼气

- 然后在吸气时，双手握拳，并保持用力握紧。
- 保持紧张，感觉它向你的肘部蔓延……

继续保持紧张……

- 然后呼气，放松，注意体会放松的感觉……

体会放松……保持放松……

- 现在，慢慢睁开你的眼睛，把注意力拉回到这个房间。

让注意力回到此时此地。

- 视觉或想象引导法，用视觉做引导，想象一种让自己感觉宁静、感觉很自由放松的景色，沉浸其中。比如，想象自己坐在海边沙滩上，海风吹拂，海浪起起伏伏，赤脚踩在细软湿润的沙土上倍感惬意。除视觉想象外，还可以运用味道、声音、触摸觉等来引导放松。

想象引导示例

想象一片你喜欢的风景……在这片风景中有一棵树……走到树下，拥抱它，感受它纯粹的给予，感受它带给你的力量……现在，放松下来，转过身，斜靠在树旁……现在，让自己和树慢慢地靠紧，融进树里……你和你的树现在已经融为一体……你可以感觉到你的根，感觉到怎样透过根从土壤中吸收营养……想着此时此刻你最需要的养分。吸收我们生命中各个层次的养分，身体的，情感的，精神的，心灵的。确定你此时此刻所需要的养分，尽可能准确地给它一个名字……现在，让你自己被你所需要的那一种养分滋养……现在，感受你的枝叶，通过它吸收太阳的光和热，吸收空气的营养。再想一想你所需要的养分，让你的愿望更加清晰……现在，吸收你需要的那一种养分……感受来自天的养分和来自地的养分在你体内结合，并生长……现在，你和你的树又逐渐一分为二……慢慢地向外走几步，感谢它的帮助。承诺会经常回到这里……现在，让你全部的注意力回到这个房间里来。

- 瑜伽和太极也都是很好的放松技术。

2. 记录自己每日的情绪，纠正非理性思维　情绪管理的第一步是了解自己的情绪，焦虑情绪管理也不例外。当你感觉自己被焦虑情绪所笼罩的时候，可以采用情绪记录法来调节。情绪记录的内容包括：

- 记录让你不安的事情，即将最近令你烦恼不安的事情都写下来。
- 情绪评估，描述自己对每一件事情的情绪反应，并用从 1（少许）到 10（极为严重）等级评定情绪的强烈程度。
- 记录与负性情绪相关的消极想法。问自己“是什么想法让自己这么紧张不安?”“是什么想法让自己这么内疚?”借助这种自问自答方法找出与每一种负性情绪相关的消极想法。
- 辨别不合理思维。
- 建立积极想法。针对每一种消极想法，用一种更加积极的、现实的想法来替代。记录建立积极想法之后，自己情绪上发生的变化。

3. 以问题为中心的应对　当个体面临一项比较重要的事情时，往往会对任务完成过程、完成结果及个人在任务中的表现等方面产生高度的认知关注。当这种认知关注以负面反应为主时，就表现为我们平常所说的担忧，它是焦虑情绪的主要成分。医务人员在手术前、手术中都会有或多或少的担忧，在接受评估或考核时会有担忧，在接待病情复杂的患者或出现纠纷的患者时也会有担忧。这些担忧会形成强烈的心理负荷，导致焦虑产生。

以问题为中心的应对是指把注意力集中于问题本身，包括处理问题或者寻找更多解决问题的行为。评估内容包括：

- 我担心的问题有哪些?
- 这个或这些问题出现的可能性有多大？在 0%～100% 的区间内对问题出现的可能性做出评估。
- 哪些问题是自己可以掌握或可以解决的?

评估之后，可以暂时搁置出现概率较小的问题，而对于出现可能性较大的问题则着重思考解决的时间、方法和途径。比如：

- 某一问题是优先解决还是稍后解决?

- 这一问题由谁来解决？谁能够帮助解决这一问题？
- 问题解决的具体步骤是什么？
- 问题解决中要注意哪些细节问题？

（二）愤怒情绪的管理

愤怒是人类的基本情绪之一。在受到攻击或遇到挫折，或者某些行为挑战到我们的价值观时，我们都可能愤怒。但愤怒很多时候不能帮助我们解决问题，反而可能会使人际关系更差，问题更复杂。医务人员可以尝试以下愤怒情绪自我管理策略。

1. 让自己放松 当你感觉自己已经很生气，忍不住就要爆发时，有意识地做些放松动作，其中深呼吸是最简便易行的放松动作，还可以有意识地调整自己的坐姿，让身体肌肉放松。

2. 自我对话 当你感到自己要被愤怒的情绪所笼罩时，试着使用下面这些句子提醒自己。这些语句都是提醒你要把握对于自己的控制权，而不要任由愤怒情绪控制你。平日里，经常练习下面的自言自语，看看有什么效果。

- 冷静，发火不能解决问题。
- 问题是可以解决的，我可以很好地处理。
- 我先出去冷静几分钟比较好。
- 我现在很愤怒，所以要更加小心自己的言行。

3. 变换环境 如果条件允许，及时通过变换环境让自己平静下来。比如，到别的房间待一会；停下正在做的工作，到室外或窗口呼吸一下新鲜空气。变换一下工作内容以调整活动空间（比如，到辅助科室去取一趟检查单）。类似的做法都能够有效减缓自己的情绪强度。

4. 认知重建 认知重建就是我们平时所说的“换个角度想”。人在愤怒的情绪状态下，很多想法可能是偏颇的。比如，当某些事情出现问题的时候，你可能就会想“一切都完了”。认知重建就是要将这类不合理想法变成更加合理的想法，比如，你可以告诉自己“这只是一次挫折，但它不是世界末日”。积极的认知重建可以遵循以下策略：

- 在谈到自己和他人的时候，不要用“从来没有”或“总是”这类词。因为当你使用“你从来就没有尊重过人”或“你总是丢三落四”等句子来数落人的时候，你会觉得你的愤怒和指责都是正确的，这样不仅不利于问题解决，反而会招来对方的反击，事情会越来越糟糕，双方的怒火也会越烧越旺。

- 聚焦于问题解决，当他人的一些不良做法让你感觉愤怒时，不要采用批判式的应对。最好的方法是明确告诉他“这样做于事无补”，然后提出解决问题的建议“建议你……”“你可以……”。这样沟通既能解决问题，也能让自己情绪变得平和。

要避免让自己说出“你怎么这么不懂规矩，没看见大家都在排队吗”，这样的言语不仅有可能激怒对方，也会让自己更加恼火。

- 找回符合逻辑的思维。当人们被愤怒情绪包围着的时候，就会变得失去理智。这时候，你要提醒自己“没什么大不了的，自己只是遇到了生活中一件不如意的事情而已”。这种提醒的作用就是，让你的思考重新回归合理的逻辑，回到平衡状态。

处理愤怒情绪的小贴士

第一步：觉察和承认情绪。明确告诉自己：我生气了。愤怒来临时，我们往往还没弄清楚发生了什么，不该说的话就说出去了，不该做的事也已经做了。这样做，会为你赢得处理愤怒情绪的机会。

第二步：克制自己，不要马上说什么或者做什么。克制冲动并不意味着积累愤怒，而只是说你在感到愤怒的时候应该先冷静一下。

第三步：找出愤怒从何而来，问题到底是什么，问题究竟有多严重。

第四步：对问题进行分析。

承认自己受了委屈，并承认再与那个伤害自己的人争论也无济于事，于是决定接受这个事实，拒绝让已经发生的事情侵蚀自己的幸福感。

把事情清楚地摆出来，找到解决问题的方法。

三、患者的情绪状况和管理

人们对疾病的反应是受到包括病前人格特点、既往疾病/健康历史、人际关系、疾病潜在危害、对疾病的认知、所需治疗、与医患人员的互动等多种因素的综合作用所影响的。除了极其微小的疾病，大部分的躯体疾病都需要人有一段时间的生活方式改变以对之适应。

大部分人能够建设性地应对躯体疾病，适当寻求医疗建议和接受治疗，使得自己康复的可能性最大化。例如有些人通过寻找信息、求医问药、参加患者团体等积极投入的方式来应对疾病。与之相反的策略是拉开自己与疾病的距离，他们发展其他兴趣来转移对疾病的关注，通过大而化小的策略来减少疾病对自己的影响。应对是一个动态过程，大部分人能够灵活地在不同时间应用不同的应对机制。但也有一些人无法有效应对疾病，出现不良的应对行为，例如过分关注躯体状况而忽视了正常社会功能，或者过分忽视躯体状况而影响了躯体健康，还可能出现明显而持续的焦虑、抑郁等问题。

（一）患病的影响

1. 患病带来的应激　有研究综合多个国家的许多个体对生活中不同事件的影响分级，患病的应激排在第 6 位（位于配偶去世、离婚、分居、亲近家人去世和入狱之后）。在面对疾病时，患者普遍需要经历三项任务：对自己和他人承认自己患病；退化，需要依赖别人的照顾；康复后恢复正常功能。所有这三项任务都带有应激性质。

2. 疾病　有研究显示在某些类型的疾病发生后更容易出现明显的心理症状，例如癌症、多系统受累的自身免疫疾病、血液系统恶性疾病、缺血性心脏病等。疾病带来的持续的症状困扰，例如疼痛、失眠，也会成为一个重要的应激源。

3. 治疗环境　医院这一环境对大部分患者来说都是有压力的。新的环境、复杂的信息和技术、离开家人、与人同住一个病室等，都可能是不愉快的体验。特别是在

ICU、CCU 等病房，有很多复杂的仪器，孤独，见闻其他重病甚至去世患者，都可能给患者带来很大的心理负担。

4. 特殊检查治疗 胃肠镜、气管镜、心脏导管甚至磁共振检查等都可能给患者带来压力感，导致焦虑。除了想象中操作的不快，还因为这些检查可能带来坏消息。

（二）个性特点

个性特点在对疾病的反应中起着重要的作用，影响个体对疾病的感知和应对。因而评估患者常用的防御机制和应对方式对理解患者的心理反应十分重要。

1. 幻想 上述 2006 年的调查还有一项，就是“医生最害怕患者提出的问题”，结果见图 1-4-1。

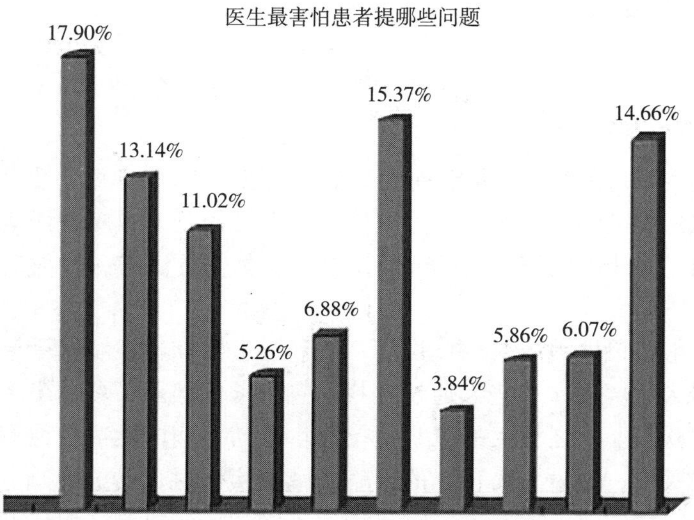

17.90%：这个药不会有副作用吧？
15.37%：为什么都是一种病，我住了这么久，他住了三天就出院了？/为什么他花了五千，我花了一万？
14.66%：能换个经验丰富的医生吗？
13.14%：我的病能不能去根儿啊？
11.02%：用了这药，我的病就好了吧？
6.88%：我能不吃药就好吗？/这病不治行不行？/不做手术行不行？
6.07%：换种便宜药，效果也差不多吧？
5.86%：我听朋友说XX药效果特别好。
5.26%：哪种药效果最好？
3.84%：中药是不是副作用小，能不吃西药吗？

图 1-4-1 《生命时报》2006 年对“医生最害怕患者提出的问题”的调查

这里可以很清楚地看到不少“幻想”：这个病是不是不吃药也能好？是不是药到病除？是不是能去根？是不是能没有副作用？是不是便宜药效果也差不多？人对健康的

向往是非常自然的，非常强烈的，而要让人接受患病并且治疗可能出现各种各样不满意的结局是很痛苦的，因而就出现了上述这些“幻想”。医生面对这些问题当然是苦恼的，会觉得患者缺乏常识，不理性，无法沟通，但如果想到人类从古至今一直孜孜不倦地追求长寿、长生不老的愿望有多强，对疾病的否认和对治疗的“幻想”就会有多强，也许医生可以试着少一点反感和压力，多一点包容和耐心。

2. 焦虑　习惯焦虑的人对其躯体疾病也会焦虑更多，甚至这焦虑本身比躯体疾病更成问题。患者对其健康及躯体感受关注、不安。疑病、强迫的人有着类似的反应模式，他们投入大量精力寻找关于疾病的信息，充满了对症状的关注和对健康状况的担忧。例如一个萎缩性胃炎的患者，其躯体问题只需规律胃镜随诊就好，但是其担心会“癌变”而寝食难安，出现比萎缩性胃炎本身多得多的躯体症状。对这样的患者，信任的医患关系和适当的保证让患者安心是非常重要的。特别是在互联网时代，患者很容易获得很多医学信息，有很多对于其健康状况的合理或不合理担心，医生需要准备花更多时间与患者更详细讨论症状、鉴别诊断和处理方案。

3. 否认　习惯将任何负面事件或感受都忽略的患者，可能在面对疾病时不够依从治疗，甚至拒绝就医，例如坚持认为糖尿病、高血压只需要锻炼、食疗而不接受药物治疗。对这样的患者，在尊重平等的基础上，肯定患者的努力，但同时与患者讨论其对疾病和治疗的理解、治疗期待，让其发现其目前行为与其治疗期待之间的差异，促动其更积极配合治疗。

4. 偏执　具有偏执特质的人则倾向于把自己的疾病归因于其他人，例如家属、单位、医生等，认为家人不够关心自己，给自己太多气受，单位给自己太大压力，医生给自己误诊误治、拖延治疗，用药副作用等。对这样的患者需要相对中性的态度，就事论事地解决其质疑，不去争执，也不被激怒，给予一致的、清晰的、坚定的信息，尽量详细、客观地向患者解释病情、诊治计划、预后。

5. 依赖　具有依赖人格特征的患者是依赖的，不易满足的。他们难以独立解决问题或自我安抚，不断需要寻求别人的帮助。在患病后，患者的依赖需求更加被激活，并且害怕因为疾病而被遗弃。有依赖特征的患者最初可能会诱发医生一方积极、有力的感觉，类似父母对孩子、老师对学生，但依赖型患者也很可能让医生感到反感，因为他们的需要永远不能得到满足。对这些患者，需要适当安慰，告诉他们将会得到照顾，但对患者的要求满足程度需要有现实的限制。

6. 攻击　有攻击特点的人冲动，有攻击性，缺乏责任心，漠视他人。对这样的患者需要坚定、非评价的态度，向其解释清楚合作对于治疗的重要性，对患者的不合理要求应清晰拒绝，如果有违规行为，应向行政管理机构报告。

7. 自大　自恋的人性格傲慢，对医生居高临下，“挑刺儿”以获得优越感，要求最好的教授查房，最快的检查，最好的药物，药到就要病除。医生要有“雅量”，允许患者感觉良好，但不必唯唯诺诺，要保持自信，让患者相信他在接受好的治疗。

（三）对疾病的情绪反应

在患病后常见有愤怒、焦虑和恐惧、悲伤、内疚、羞愧等情绪。因为每个患者都是独特的，需要去倾听每个患者的故事，理解疾病对该患者的影响和患者的情绪反应。之后帮助患者澄清他的感受和理解自己的情绪反应，适当的情感宣泄，还可以使患者感到被理解，并使患者易于接受其他的治疗方案。

1. 愤怒 愤怒是面对疾病是最常见的情绪反应，可能也是医生最难面对的情绪反应。偏执型、自恋型、边缘型或反社会型人格类型的患者更倾向于表达愤怒。对愤怒的患者，医生需要传递适当的关切，同时设定必要的界限。将患者的气愤看作是对疾病的反应，淡化情感色彩。

2. 焦虑/恐惧、死亡焦虑 在医疗机构中，患者体会到一定程度的焦虑是非常普遍的。如前述，在病前有焦虑、强迫或依赖性人格特征的患者更容易出现焦虑。对患者的焦虑应该了解患者的具体担心内容，给予针对性的解释、关切和适当保证可以有效减轻患者的焦虑。而泛泛的安慰往往并不能使患者放心，还可能使患者认为医生在敷衍、轻视自己。

尽管只有很少一部分的重大躯体疾病会意味着接近死亡，但人在患病后很容易激活脆弱感和生命不再继续的感觉。医生在很多时候需要面对这样的问题。对不同的患者，可能需要根据其常用的防御机制和心理水平给予不同的处理。可能大部分人是无法如欧文·亚隆所说一般“直视骄阳”的，给予支持、肯定、希望是适当的处理，而对有灵性追求和愿意思考生命意义的患者，引入存在主义水平的讨论也是适当的。

3. 悲伤 人在丧失的时候会感到悲伤。疾病可以导致多种丧失，如丧失躯体功能或完整性，丧失社会地位，丧失工作能力，丧失了原计划的未来可能性。在患者中非常常见悲伤。哀悼过程可以使患者的悲伤正常化。悲伤是正常的哀悼反应，并且需要时间，可以得到允许，而不必急于给予抗抑郁药。

4. 内疚 一些患者将疾病视为自己某些方面做得不够好，忽视健康所致，或者是对某些个人过失的惩罚。甚至患者家属也可能因此指责患者，“为什么不好好休息”，“为什么早让你看，你非说等等看”。对此，给予正确的解释有助于患者减轻内疚。

5. 羞耻 患病是对自恋的伤害，普遍会体会到羞耻感。如果是由一般社会文化不认可的行为所致结果，患者的羞耻感就会更强烈。医生在对待患者过程中的职业化、尊重、人文关怀能够减少患者的羞耻感，同时鼓励患者自我悲悯，接受患病事实和患病的身体，继而认可自己继续开心、开放、生活的权利。

（四）对疾病的认知

急性的疾病只给个体很少的时间去适应，但如果没有严重后果，很快治愈，则它的影响是短期的。如果急性疾病造成长期并发症，或者慢性疾病，则需要个体更持久地改变自我观念，身份的改变或者身体形象的改变常常产生焦虑、羞耻、无价值感。对慢性疾病的研究显示，认为“患病是个挑战，可以接受”和“患病有价值”与良好适应有关，而“患病是惩罚”“患病是敌人”“患病意味着解脱”则与适应不良有关。这些患者需要对现实和未来有新的评估定位，寻找新的意义感。医生可以帮助患者完成这一适应过程。

参考文献

[1] 魏镜，唐宏宇. 综合医院精神卫生服务基本技能. 北京：中华医学电子音像出版社，2014.

[2] Kurt Fritzsche，Michael Wirsching. 心身医学与心理治疗. 徐安妮，译. 台北：合记图书出版社，2009.

[3] Cao Jinya，Wei Jing. Evolution of the perception of the doctor's role in China. Lancet，2014，384（9945）：742.

[4] 吴文源. 心身医学基本技能. 上海：同济大学出版社，2009.

[5] 殷大奎，Benjamin C. Blatt. 医患沟通. 北京：人民卫生出版社，2006.

[6] 孙绍邦，Beverly A. Dugan，张玉，等. 医患沟通概论. 北京：人民卫生出版社，2006.

[7] Stephen Rollnick，William R. Miller，Christopher C. Butler. 医务工作者动机访谈. 洪霞，魏镜，译. 北京：中国轻工业出版社，2015.

[8] 姜忆南，魏镜，曹锦亚，等. 临床情景剧在医患沟通培训及考核中的应用. 基础医学与临床，2017，37（2）：272-277.

[9] 曹锦亚，魏镜，史丽丽，等. 医学活动中的共情及困难——巴林特小组工作对促进共情的作用. 医学与哲学，2014，36（4B）：4-7.

[10] 曹锦亚，魏镜. 医学活动中的去人性化. 协和医学杂志，2014，（3）：216-220.

[11] G. C. Lloyd，E. Guthrie. Handbook of liaison psychiatry. Cambridge：Cambridge University Press，2007.

[12] K Fritzsche，SH McDaniel，M Wirsching. Psychosomatic Medicine. Berlin：Springer，2014.

[13] 麦基革，黄焕祥. 懂得生命：在和谐关系中创造. 深圳：深圳报业集团出版社，2007.

综合医院开展精神心理工作的原则

第 2 章

第一节 开展精神心理工作需要接受的基本培训

综合医院精神心理工作需求呈现多元及整合的特点，生物-心理-社会医学模型中的生物、心理、社会三个维度及其相互作用都需要考虑到。按照与躯体问题的关系，可将综合医院精神心理问题大致分为独立的心理医学问题（可能以躯体症状呈现到其他科室就诊，还可能以共病呈现），器质性因素所致的各种精神行为症状，精神心理因素参与躯体疾病的发生和发展，患者在疾病诊治中的各种心理行为反应（低落、焦虑、自杀观念、对医务人员敌对、不信任等）。而对每个现象或精神症状，都应该有整合的多角度视角。从现象学哲学看，同样一个现象，从不同角度获得的理解不一样，这些侧面都反映了本质的一部分，但都不是本质本身。例如，某患者有自杀想法，现象描述可能是抑郁的精神症状，生物学解释可能是大脑神经元 5-羟色胺能低下，人格特征可能是结构性缺陷在面对应激时的不适当反应；在综合医院还很可能发现其自杀原因为躯体痛苦不堪和难以忍受，或者是因为心理上感受医治无望而不愿再坚持，或者因为社会支持系统不够好而孤木难支，抑或是其他各种难以穷尽的可能性。以上各方面可能都对患者的行为症状有作用，需要相应地做出判断和给予适当处理。

因而综合医院精神心理工作中，医生需要有更开放的态度，更多的参考框架，继而给予多元整合的处理。与之相应，需要从事综合医院精神心理工作的医生同时具备躯体疾病知识、精神科知识、医患沟通、心理治疗等各种能力，因而医学院和住院医培训阶段的各科室见习和实习及主要科室的住院医轮转工作培训、精神专科的规范化培训、临床医患沟通、主要心理治疗理论和实践培训作为以上能力的基础是非常必要的，并且在持续工作中需要持续学习、积累、更新。

第二节　心理医学工作临床思路

一、等级诊断原则

优先诊断器质性障碍是临床诊断学的一个基本原则，在精神障碍的诊断中体现为：诊断“功能性”精神障碍首先要排除躯体疾病（尤其是脑器质性疾病）和精神活性物质的滥用与依赖等导致的精神障碍。

等级诊断原则有助于提醒医生在考虑精神障碍的诊断之前，应全面了解患者的躯体状况，仔细分析精神症状和躯体疾病之间的关系。比如，紧接“脑卒中”之后出现的“抑郁状态”，应首先考虑器质性精神障碍的诊断，而不是单纯的抑郁发作，恰当的诊断应当是“抑郁状态，脑卒中所致抑郁障碍”，此属于“器质性精神障碍”的范畴。

需要注意的是：等级诊断实际上是试图用一元论的观点来简化复杂的临床问题，它建立在一个并不牢固的假设之上，即认为某种障碍比其他障碍更基础或者更重要。但是，精神障碍的发病机制和临床表现都十分复杂，临床上经常遇到“共病”的情况，比如躯体疾病和精神障碍共病，以及精神障碍之间的共病。机械地运用等级诊断原则来指导临床处理，就有可能出现问题。无论是在综合医院还是精神专科医院，焦虑、抑郁症状经常同时出现，综合医院的情况更为复杂，因为患者更有可能同时存在躯体疾病，此时很难区分哪种疾病更基础，更重要。而按照等级诊断原则，则十分明确地要求先诊断器质性的抑郁，对于没有器质性疾病的患者来说，也要优先诊断抑郁而不是焦虑，这对于当前治疗和后续处理并没有多少指导意义。而且依照等级诊断原则做出的单一诊断，并不利于对患者的问题进行全面的理解和解释，与之对应的多轴诊断的观点越来越显示出临床应用的价值。

多轴诊断观点作为等级诊断原则的补充，有助于理解身心一体的理念和生物-心理-社会医学模式。美国精神障碍分类与统计手册 DSM-4 中的多轴诊断包括：轴Ⅰ，临床障碍，或可能成为焦点的临床问题；轴Ⅱ，人格障碍、精神发育迟滞；轴Ⅲ，一般躯体疾病的情况；轴Ⅳ，心理、社会、环境影响因素；轴Ⅴ，目前和过去 1 年内的社会功能评估。尽管最新的 DSM-5 系统不再强调多轴诊断，但作为一种临床思路，仍不失其参考价值。

实际上，综合医院所见的精神障碍许多都与躯体疾病有密切的关系。一些精神障碍是躯体疾病的直接后果（如卒中后焦虑、抑郁），一些是躯体疾病诱发或者伴发（如产后抑郁），当然也有不少精神障碍因躯体症状而就诊（如躯体形式障碍、“隐匿性抑郁”等），这也是强调树立身心一体的理念的原因之一。

二、症状学诊断原则

临床医学有三种基本诊断模式，即病因学诊断（如葡萄球菌性肺炎），病理学诊断（如鳞状细胞癌），症状学诊断［如重症急性呼吸综合征（SARS）］。由于临床所见大多数精神障碍病因不明，精神障碍的病因学诊断还有待学科发展和研究的突破。一些器质性精神障碍和精神活性物质所致精神障碍可以做病因学诊断，如明确的颅脑损伤所致的精神病性障碍、酒精依赖及其谵妄等。一些器质性疾病虽然无法进行病因学诊断，目前也只能依据症状表现进行诊断，但最终可能依据特征性的病理学改变而进行病理学诊断，如最终诊断阿尔茨海默病的标准是脑细胞特征性病理学改变。除此之外，绝大多数所谓的“功能性”精神疾病，如抑郁障碍、焦虑障碍等，尽管有越来越多的病因学研究证据，但时至今日还不能用作诊断标准，因此依然只能停留在症状学诊断的层面上，病因学分析的结论仅仅作为诊断的参考，而不能成为诊断的最终决定因素。国际疾病分类和诊断系统中的精神和行为障碍（ICD-10）就基本采用症状学分类原则。

症状学诊断有如下优点：

（1）避免病因学上的争论，因为从病因上诊断精神障碍在目前的确难以做到，症状学诊断是当前最为可行的、最能取得一致性的做法，但显而易见的缺陷是它与现代临床医学的病因学诊断趋势相违背。

（2）使临床医生在暂时无法确立疾病分类学诊断时，依据症状学诊断采取及时的治疗措施，因为多数情况下精神障碍的治疗遵循对症治疗原则。

（3）保留观察和更改诊断的途径。依据疾病的横断面表现来做出幻觉妄想状态的判断，其正确率是较高的。病情发生变化后，原来的症状学诊断提供了一个观察对比的基础，有利于根据这些变化来确定疾病的最终诊断。

（4）有利于综合医院的非精神科医生合法地诊治精神障碍。《精神卫生法》规定“精神障碍的诊断应当由精神科执业医师作出”，此处所指的诊断是疾病分类学诊断，即便是精神专科医生也存在一定困难，而症状学诊断是一个非正式的、暂时的状态学诊断，不具有诊断特异性（如抑郁状态可见于多种疾病，并非只有抑郁障碍才有）。经过培训的综合医院的非精神科医生，对于常见的状态学诊断的准确性要远远大于做出某个疾病分类学诊断。

三、对症治疗原则

与多数内科科室相比，精神障碍的生物学治疗手段大部分并不复杂。基于症状学诊断原则的对症处理，是精神科的基本且有效的治疗方式，如用抗焦虑药治疗焦虑，抗抑郁药治疗抑郁等。但是，单纯的对症处理并不符合身心一体的理念和生物-心理-社会医学模式的要求，比如焦虑、抑郁患者经常出现的治疗依从性问题，就不是简单的对症治疗能够解决的问题，此时健康宣教和支持性心理治疗显得十分重要。

四、制定治疗方案的基本思路

（1）识别综合医院最常见的精神症状。由于症状学诊断和对症处理是精神障碍诊治的基本原则，因此精神症状学是制定精神科治疗方案的首要基础。综合医院的非精神科医生应当掌握综合医院最常见的精神症状和综合征，如焦虑、抑郁、谵妄，以便初步地进行对症处理；同时要熟悉幻觉、妄想的识别要点，以便及时邀请会诊或转诊。

（2）澄清情况，分清主次，抓住重点。主要是指弄清精神症状和躯体疾病之间的关系，分清当前需要处理的问题的主次，制定长短结合的处理方案。如谵妄的处理，首先要求尽快明确精神症状和躯体状况之间的关系，找到谵妄的可能原因，及时处理躯体疾病。也就是说，谵妄的治疗首先要从病因上入手，以去除病因、维持生命、保证安全的治疗和处理措施为先导，然后才是针对精神症状的处理。躯体疾病与焦虑、抑郁共病的处理则是针对躯体和精神的治疗双管齐下，同等重要。以躯体症状为主诉的焦虑、抑郁，在药物使用上则侧重于精神科，除了使用抗抑郁、焦虑的药物之外，一般支持性心理治疗和运用沟通技巧的解释，以引导患者把注意力从躯体症状引向心理症状。

（3）遵循循证医学方法，遵照临床诊疗常规。具体方案如药物的选择等，应有循证医学的证据，遵守诊疗常规的基本要求，并参考治疗指南。这是医疗技术和医疗风险防范的双重要求。

（4）尊重患者的自我决定。治疗方案应当取得患者的知情同意，这是《精神卫生法》关于精神障碍患者的诊治实行自愿原则的法律要求，也是防范医疗纠纷的重要举措。

第三节 心理医学实践技能

心理医学实践技能主要是精神检查、诊断分析技能和临床沟通技能。

一、精神检查

精神检查是精神科的一项专门技能，是综合运用临床沟通技巧与患者建立信任，进行有效交流的过程。由于综合医院的特点，精神检查难以像精神科那样详细，但基本的理念、内容和步骤是一致的。强调以“生物-心理-社会医学模式”的理念来指导精神检查，全面收集“病”和“人”两方面的资料。“病”的资料主要是有助于做出诊断和制定药物治疗方案的信息，“人”的资料是有助于了解患者的心理需求，弄清楚生物性疾病信息和患者的心理、社会影响因素之间的关系，可能影响治疗依从性和预后的因素，以及有关评估和防范医疗风险的全面信息。

精神检查的基本原则与注意事项包括：①以患者为中心，以医生为主导的交流方式。②尊重和同情患者。③注意运用沟通技巧。④坚持“三不”原则，即不陷入争辩、不轻易打断、不对患者所述进行法律和道德评判。

精神检查的内容一般包括4个部分：一般情况、认识活动、情感活动、意志和行为。一般表现的内容包括意识状态、定向力、与他人和环境的接触情况、生活是否自理等。认识活动的检查内容有感知觉障碍、思维障碍、注意力与记忆力、智能、自知力等。情感活动的检查内容有情感高涨、低落、焦虑、易激惹、平淡或不协调等。意志和行为的检查内容包括对将来的打算和具体的行为措施，有无特殊动作和行为。

精神检查可以分为有机联系的3个阶段：①开始阶段，应注意运用观察和倾听的技巧，注意与患者建立关系，鼓励患者自主讲述，在耐心而有思考的倾听中体察患者的心理状态和基本态度，发现需要深入澄清的问题的线索。②深入阶段，主要运用提问技巧、肯定与重构等技巧，深入澄清患者的精神症状和相关的重要心理-社会信息。③结束阶段，要求进行必要的总结和解释，向解释病情与协商治疗的沟通主题过渡。

二、躯体和神经系统检查

除常规检查项目外，要特别注意观察和检查精神障碍患者特有的一些躯体和神经系统印记。《牛津临床精神病学手册》中列举了一些特殊体征与相应的临床可能性，有助于引导快速有效地进行精神检查（表2-3-1）。

表2-3-1 需要关注的体征与临床可能性

体征	临床可能性
一般检查	
“帕金森脸面”	抗精神病药物治疗，精神运动迟滞
瞳孔大小异常、“冷火鸡疗法”	使用阿片类药物
阿·罗瞳孔	神经梅毒
腮腺大	贪食症
多涎	氯氮平治疗
甲状腺增大	甲状腺疾病
前臂、腹部多处伤疤	边缘型人格障碍
多处文身	反社会型人格障碍
针孔痕迹和静脉炎	静脉使用毒品
胎毛样头发、过分消瘦	厌食症
心血管	
脉搏快/不规律	焦虑障碍、药酒戒断、甲状腺功能亢进症
脉搏慢	甲状腺功能减退症
腹部	
肝大	酒精性肝病、肝炎
多处手术瘢痕	躯体化障碍
神经病学检查	
静止性震颤	交感神经功能亢进、抗精神病药或锂盐治疗
非自主运动	抗精神病药治疗、抽动障碍、亨廷顿舞蹈病
不正常姿势	抗精神病药所致肌张力障碍、紧张症

三、诊断分析能力

遵循前述等级诊断原则和症状学诊断原则，运用 S-S-D 诊断思路进行诊断分析。S-S-D 思路是精神障碍诊断分析的基本思路，所指是首先澄清精神症状（symptoms），然后构筑临床综合征（syndrome）以确立症状学诊断，根据综合征和症状的特点进行假设诊断，随后对假设诊断进行鉴别和排除，最终得到疾病分类学诊断，并反向验证此诊断是否可以解释全部临床资料。对于非精神科执业医生来说，最重要的是澄清症状和确立症状学诊断。

第四节　精神卫生法律法规

我国《精神卫生法》《医师法》《侵权责任法》的有关规定，是综合医院精神卫生服务需要遵循的重要法律，综合医院应依法开展精神卫生服务。

与综合医院精神卫生服务直接相关的法律条款主要有几个方面。

一、关于诊疗条件、资质、权限

《精神卫生法》第二十九条："精神障碍的诊断应当由精神科执业医师作出。"

第六十五条规定："综合性医疗机构应当按照国务院卫生行政部门的规定开设精神科门诊或者心理治疗门诊，提高精神障碍预防、诊断、治疗能力。"

第二十五条："开展精神障碍诊断、治疗活动，应当具备下列条件，并依照医疗机构的管理规定办理有关手续：（一）有与从事的精神障碍诊断、治疗相适应的精神科执业医师、护士；（二）有满足开展精神障碍诊断、治疗需要的设施和设备；（三）有完善的精神障碍诊断、治疗管理制度和质量监控制度。"

《执业医师法》第二十三条："医师不得出具与自己执业范围无关或者与执业类别不相符的医学证明文件。"

以上法律法规可能会引出这样的问题：综合医院的非精神科及非精神科医师能否开展及如何开展精神卫生服务？

首先，《精神卫生法》的三大立法宗旨是"发展精神卫生事业，规范精神卫生服务，维护精神障碍患者的合法权益"。规范服务的目的是为了更好地发展精神卫生事业。我国精神卫生专业机构和专业人员严重不足，多数"轻型"精神障碍患者首诊选择综合医院，也愿意在综合医院治疗，发展精神卫生事业不能也不可能仅限于精神专科机构。但是，精神障碍的诊断不仅是一个医学问题，同时也是一个社会问题。由于精神障碍的特殊性，即便是经过严格培训和长期实践的精神专科医生，也难以确保诊断的一致性。《精神卫生法》强调精神障碍的诊断的资质，不仅是出于医学角度的考虑，也是针对社会对"被精神病"的误解和担心。因此我们理解以上法律规定并非只针对综合医院提供精神卫生服务。

执行法律的前提是深入理解法律，并结合专业特点找到解决问题的方法。《精神卫生法》强调精神障碍诊断的个人资质，以及诊断与治疗的机构资质，没有明确规定治疗的个人资质。《执业医师法》强调按照注册的执业类别出具医学诊断证明，也没有明确指出治疗资质。精神障碍的治疗是对症治疗。同时，《精神卫生法》强调自愿原则和知情同意，《执业医师法》和《侵权责任法》也强调知情同意。因此，对综合医院依法开展精神卫生服务可以有以下理解：

（1）综合医院建立精神科，发展联络会诊精神医学和全科医学，是发展精神卫生事业的长远之计和制度建设。

（2）非精神科执业医生可以治疗经精神科执业医师诊断的常见精神障碍，而全科医生可以初步处理全科医学规范化培训内容中的精神障碍。

（3）非精神科执业医师在处理精神障碍时，应遵循等级诊断原则、症状学诊断原则、对症治疗原则，优先诊断和治疗躯体疾病（如诊断：脑卒中，伴发焦虑、抑郁症状或者状态，等）；对于以躯体主诉来诊的精神障碍，应在深入理解精神障碍诊治的自愿原则和知情同意原则的前提下，具体问题具体处理。如建议患者先到精神科做出诊断，或者先由接诊者予以症状学诊断，同时进行对症治疗，需要做疾病分类学诊断时，依然建议请精神专科会诊或转诊。

（4）坚守非精神科医生不出具精神障碍的医学诊断证明的法律底线。

（5）谨慎对待严重精神障碍。

二、心理健康指导与转诊的义务

《精神卫生法》第十七条："医务人员开展疾病诊疗服务，应当按照诊断标准和治疗规范的要求，对就诊者进行心理健康指导；发现就诊者可能患有精神障碍的，应当建议其到符合本法规定的医疗机构就诊。"

法律将心理健康指导纳入诊疗常规，预防医源性的或躯体疾病诱发的精神障碍，适用于所有临床科室。发现"疑似精神障碍患者"应转诊到第二十五条的"符合规定的医疗机构"（包括综合医院的精神科），实际上也是对前述关于诊断资质的规定的补充和强调。

三、对精神障碍患者实施外科手术和试验性医疗的特殊规定

《精神卫生法》第四十二条："禁止对依照本法第三十条第二款规定实施住院治疗的精神障碍患者实施以治疗精神障碍为目的的外科手术。"

第四十三条："医疗机构对精神障碍患者实施下列治疗措施，应当向患者或者其监护人告知医疗风险、替代医疗方案等情况，并取得患者的书面同意；无法取得患者意见的，应当取得其监护人的书面同意，并经本医疗机构伦理委员会批准：（一）导致人体器官丧失功能的外科手术；（二）与精神障碍治疗有关的实验性临床医疗。

实施前款第一项治疗措施，因情况紧急查找不到监护人的，应当取得本医疗机构负责人和伦理委员会批准。禁止对精神障碍患者实施与治疗其精神障碍无关的实验性临床医疗。”

以上两条法律对精神障碍患者进行外科手术和试验性医疗进行了严格规定，其目的不是禁止而是规范。其中明令禁止的是对“非自愿住院治疗”的患者实施精神外科手术，这是出于社会影响的考虑，防止出现精神医学滥用的恶果。对于自愿住院治疗的精神障碍患者，无论是接受精神科治疗还是其他疾病的治疗，只要患者本人知情同意，都是可以进行的。但如果无法取得本人意见，法律就设定了非常严格、烦琐的程序。这进一步体现了“自愿原则”，强调精神障碍患者的个人意愿和知情同意权，与其他躯体疾病患者应当是等同的。

四、对联络会诊的特殊要求

《精神卫生法》第四十八条规定：“医疗机构不得因就诊者是精神障碍患者，推诿或者拒绝为其治疗属于本医疗机构诊疗范围的其他疾病。”

这条法律强调履行医疗职责。应加强双向的联络会诊，建立院际协调机制，根据病情的轻重缓急决定治疗地点和方式。首发症状为精神障碍表现的散发脑炎、脑外伤术后谵妄、在精神科住院的患者突发严重躯体疾病等情况的会诊与转院，应首先考虑患者能够及时得到保证生命安全的治疗；因躯体疾病在综合医院住院的精神障碍患者，在躯体病已经得到有效控制而精神障碍复发的，应首先考虑转诊到精神科，精神科同样不得拒绝和推诿。

五、对精神卫生宣教的要求

《精神卫生法》第六十六条：“医疗机构应当组织医务人员学习精神卫生知识和相关法律、法规、政策。从事精神障碍诊断、治疗、康复的机构应当定期组织医务人员、工作人员进行在岗培训，更新精神卫生知识。县级以上人民政府卫生行政部门应当组织医务人员进行精神卫生知识培训，提高其识别精神障碍的能力。”

这条法律规定精神专科医生要进行继续教育，非精神专科医生同样要学习精神卫生知识，提高识别精神障碍的能力，表明法律对综合医院开展精神卫生服务予以支持的原则。

参考文献

[1] 魏镜，唐宏宇. 综合医院精神卫生服务基本技能. 北京：中华医学电子音像出版社，2014.

[2] 曹锦亚，魏镜，洪霞，等. 综合医院多元整合精神卫生服务. 协和医学杂志，2016，7（6）：436-438.

[3] Michael Gelder, Paul Harrison, Philip Cowen. Shorter Oxford Textbook of

Psychiatry. 5th ed. 刘协和，李涛，译. 成都：四川大学出版社，2012.
[4] David S. Goldbloom. Psychiatric Clinical Skills. 王学义，译. 北京：北京大学医学出版社，2010.
[5] James L. Levenson. Textbook of Psychosomatic Medicine. 吕秋云，译. 北京：北京大学医学出版社，2010.
[6] 于欣. 精神科住院医师培训手册. 北京：北京大学医学出版社，2011.

CME | TEXTBOOKS NATIONAL PROJECT

各科室常见精神障碍的识别和处置

第 3 章

第一节　抑郁及相关障碍

一、抑郁障碍的概念

抑郁障碍是一种常见的心境障碍，可由各种原因引起，以显著而持久的心境低落为主要临床特征，且心境低落与其处境不相称，临床表现可以从闷闷不乐到悲痛欲绝，甚至发生木僵；部分病例有明显的焦虑和运动性激越；严重者可出现幻觉、妄想等精神病性症状。多数病例有反复发作的倾向，每次发作大多数可以缓解，部分可有残留症状或转为慢性。

抑郁障碍的分类主要包括抑郁症、恶劣心境、脑或躯体疾病患者伴发抑郁、精神活性物质或非成瘾物质所致精神障碍伴发抑郁。

二、为什么识别和应对抑郁对非精神科医生很重要

（一）高患病率

1998 年，世界精神卫生调查委员会（World Mental Health Survey Consortium，WMH）对焦虑障碍、心境障碍及药物依赖等进行了调查。各国心境障碍的年患病率为 0.8%~9.6%，我国北京、上海分别为 2.5%和 1.7%。

2003 年，以国际疾病分类第 10 版精神与行为障碍分类中抑郁障碍的诊断标准为依据，对北京市 15 岁以上的人群进行抑郁障碍的流行病学研究。结果显示，抑郁障碍患者的终生患病率 6.87%，其中男性终生患病率为 5.01%，女性终生患病率为 8.46%。抑郁障碍患者的时点患病率为 3.31%（年患病率为 4.12%），其中男性时点患病率为

2.45%，女性时点患病率为 4.04%。

躯体疾病的患者抑郁障碍的患病率更高。例如，有研究报道在内科住院患者中有 22%~33%的人出现抑郁障碍，癌症患者为 33%~42%，脑卒中患者发病后前 2 周内为 47%，心肌梗死患者发病后数日为 45%，心肌梗死后 3~4 个月为 33%。疼痛是临床工作中患者最常见的主诉，在慢性疼痛的患者中约 30%会发展到临床水平的抑郁。许多躯体疾病，如脑卒中、心脏病、糖尿病、肿瘤等在发病机制上存在与抑郁的共同通路，日渐受到临床上的重视。

医源性的抑郁并不少见，许多临床常见的药物可能是药源性抑郁的原因，表3-1-1 中列举的药物可以作为临床参考。

表 3-1-1 可能导致抑郁障碍的常见药物

分类	常见药物
精神活性物质	酒精、安非他明、可卡因、致幻剂、吸入剂、阿片、苯丙胺
镇静催眠药	巴比妥、苯二氮䓬类、抗焦虑药
降压药	利血平、可乐定、噻嗪类、β 受体阻滞药、甲基多巴、钙通道阻断药、血管紧张素转换酶抑制药
激素	类固醇激素（泼尼松、泼尼松龙、地塞米松），雌激素，孕激素，雄激素，促性腺激素释放激素（GnRH）拮抗药
H_2受体阻断药	西咪替丁、雷尼替丁
非甾体抗炎药	吲哚美辛（消炎痛）、布洛芬、保泰松等
抗生素	两性霉素、甲硝唑、乙硫异烟胺、氨苄西林、磺胺类、链霉素
化疗药物	丙卡巴肼、长春新碱、长春碱、门冬酰胺酶、干扰素
神经系统药物	抗癫痫药物、抗帕金森药、巴氯芬
降脂药	他汀类药物
抗精神病药	吩噻嗪类、丁酰苯类
重金属和毒物	铅、汞、有机磷杀虫剂

（二）低识别率

抑郁障碍已成为临床上最常见的一个问题。如给予及时恰当的治疗，则能提高临床治愈率，但目前诊治的情况不容乐观，对抑郁障碍的总体识别率较低，尤其是在综合医院。

抑郁患者常以躯体主诉首诊于综合医院各个科室，据报道，已经确诊并在精神专科就医的抑郁症患者中 63.8%~90.1%首次就医是在综合医院。

WHO 的多中心合作研究显示，15 个不同国家或地区的内科医生对抑郁症的识别率平均为 55.6%，中国上海的识别率为 21%，远远低于国外水平。大多数抑郁症状并未引起患者、家属及医生的重视，大多数躯体疾病伴发的抑郁障碍被忽视，而对抑郁障碍引发的自杀自伤和药物、酒精依赖等问题的治疗/干预率则更低。

(三) 对健康结局的不良影响

WHO (1993) 全球疾病负担 (Global Burden of Diseases, GBD) 的合作研究显示, 1990年全球疾病负担中抑郁症列第四位; 研究还预测, 到2020年, 抑郁症将成为继冠心病后的第二大疾病负担源。预测1990—2020年中国的神经精神疾病负担将从14.2%增至15.5%, 而抑郁症仍是精神疾病负担中的最主要问题 (1990年为44%, 预测2020年将为47%)。

抑郁障碍具有高发病、高复发、高致残的特点, 所带来的后果就是沉重的经济负担, 给社会造成巨大的经济损失。美国 (1994年) 总的健康费用中4%用于治疗抑郁障碍, 高达430亿美元; 其中仅90亿美元 (28%) 是直接医疗费用, 其余340亿美元则是因患者致病或致残后所造成的各种损失。

抑郁障碍相关的心理社会功能损害包括不能上班、工作能力下降、婚姻不和谐及亲子关系问题等。

抑郁障碍还可能增加患者其他的患病风险, 抑郁可以加重很多躯体症状, 如疼痛, 并降低患者参与其医疗保健的能力。抑郁障碍还会延长其他躯体疾病的住院时间, 并不利于预后。如心脏病和癌症患者的研究显示: 合并抑郁的患者更可能复发、再住院和易患并发症, 且预后更差。患有慢性躯体疾病的患者如果同时合并抑郁障碍, 在前3个月的治疗中不依从的可能性增加3倍。

未治疗或治疗不充分抑郁最严重后果是自杀, 2/3抑郁症患者曾有自杀想法与行为, 15%~25%抑郁症患者最终自杀成功。

(四) 非精神科医生的任务

抑郁障碍具有高复发的特性, 近期研究显示其复发率高达80%。故临床医生要充分认识, 及时予以识别和处理, 提高对抑郁障碍的识别率, 提供各种有效途径, 使他们得到及时、正确的诊断和治疗, 改善其预后, 降低直接和间接经济损失。

同时, 应提高人群对精神健康的意识及对精神疾病的正确认识, 纠正不正确的看法, 消除患者及家属的病耻感, 促使患者主动就医治疗。全社会应争取不断改善抑郁障碍防治, 提高患者的治愈率及改善患者的生活质量, 降低疾病负担。

三、临床上识别抑郁的障碍

(一) 病耻感

有研究报道仅1/3的抑郁患者寻求医疗帮助。对于抑郁症诊断和治疗的病耻感非常普遍, 很多人认为抑郁障碍是性格缺陷、情感懦弱或者意志薄弱的表现, 认为只要患者努力自我调整就能自己好起来。患者担心被他人歧视, 担心在求学、求职、晋升等机会中被排斥, 因此不愿意寻求、接受、依从治疗, 更不用说长期维持治疗。

（二）隐匿性抑郁

许多抑郁患者的主要求治原因是他们的躯体表现，如各种疼痛、睡眠紊乱、胃肠道不适、乏力、食欲改变等。最终被诊断为抑郁的患者中超过50%的人最初以躯体主诉就诊。这种忽视或者否认心理症状而注重躯体表现的倾向，在老年人、缺乏心理洞察力、受教育程度低及不能用言语表达情感的人群中很常见。

（三）共患躯体疾病

如患者本身患有躯体疾病，如心脏疾病、癌症或者脑血管病等，其临床表现复杂化，可能掩盖了抑郁障碍的症状。此外，即使临床医生发现了抑郁症状，也可能认为那是患者对于躯体疾病的正常反应。严重的疾病或重大生活事件固然是抑郁的“好借口”，但它既不能否定抑郁的存在，也并不降低抑郁障碍的治疗效果。

（四）心照不宣的共谋

医生的态度也可以妨碍抑郁障碍的识别。如果患者感受到医生对精神疾病存在偏见，或者不愿意谈论情绪问题，那么将会强化患者对心理问题避而不谈。有时患者和医生间会产生所谓“心照不宣的共谋”。因为不论对于医生还是患者来说，讨论躯体症状都比抑郁症状更容易，更舒服，所以抑郁症状就秘而不宣了。

（五）时间限制

医生常常担心讨论、诊断、治疗抑郁障碍将花费太长时间，与繁忙的临床工作节奏不相符。但事实恰恰相反。尽管开始时需要一些额外的时间对抑郁患者进行评估，但是从长期看，由于避免了不必要的看病和检查，尽早对抑郁障碍予以恰当的治疗，的确能节省大量的时间。

（六）医学教育不足

当前临床医生只在医学院或研究生培训期间接受了有限的精神病学教育，这些培训往往是在狭窄的生物医学诊断框架内进行的，很少涉及心理问题。本项目正是希望弥补这种缺陷，树立临床医生的生物-心理-社会医学理念，提高对于精神心理问题的识别和处理能力。

四、抑郁的识别

（一）识别的线索

- 反复就医和检查。
- 长期治疗效果不好。
- 患者的主诉和症状难以单纯用躯体疾病解释。

- 伴有睡眠障碍。
- 表现明显烦躁或闷闷不乐。

（二）症状的识别

通常要提问："得病以来是否大多数时候高兴不起来？""是否会觉得到没意思？"两个问题中任何一个回答为"是"则需要进一步评估。

1. 情感症状

（1）情绪低落：患者大多数时候显得面容愁苦，表情忧烦；情绪苦闷，压抑，难过，或是怎么也"提不起精神"，声音低弱，活动减少，觉得心情如同"乌云笼罩"，没有愉悦感；常自卑自责，对自我状况评价低，把自己的困难（包括疾病或不适症状）看得很严重，容易哭泣。

（2）思维迟缓：患者思维和反应速度明显减退，自觉"脑子不好使"，思考能力下降；交谈时不仅主动言语和表达减少，甚至回答问题时言语速度减慢；工作、学习及解决问题的能力较平时明显下降。

（3）兴趣减退：患者对以往喜好甚至热衷从事的事物与活动不再感兴趣，认为什么都没有意思，"兴致索然"；行事被动，不愿参与，常独处或独坐不语，疏远他人；较重的患者则回避社交活动或长时间居家不出，甚至卧床不起。

（4）消极观念及行为：患者感受到生活没有希望，没有意义或者只是"活受罪"；认为生存下去没有价值，拖累别人；希望自己死了更好，甚至想到安乐死或自杀；较重的患者进一步会计划自杀，甚至有实际的准备和尝试。

2. 躯体症状

（1）疲劳或乏力：患者常感到明显的疲乏，身体虚弱沉重，体力下降，一般的活动即引起显著疲劳，连交谈一会儿都觉得困难，好像"没有了底气"。且休息之后无法缓解。

（2）睡眠障碍：多为形式多样的睡眠问题。可以表现为入睡困难、睡眠不深、易醒、早醒、睡眠感缺乏、多梦或睡眠过多，其中早醒具有特征性，典型患者比平时早醒 2 个小时以上，醒后不能再入睡。

（3）食欲和体重改变：患者常常感到食欲减退，进食量减少，体重下降，有时体重减轻与食欲减退不成比例。少数患者可出现食欲增加、暴饮暴食和体重增加。也可以出现腹胀、早饱、餐后上腹痛、胃部烧灼感、恶心、嗳气、打嗝、便秘、排便困难或腹泻等多种消化道症状。

（4）性欲和性功能改变：患者自感性欲下降，对性生活无要求，无意愿，或者性活动中快感缺乏。男性可能出现阳萎、早泄，女性出现月经紊乱等。

（5）各种疼痛：多种功能性疼痛可以是抑郁的重要症状，包括肌肉痛、头痛、腰痛、背痛、四肢关节痛、颈部痛、腹痛、胸痛等。

（6）其他：患者自感"耳不聪目不明"，头晕、头沉，心悸、胸闷，口干、多汗，尿频、尿急，耳鸣、视物模糊、眼部异物感，肢体麻木、肌肉痉挛等非特异性症状均可出现。

（三）认识抑郁综合征

抑郁状态（综合征）：以持续存在的情绪低落为主要临床表现。患者心情忧郁、兴趣减退、缺乏愉快感、自我评价降低，有无用、失望或绝望感，内疚，甚至罪恶感。常有不同程度的疲乏感，且通过休息或睡眠并不能有效地恢复精力，工作能力下降。患者思维活动减慢，言语减少，决断能力明显降低，说话也可能变得缓慢。常伴有食欲减退、体重下降、睡眠障碍及性欲下降，并可能有其他各种躯体不适。以上心境低落和其他症状一般与其客观处境并不相称。较重的患者会觉得生存没有意义，甚至产生自杀观念。

（四）如何认识和使用评估量表

评定抑郁障碍的临床评定量表较多，但从其性质上看，大多可分为自评量表和他评量表两类。其中属于前者的有 Zung 抑郁自评量表（Self-rating Depression Scale，SDS），属于后者的有汉密尔顿抑郁量表（Hamilton Depression Scale，HAMD）。抑郁症状评定量表只能用于评估某些抑郁症状是否存在及其严重程度，多用于疗效评定、病情观察及精神药理学研究，不具有诊断功能，不能作为诊断依据［如贝克抑郁自评量表（Beck Depression Inventory，BDI），HAMD］。

（五）了解抑郁障碍的诊断和分类

1. 抑郁发作 以显著而持久的心境低落为主要特征。临床呈现抑郁状态（综合征）：心境低落、兴趣减退、精力丧失、睡眠紊乱、食欲和体重改变、精神运动性迟滞或激越、注意力不集中、无价值感及自杀观念/行为。非精神科的患者常以睡眠问题和躯体不适作为就诊时的主诉。躯体疾病，包括肿瘤、心脏病、糖尿病、消化系统疾病等伴发的抑郁发作很常见。

根据 ICD-10 有关抑郁障碍的诊断标准如下。

抑郁发作

【诊断标准】

［症状标准+严重程度标准］

典型症状：①心境低落；②兴趣减退或愉快感丧失；③精力下降或疲劳感。

其他症状：①集中注意和注意的能力降低；②自我评价低；③自罪观念和无价值感（即使在轻度抑郁发作中也有）；④认为前途黯淡悲观；⑤自伤或自杀的观念或行为；⑥睡眠障碍；⑦食欲下降。

轻度抑郁发作：具有至少 2 条典型症状+至少 2 条其他症状。患者为症状所困扰，日常工作和社交活动有一定困难。

中度抑郁发作：具有至少 2 条典型症状+至少 3 条（最好 4 条）其他症状，其中某几项症状显著或症状广泛。患者的日常工作、社交或家务活动有相当困难。

重度抑郁发作：3 条典型症状+至少 4 条其他症状，其中某些症状应达到严重的程度。患者除了在极有限的范围内，几乎不可能继续进行工作、社交或家务活动。

［病程标准］病程至少持续 2 周（每天大部分时间都处于低落的心境中）。重度抑郁发作的症状极为严重或起病急骤时，抑郁不足 2 周也可做出合理的诊断。

［排除标准］应排除器质性精神障碍和物质所致的精神障碍所致的抑郁。

案　例

女性，67 岁。

6 个月前出现左侧肢体麻木、无力，诊断“脑梗死”，经治疗后生活不受限。逐渐出现情绪低落、悲观、认为自己没有用、食欲及食量明显下降、体重下降 10 余千克，尽管肢体力量可以活动，但全身乏力，不愿出门，常说自己“快要死了”，情绪状态越来越差。因干咳半年，反复治疗效果不好，经检查诊断“肺癌”。

与医生接触时回避目光接触，语音低，语调平淡，自称“长期糖尿病和多次脑梗死”“身体已经不行了”“癌症根本没有办法治好”“我自己早就知道是肿瘤，并不意外”，表示对生活不抱希望，自责“对不起家人”。

2. 恶劣心境　基本特征为相当长时间（至少 2 年）存在的低落心境，这种心境低落不足以诊断抑郁发作。通常始于成年早期，持续数年，有时终生。

3. 躯体疾病所致抑郁障碍　抑郁的临床表现继发于躯体疾病，其病因包括原发性脑疾病、影响脑的全身疾病、内分泌障碍及其他躯体疾病。判断病因的临床关系需要确定抑郁的症状出现于器质性病因之后，抑郁的起病与作为基础的疾病进展有时间关系（数周或数月），抑郁障碍随着原发疾病的缓解和改善而恢复。

4. 物质所致的抑郁障碍　包括精神活性物质（酒精、阿片类物质、镇静催眠药物、各种毒品、兴奋剂等）和其他药物（降压药、类固醇激素等）所引起的抑郁，临床上可以判断物质使用与抑郁的因果关系。

抑郁障碍的鉴别诊断思路参见图 3-1-1。

（六）非精神科医生的临床鉴别思路

1. 躯体疾病、药物所致的抑郁　对临床上发现的抑郁综合征，临床医生需要回答两个问题：“是否有躯体疾病可以解释抑郁症状?”“是否有药物/物质可以解释抑郁症状?”鉴别潜在的躯体疾病或药物原因。

当一个患躯体疾病的患者出现抑郁的症状时，这些症状常常被归因于“躯体疾病的后果”，人们的解释通常是“遇到不幸事件的情绪反应”。这种情况并不属于躯体疾病所致的抑郁障碍。医学上所描述的躯体疾病所致抑郁，例如甲状腺功能减退的生理改变所导致的抑郁，不需要心理因素的介导，有效地对因治疗（如补充甲状腺素）即可恢复。在这个例子中，甲状腺疾病是抑郁的生理原因，而不是诱因。

2. 正常的悲伤反应　躯体疾病患者的抑郁还经常被认为是“疾病的正常心理后果”，这是一个错误的推断。因为即使患有严重疾病的大部分患者有痛苦和悲伤的体验，并不是所有患者都会患上抑郁障碍。当抑郁障碍发生时，无论诱因如何，都是一个单独的疾病。事实上，研究表明，当共患严重躯体疾病的抑郁障碍得到有效治疗时，躯体疾病的预后、患者的应对和配合治疗的能力都能得到提高。

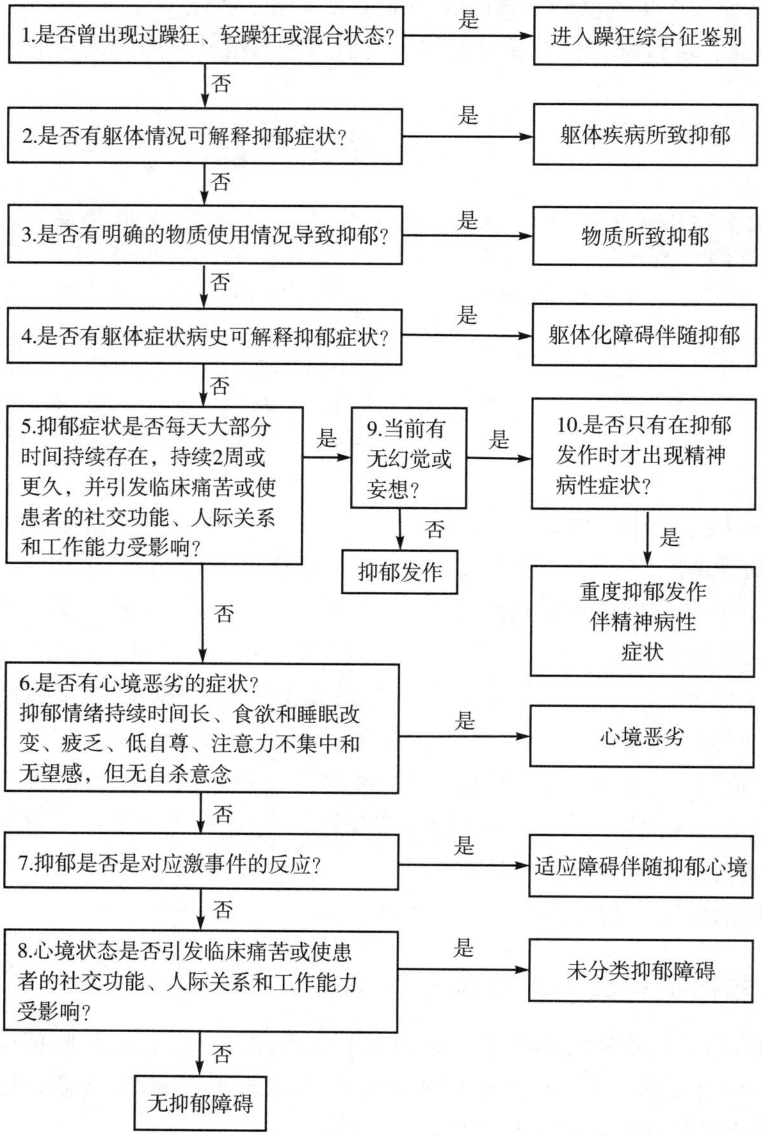

图 3-1-1 抑郁障碍的精神科鉴别诊断思路

临床医生对于疾病伴随的悲伤反应与抑郁的区分重点在于患者的悲伤反应是否过度，如果持续存在过度悲伤的情绪反应，以及自责、自我评价低、对以往感到愉快的活动体验不到愉悦感等症状，应该考虑存在抑郁的可能。

3. 痴呆 老年人中的抑郁障碍和老年痴呆（阿尔茨海默病）症状上有重叠，常需要进行鉴别。由于存在的抑郁障碍或躯体疾病及其治疗导致短暂的认知缺陷（如记忆障碍，注意力集中困难及定向障碍），与早期阿尔茨海默病相似，被称为“假性痴呆”。

阿尔茨海默病的症状一般是渐进性的，而抑郁障碍所致的假性痴呆往往进展迅速。抑郁障碍的患者常常抱怨认知缺陷，而阿尔茨海默病患者往往试图掩盖或者根本意识不到这些缺陷。痴呆患者可能在简短的认知筛查中积极回答问题，而抑郁患者则对评估过程表现漠然，或根本不尝试回答问题。

另一个鉴别的关键是神经系统症状。痴呆患者常存在进行性吞咽困难、运动不能和失认，而假性痴呆患者通常缺乏神经系统损害的体征。

对临床医生来说，鉴别的最好办法可能就是抗抑郁药物的试验性治疗，正规抗抑郁治疗可以缓解假性痴呆，而老年痴呆患者即使情绪有所改善，认知功能损害也将会持续。

4. 焦虑障碍　虽然抑郁和焦虑是不同的临床综合征，但两者经常同时出现。抑郁和焦虑也具有一些共同的症状，如睡眠紊乱、焦虑、注意力不集中、躯体不适、乏力。

即使是抑郁障碍伴有的焦虑症状，也经常是最突出的临床主诉，使得鉴别诊断更加困难。临床会谈中患者可能更关注他们的焦虑症状，因为这对他们来说不那么羞耻，而且带来紧急的困扰。

由于抑郁障碍患者中的焦虑症状很普遍，所以有焦虑症状的患者应该进行抑郁的筛查，如果符合抑郁的标准，则应该首先考虑抑郁综合征，按抑郁去处理。

5. 双相情感障碍　有证据表明，抑郁患者中有相当一部分双相情感障碍。国外的研究显示，初级保健机构中21%~26%的抑郁患者在详细的筛查后更改诊断为双相情感障碍。因此，对于抑郁的患者常规询问是否存在兴奋、话多、精力充沛、自我感觉极佳的病史是必要的。对于治疗中的患者一旦出现情绪的兴奋或易怒、冲动行为等，也应高度警惕双相情感障碍，需要更加积极迅速的转诊。

（七）识别抑郁的临床技能

在问诊时，以亲切、耐心的态度对待患者，消除患者与医生之间的阻碍，建立起合作的关系，有助于得到临床第一手资料。问诊之前，医生对观察和询问哪些内容应做到心中有数。医生既要倾听，又要注意察言观色。观察的重要性并不亚于谈话。要仔细观察患者的表情、姿势、态度及行为，并善于发现患者的细微变化。通过观察，不仅可以发现某些症状（如反应速度慢），而且还可评估情感反应的性质和强度，有助于判断患者的情绪状态。

早期的访谈中，医生应当鼓励患者讲述，询问一些开放的问题，让患者自由地以自己的方式描述其症状。早期阶段常持续20秒到若干分钟。鼓励患者以这样的方式讲述病史，很快就可以转为医生变得主动，控制整个访谈，对一些含糊不清的回答，医生须使用封闭式的询问加以澄清，直至能够准确地了解患者的回答。当症状基本描述清晰，或者没有发现明显的躯体原因后，可能需要补充询问患者的家族史，或者询问患者是否经历了应激性生活事件。当线索逐渐明朗，提示患者存在心理应激反应时，医生应该提高警惕，开始直接询问问题。

在交谈中，医生要向患者表达对他的关心、理解和尊重，同时显示一定的职业与专业能力，以建立相互信任和良好的医患关系，使患者能够坦诚地与医生进行交谈。

对一些通常认为难以回答或让人难堪的问题（如与个人隐私有关的问题等），医生不要回避询问，但在询问的时候要注意方式，并尽量放在谈话的后期进行。需要注意在问诊结束之前，应让患者有提问的机会，并对一些主要问题做出解答。

表 3-1-2 列出了一些识别患者心理问题的重要技能。

表 3-1-2 识别患者心理问题的重要技能

访谈早期	访谈方式
进行很好的眼神交流	给予共情式的评价
澄清患者的主诉	捕捉言语线索
直接询问躯体不适主诉	捕捉非言语线索
开始询问开放式问题，随后询问一些较封闭的问题	在叙述病史时，不要低头看病历
	患者过于健谈时，可以打断
	尽可能少问既往史

五、非精神科临床对抑郁的应对

对于患者求医意图的研究提示，他们寻求的帮助有三个方面：①情绪的支持；②信息及放心；③医学检查和治疗。相应的，医生在接诊患者的过程中也需要进行相应的处理。对于抑郁的患者，临床医生需要始终给予情感的支持，清晰地提供医学信息，完成适宜的医学检查和建议。

（一）交流关于病因、治疗和预后的信息

提供患者教育可以使患者了解自己的病情，对医嘱更能够依从，并增加患者自我监控和管理的能力。医生在进行患者教育时，往往对治疗谈论太多，而患者想了解诊断、病因和预后方面的更多信息。如果医生能够给予相应的信息，可以帮助患者纠正错误的观念，使患者能够更好地遵从医学建议。

1. 诊断和病因的必要信息

（1）抑郁障碍是一种疾病：抑郁是有医学上正式定义的疾病，其诊断依据主要是临床表现，持续时间，症状对生活、社交及工作的影响程度。诊断依据不是单纯的量表评分，也并不依赖于血液检查等实验室指标。

诊断抑郁并不意味着患者是“思想问题”“意志力薄弱”或“精神失常”，仅仅提示患者受到这一组综合征的困扰。抑郁和其他疾病一样，是一个需要治疗和解决的问题，而不是道德上的缺陷，不是羞耻的事情。事实上，抑郁是一个常见的疾病，躯体疾病的患者有更高的概率罹患抑郁。

（2）人们为什么会患抑郁：抑郁障碍的发生与生物、心理和社会因素有关，在有的病例中某方面的因素对于抑郁障碍的发生起到重要的，甚至是决定性的作用，而在

另一些病例中多方面的因素对于抑郁障碍的发生共同产生影响。

在生物学因素中，重要的理论“单胺假说”假定抑郁障碍相对缺乏一种或多种生物胺，比如5-羟色胺和去甲肾上腺素就被用于设计相应的抗抑郁药物。另外，人们发现急性和慢性应激可以导致海马神经元的生长下调，而抗抑郁药可逆转由应激导致的神经元生长下调。

抑郁障碍还与各种躯体疾病有关，如内分泌疾病、神经系统疾病、肿瘤、传染病、风湿免疫病等。当然，对于抑郁病因的研究还远远不足以解释每一个个体究竟为什么患抑郁。

（3）抑郁可以表现出许多躯体症状：许多抑郁患者最突出的主诉都是他们的躯体症状，比如疼痛、胸闷、乏力、食欲减退等。躯体表现是抑郁的常见症状，但并不是所有无器质性疾病原因的症状都是抑郁，抑郁综合征必须具有自身的特征。已经存在或同时存在的抑郁可以解释说不清的躯体症状，但不是“因为你的躯体症状不是器质性的，所以你就是抑郁”。

（4）抑郁可以损害身体和其他的功能：抑郁是一种生命功能的下降，不仅仅是情绪的低落，还损害人的认知功能和身体功能，甚至还可能增加其他疾病的患病风险，抑郁可以加重很多躯体症状，如疼痛。抑郁障碍还会延长其他躯体疾病的住院时间，并不利于预后。如心脏病和癌症患者的研究显示，合并有抑郁的患者更可能复发、再住院和易患并发症，且预后更差。患有慢性躯体疾病的患者如果同时合并抑郁障碍，在前3个月的治疗中不依从的可能性增加3倍。

抑郁相关的心理社会功能损害包括不能上班、工作能力下降、婚姻不和谐及亲子关系问题等。

未治疗或治疗不充分抑郁最严重后果是自杀，2/3抑郁症患者曾有自杀想法与行为，15%~25%抑郁症患者最终自杀成功。

2. 治疗相关信息

（1）抑郁是可以治好的：尽管抑郁的病因还没有完全搞清楚，尽管有些抑郁与躯体疾病或生活应激相关联，抗抑郁治疗仍然对多数患者都是有效的，没有理由让这些患者继续遭受抑郁症状的折磨。

（2）抗抑郁治疗的目标：一旦抑郁障碍被明确，治疗的首要目标就是要尽快缓解疾病自然病程所带来的症状和痛苦。无论何时，都应首选成功可能性最高而不良反应风险最低的治疗和干预手段。治疗最初目标的优先顺序如下：

- 减少并最终消除抑郁的所有症状和体征。
- 使心理社会和职业功能回到病前水平。
- 最大程度地降低复燃和复发的可能性。

（3）抑郁治疗的常见方法：常用的治疗方法包括药物治疗、心理治疗、药物与心理联合治疗、电痉挛治疗（electroconvulsive therapy，ECT）等（表3-1-3），其中药物治疗的运用最广泛，使用方便，效果肯定，是临床治疗指南中推荐的一线治疗。

心理治疗的选择主要需要考虑抑郁障碍的程度和特征、心理治疗的客观条件、患者的主观意愿和参与性。

无论是哪一种治疗方式，均需要定期随访和评估效果。如果发现治疗禁忌、疗效不佳或者病情出现新的变化，则需要重新考虑现有的治疗方案是否仍是最佳选择，必要时及时重新选择治疗方式。

表 3-1-3 抑郁障碍治疗方式的特点

项目	药物治疗	心理治疗	药物+心理治疗	电痉挛治疗（ECT）
严重程度	轻、中、重度	轻、中度	轻、中度	重度
抑郁亚型	伴或不伴精神病性症状、内源性抑郁	不伴精神病性症状	不伴精神病性症状	伴或不伴精神病性症状
既往抑郁治疗	既往药物治疗效果好	既往心理治疗效果好	既往单一治疗仅部分有效	既往其他治疗效果不佳
其他治疗指征	心理治疗无效	有药物治疗禁忌证	伴人格问题	有药物治疗禁忌证
适用于	有家族史	本人选择心理治疗	有家族史+本人选择心理治疗	需要快速起效
心理治疗人员	无	有	有	无

（4）抗抑郁药物的有效性：大量随机对照临床试验证实，抗抑郁药物对所有类型的抑郁障碍治疗均有效。对于中、重度抑郁，甚至严重程度不到这一水平的患者，抗抑郁药物比安慰剂更为有效，疗效也优于心理治疗。

即使存在明显的生活事件，如严重的躯体疾病（例如肿瘤或心脏病）或失业，抗抑郁药的治疗也是有效的，仅仅因为抑郁有应激的诱因，而对持续的抑郁状态不用药治疗是不合理的。只要没有禁忌证，抗抑郁药物就是治疗抑郁的一线选择。

起效时间：一般来说，抗抑郁药起效需要在服药几周后才能体现，因此需 4~8 周后才能评估患者对某种干预是部分有反应还是完全无反应。很多患者在服药早期症状没有改善时自行减药和停药，因此如果治疗 1 个月没有明显改善，应该首先核实患者是否按医嘱服药。事先告知起效时间的延迟可以增加服药依从性。

（5）抗抑郁药的安全性：很多患者、家属，甚至一些缺乏相关了解的医生，对于抗抑郁药物有着异乎寻常的恐惧心理。常见的误解包括“抗抑郁药物是成瘾的，一旦吃上就停不下来”，“抗抑郁药物里有激素，一定会发胖”，“吃这个药让人呆滞，影响智力”等。

目前的抗抑郁药物不是成瘾性药物，但是抑郁的治疗本身需要较长的疗程，而且药物治疗 1 个月以上不能骤然停药。服用抗抑郁药不会影响人的智力，但是因为困倦的不良反应可能对集中精力有一定影响，所以需要在服药早期避免进行高风险的操作。抗抑郁药确实可能有体重增加的不良反应，不同的药物种类和个体差异较大，因此，可以经验性地选择体重增加不良反应少的药物，并采用饮食控制、增加锻炼等对体重进行管理。

实际上，大部分的新型抗抑郁药临床使用是安全的。常见的药物不良反应包括恶心、震颤、头晕、出汗、激越、性功能障碍等，通过个体化的药物滴定加量，常常可以达到药物加量至有效治疗剂量。

因为抑郁本身的悲观和无价值感，可能有患者使用过量药物自杀，与新型抗抑郁药相比，三环类抗抑郁药超量使用的心脏毒性非常显著，易于达到致死剂量（服用超过一天剂量的 10 倍时就有致命性危险）。因而药物的妥善管理至关重要。

（6）抗抑郁治疗的疗程：抑郁症为高复发性疾病，目前倡导全程治疗。抑郁的全程治疗分为急性期治疗、恢复期（巩固期）治疗和维持期治疗三期。①临床痊愈（完全缓解）：指症状完全消失（HAMD≤7）。②复燃：急性治疗症状部分缓解（有效，HAMD 减分率≥50%）或达到临床痊愈（症状完全消失），因过早减药或停药后症状的再现，故常需巩固治疗和维持治疗以免复燃。③复发：指临床痊愈后一次新的抑郁发作，维持治疗可有效预防复发。

急性期治疗：推荐 6~8 周。控制症状，尽量达到临床痊愈。治疗抑郁症时，一般药物治疗 2~4 周开始起效。如果患者用药治疗 4~6 周无效，可改用同类其他药物或作用机制不同的药物可能有效。

恢复期（巩固期）：治疗至少 4~6 个月，在此期间患者病情不稳，复燃风险较大，原则上应继续使用急性期治疗有效的药物并剂量不变。

维持期治疗：抑郁症为高复发性疾病，因此需要维持治疗以防止复发。维持治疗结束后，病情稳定，可缓慢减药直至终止治疗，但应密切监测复发的早期征象，一旦发现有复发的早期征象，迅速恢复原治疗。

多数意见认为首次抑郁发作维持治疗为 6~8 个月；有 2 次以上的复发，特别是近 5 年有 2 次发作者应维持治疗。对于青少年发病、伴有精神病性症状、病情严重、自杀风险大并有遗传家族史的患者，应考虑维持治疗。

维持的时间尚未有充分研究，一般至少 2~3 年，多次复发者主张长期维持治疗。有资料表明，以急性期治疗剂量作为维持治疗的剂量，能更有效防止复发。新型抗抑郁药不良反应少，耐受性好，服用简便，为维持治疗提供了方便。

如需终止维持治疗，应缓慢（数周）减量，以便观察有无复发迹象，亦可减少撤药综合征。

（7）常用抗抑郁药物：参见表 3-1-4。

（8）老年及肝肾功能不全：需要根据药物特点调整剂量或慎用，参见表 3-1-5。

（9）孕期及产后哺乳：必须权衡治疗与否对母婴的影响（表 3-1-6），如妊娠期前 3 个月对胎儿发育的影响，妊娠期后 3 个月对分娩的影响，停药对抑郁复发、母亲健康和婴儿的影响；许多患者妊娠时仍需继续治疗；分娩时，可能会增加母亲出血的风险，新生儿可能会有一过性的易激惹或镇静状态；在妊娠期后 3 个月暴露于选择性 5-羟色胺摄取抑制药（SSRI）或 5-羟色胺及去甲肾上腺素再摄取抑制药（SNRI）的新生儿有报道的并发症包括呼吸窘迫、发绀、呼吸暂停、惊厥、体温不稳定、喂食困难、呕吐、低血糖、肌张力减退、肌张力亢进、反射亢进、震颤、神经过敏、易激惹、持续啼哭。

表 3-1-4　常用抗抑郁药物

药品名称	半衰期（h）	目标剂量（mg）	镇静作用	注意事项	优势
西酞普兰	33	20~40	低	恶心，震颤，头晕，出汗，激越	药物相互作用少，耐受性良好，很少降低癫痫阈值
艾司西酞普兰	33	10~20	低	恶心，震颤，头晕，出汗，激越	不良反应比西酞普兰少，耐受良好
氟西汀	24~140	20~40	低	恶心，震颤，头晕，出汗，激越，半衰期延长，失眠，药物相互作用	可以治疗神经性贪食
帕罗西汀	24	20~40	低~中	恶心，震颤，头晕，出汗，激越，药物相互作用，抗胆碱能副作用	轻微镇静作用，针对焦虑的优势
舍曲林	26	100~200	低	恶心，震颤，头晕，出汗，激越	药物相互作用少，易于耐受
氟伏沙明	15~22	100~300	中	恶心，震颤，头晕，出汗，激越，药物相互作用	焦虑抑郁同时存在
文拉法辛	9~13	75~225	低	头痛，恶心，呕吐，高血压，性功能下降	药物相互作用相对少，有缓释剂型，可能比选择性 5-羟色胺再摄取抑制剂（SSRI）更有效，针对焦虑的优势
度洛西汀	12	30~60	低	药物相互作用，胃肠道症状	剂量范围多不需要调整 美国 FDA 批准用于神经性疼痛
米氮平	20~40	15~45	高	半衰期长，注意肾清除率，口干，食欲和体重增加	改善睡眠，性功能障碍少，合并 SSRI 和文拉法辛可减少性功能障碍，减少恶心，胃肠道耐受好
曲唑酮	5~9	100~200	高	镇静作用强，阴茎异常勃起，体重增加，直立性低血压	用于睡眠障碍，癫痫阈值影响小，合并 SSRI 可减少性功能障碍
马普替林	25~50	75~150	高	胆碱能副作用，直立性低血压，皮疹，降低癫痫阈值，药物相互作用，监测肝功能	伴失眠，严重抑郁
阿米替林	5~45	75~150	高	胆碱能副作用，直立性低血压，心脏传导阻滞，过量毒性大，降低癫痫阈值，药物相互作用，监测肝功能	改善睡眠，针对疼痛有效，廉价
多塞平	10~25	75~300	高	胆碱能副作用，直立性低血压，心脏传导阻滞，过量毒性大，降低癫痫阈值，药物相互作用，监测肝功能	改善睡眠，廉价
氯米帕明	15~60	75~250	高	胆碱能副作用，直立性低血压，心脏传导阻滞，过量毒性大，降低癫痫阈值，药物相互作用，监测肝功能	合并强迫症状，发作性睡病
安非他酮	20~27	150~300	低	激越，失眠，癫痫发作	可改善无兴趣

表 3-1-5　常用抗抑郁药物在肝肾功能不全及老年人的使用

药品名称	肾功能损害	肝功能损害	心功能损害	老年人
西酞普兰	轻、中度损害者不需要调整剂量，严重损害者需谨慎使用	推荐剂量 20 mg/d，无效者可提高到 40 mg/d	安全	20 mg/d，无效者 40 mg/d
艾司西酞普兰	可从 10 mg 开始	建议剂量为 10 mg/d	推测安全	建议剂量 10 mg/d
氟西汀	不必调整剂量，不必通过血液透析来排除药物	应减量使用，估计为半量	初步研究相对安全	部分患者可能低剂量更适宜
帕罗西汀	低剂量，首剂 10 mg/d，最高 40 mg/d	低剂量，首剂 10 mg/d，最高 40 mg/d	初步研究提示安全	低剂量，首剂 10 mg/d，最高 40 mg/d
舍曲林	不需要调整剂量，血液透析无法清除	减少剂量，大约减半	对于近期心肌梗死或心绞痛的患者安全性被证实	一些患者对于低剂量或缓慢滴定的耐受性更佳
氟伏沙明	不必调整剂量	减量或减少服药次数，可能为常用剂量的 1/2，加量需缓慢	小样本研究中安全	低剂量起始，加量应缓慢
文拉法辛	减少 25%~50%的剂量，透析患者应在透析后给药	剂量减半	慎用，治疗前应控制高血压，治疗中监测血压	部分患者对低剂量耐受更好
度洛西汀	轻、中度损害者不需要调整剂量，严重损害者不建议使用	任何程度肝功能损害禁用，大量饮酒者不建议使用	慎用，可升高血压	对较低剂量可以耐受
米氮平	慎用	慎用，可能需要减量	慎用，需考虑低血压的潜在风险	有些患者可耐受低剂量
曲唑酮	不需要调整药物剂量	慎用	可致心律失常，严密监测，心肌梗死恢复期不推荐使用	对不良反应敏感，需低剂量
马普替林	慎用	慎用	不建议使用	通常剂量 50~75 mg/d
阿米替林	需谨慎用药，可能需要减量	需谨慎用药，可能需减量	不建议使用	50 mg/d 起始，通常加到 100 mg/d
多塞平	需谨慎用药	需谨慎用药，可能需减量	不建议使用	低剂量 1~6 mg 可以有效治疗老年人失眠
氯米帕明	慎用	慎用	不建议使用	慎用，必要时低剂量起始

表 3-1-6 常见抗抑郁药物的妊娠风险

分级	药 物
B 类	马普替林
C 类	阿米替林、西酞普兰、氯米帕明、多塞平、度洛西汀、艾司西酞普兰、氟西汀、氟伏沙明、米氮平、舍曲林、曲唑酮、文拉法辛
D 类	帕罗西汀（妊娠期前 3 个月服用增加婴儿心血管畸形的概率），妊娠晚期服用可能与新生儿并发症有关

哺乳期：多种抗抑郁药可从母乳中发现药物排泄，建议停药或采取人工喂养；产褥期是抑郁高危期，特别是以往有抑郁发作史的妇女，故而在妊娠后期或分娩后必须再度服药以防复发；必须权衡哺乳期服药与否对母婴的影响；多数患者可能哺乳期仍需维持药物治疗。

3. 预后 单次发作的抑郁障碍结局通常是好的，经过恰当的治疗多数患者可以得到完全缓解。抑郁障碍的病程和结局依赖于一系列因素，包括疾病固有因素，人格基础，患者能否从家庭、朋友及其社会环境的其他资源中得到足够的支持等。

抑郁患者有慢性化和复发的风险。文献综述显示，接近 50% 的抑郁患者只经历一次发作，20% 表现出复发性病程，30% 转变为慢性抑郁。大部分复发发生在缓解后 2 年之内。发作次数越多，复燃风险越大。残留症状、持续的睡眠紊乱和神经内分泌异常也可能是疾病复发的预测指标。

应注意，抑郁障碍的严重情绪低落症状往往会促发其他精神和躯体障碍，而后者又会反过来加重抑郁症状或使抑郁障碍的治疗及预后复杂化。

（二）怎样有效传达信息

1. 了解患者对抑郁及其治疗的看法 医生需要意识到自己不可能很快改变患者对世界的看法，进行健康教育需要根据患者的看法来进行。患者在就医之前从过去的经历、报纸等媒体或朋友家人那里已经获得了关于抑郁的或多或少的信息，并影响到他对疾病和治疗的看法。因此，弄清这些当前的看法很重要。

开始时可以直接询问“你对自己的病/状态怎么看？你认为是什么问题？”了解患者对于自己的问题的解释。

对于患者的一些错误看法，例如“我根本不是抑郁”“我不想服药”，不要直接反驳“你就是抑郁”“你必须吃药”，而是继续询问“为什么你会这么说？”“你怎么看待抑郁？”“你不能接受药物的原因是什么？”了解患者的具体想法后再进行有针对性的解释。

2. 让患者充分提问 创造能自如提问的氛围，不做过多的评判，并告诉患者他可以提出自己的疑问，鼓励患者报告问题和困难。

研究证实，患者越是能提出自己的问题，参与信息交流与决策当中，越能增加依从性。

3. 用患者容易理解的语言　用患者可以理解的语言为他们提供关于疾病、治疗选择和预后相关问题的信息。根据患者的理解水平选择术语的使用。

4. 分解信息单元　当信息较多时，将之分解为几个小的信息单元有助于患者的记忆。如分成3点：第一“病因”，第二“后果”，第三“怎么办”。解释时强调标志性词语“第一”“第二”“第三”。重点的信息可以再重复。

5. 核对患者对信息的理解　解释后，需要知道患者究竟理解和记住了多少。请患者自己说一说通过交流理解了哪些，或者请患者总结一下刚才听到了什么，核对患者对于信息的理解。如果有遗漏和偏差，在患者复述之后再补充或纠正。

6. 根据患者的需求不同而个体化　知道患者是什么样的人，把我们希望传达的信息与他的基本价值观相“嫁接”，往往可以起到良好的作用。例如：认为自己的行为导致目前状态的患者可能认为自己应该对抑郁负责，并想靠自身战胜疾病。对这样的患者，医生将药物描述成患者手中的“工具”，强化患者对获得最佳治疗效果的责任可能会更有帮助。

（三）绿色处方

即使我们不是精神卫生专业医生，我们的一些建议仍然可能帮助到患者。例如：安排每天的时间，保持运动，避免额外的压力，不作重要的决定。如果患者真正能够做到，也可以起到良好的作用。

尽管这些建议听起来很简单，但是不能只给予简单的原则。应与患者一起讨论和制订计划，如“运动”的计划应该具体而可行，让患者参与到决策中更能够制订出可能被执行的计划。计划应具体到可观察的行为指标，如：每天早饭后到院子里散步1小时，或每周一、三、五到游泳馆游泳1小时等。

即使患者没有完成之前制订的计划，实际完成的部分也需要被认可和鼓励。究竟是什么原因让计划未能实施也需要拿出来讨论和解决。

在整个过程中，如果有家庭成员可以参与其中，常可以起到协助和督促的作用。需要注意的是，需要调动患者本人的意愿，形成患者的行动计划，而不仅仅是医生与家属达成方法，监督患者去执行。

（四）转诊策略

高度重视自杀风险、抑郁伴精神病性症状、伴有物质依赖或戒断、严重自我忽视或拒食、对他人造成威胁、难治性抑郁及需要精神科住院的其他情况。这些情况下应及时转诊精神科接受治疗。

对于需要书面诊断的患者，按照法律规定应该由精神科医生作出诊断，也需要转诊精神科。

（五）政策法规

《精神卫生法》规定：

第二十九条　精神障碍的诊断应当由精神科执业医师作出。

第三十条　精神障碍的住院治疗实行自愿原则。

诊断结论、病情评估表明，就诊者为严重精神障碍患者并有下列情形之一的，应当对其实施住院治疗：

（一）已经发生伤害自身的行为，或者有伤害自身的危险的。

（二）已经发生危害他人安全的行为，或者有危害他人安全的危险的。

第三十一条　精神障碍患者有本法第三十条第二款第一项情形的，经其监护人同意，医疗机构应当对患者实施住院治疗；监护人不同意的，医疗机构不得对患者实施住院治疗。监护人应当对在家居住的患者做好看护管理。

（六）病历书写

与其他专业的病历书写一样，关于患者抑郁表现的病历书写需要体现临床思路。关于症状和综合征的描述，是其后给予医学解释、建议和转诊的基础，需要做书面的记录。

抑郁的症状可以使用患者的语言进行描述，直接使用引号记录患者的原话。体征记录中尽量使用描述性的信息，如“皱眉、声音低、叹气、哭泣”，而不是概括性的语言，如“情绪抑郁”，可以更好地避免争议。

转诊的建议和转诊目的可以清楚简练地加以说明，避免转诊后患者的语言误导其后接诊的医生。

（七）共病患者的临床管理

所有参与患者治疗的各专科医生应当保持足够的沟通，以保障患者的治疗协调性、信息可获得性和治疗同步性。

尊重同行的专业判断和处置，如果有不同意见，可以在医务人员间进行沟通，而不要直接对患者建议“你的病没必要服抗抑郁药”。

第二节　焦虑及相关障碍

一、焦虑的识别

（一）为什么识别很重要

焦虑是医院常见的问题，因为在一般人群中焦虑障碍的终身患病率即可达 25%。多数焦虑患者在医疗机构就诊时以躯体症状为主诉，常不习惯或不敢表达情感症状，而躯体症状的多种多样与严重程度有时会掩盖焦虑障碍的识别，从而导致反复地检查甚至误诊误治。在急诊反复就诊的非心源性胸痛患者中有 1/3~1/2 患有惊恐障碍。而且躯体疾病患者可以同时伴有与躯体疾病经历无关的焦虑障碍，也可能因为躯体疾病导致的生理和心理应激而诱发焦虑，特别是既往就存在易感因素的患者。30%的肠激惹综合征患者有惊恐发作。许多患慢性阻塞性肺疾病（chronic obstructive pulmonary disease，COPD）和哮喘的患者同时存在明显的焦虑，治疗焦虑可以改善这些患者的呼吸困难和通气功能。东北、华北地区14家三级甲等医院开展的《综合医院神经内科住院患者焦虑抑郁状况及生活质量调查》显示，患者入院时调查有焦虑症状的占59.8%，26.3%有具临床意义的焦虑症状。患者出院时重复调查，结果分别为59%和23%，患者的焦虑并未随躯体疾病的治疗而自行好转。因此，对所有患者应常规评定其是否存在焦虑障碍。

更值得注意的是，焦虑可能影响患者就医过程的每个环节。焦虑的患者就诊容易遭遇波折或障碍，干扰检查和治疗，甚至会影响预后。对于有慢性躯体疾病的个体，焦虑障碍对其功能和健康的损害是很明确的。焦虑可能是发生躯体疾病的危险因素，并且可以加重某些躯体疾病的病情（如心绞痛、心律失常、运动障碍、不稳定性高血压及肠易激综合征）。需要进行磁共振成像检查的患者常有因幽闭恐惧症而无法完成的现象。一些有强烈焦虑的患者，依从性也可能下降，如拒绝诊断性操作或手术，不愿就诊或住院等。

（二）躯体症状方面的线索

最常见的是自主神经症状，如口干、出汗、心悸、面色潮红或苍白、气急、尿频、尿急等。

焦虑常伴有失眠，最典型的表现为入睡困难（上床后30分钟仍不能入睡），另外，睡眠时间短，多梦、易醒也很多见。性欲下降也很多见。

全身各系统如呼吸系统、心血管系统、消化系统、神经系统等均可因焦虑出现功能性症状（表3-2-1），其性质、程度均可与器质性疾病的表现相同，患者往往以此为主诉到各科就诊。常见主诉包括胸痛、呼吸困难、肢体颤抖、肉跳、头晕、耳鸣、乏力、恶心、呕吐、腹泻，以及各种躯体疼痛等。这些没有器质性疾病证据的非特异性症状可以称为“医学无法解释的症状”（medically unexplained symptoms，MUS）。医学无法解释的症状是躯体形式障碍的主要症状，也可能出现在各种精神障碍中。焦虑障碍的患者经常表现出医学无法解释的症状。

表3-2-1 常见的焦虑躯体症状

系统	症状/体征
心血管	心悸、心动过速、非劳力性心前区疼痛、胸骨下压迫感、脸红、收缩压升高
呼吸	气促、气短、反复叹息或打哈欠、胸/喉部紧束感、口干等
胃肠道	上腹部不适、疼痛、饱胀感、呃逆、胃灼热感、吞咽困难、恶心、腹泻、便秘、厌食
神经	注意力不集中、记忆力差、头晕、入睡困难、噩梦、视物模糊、四肢麻木或刺痛感、发抖、肌肉痛、肉跳、四肢无力、畏寒、皮肤湿冷、坐立不安等
泌尿生殖	尿频、月经不调、性欲下降、阳萎、性交困难或快感缺失

患者对躯体症状的描述往往较特别，如“拔气”“（心里）百忙”“心快要跳出来了”“血管要爆开了”“咽喉里像堵着东西”“脑子里一黑”等。

询问躯体症状的变化过程往往可以发现与情绪心理相关的诱因或加重、缓解因素。

（三）情绪体验方面的线索

典型的焦虑症状，患者体验到没有明确对象和具体内容的恐惧，整天惶恐不安、提心吊胆，总感到似乎大难就要临头或危险迫在眉睫，知道实际上不存在真正的危险或威胁，但不知道为什么如此不安。

临床上常见表现为：

- 过分担心，如家人未归就担心是不是出了意外，看人走在桥上就担心是不是会跌落等。在就医过程中可能表现为不敢做检查，怕听结果，或担心自己叙述不清等。
- 不安，患者常表达“心里不踏实”“好像要出事的感觉”。
- 着急、容易心烦，如过去等车时可以很平静，焦虑时就觉无法承受等待。对日常琐事或轻微的不顺心不如正常时易于容忍，如东西找不到就不肯罢休（即便并不急用）。这类症状使患者在医疗过程中难以忍受检查常有的排队等待或需要克服的躯体不适感，医务人员不知其情绪背景则很难理解。
- 紧张，不能放松，感觉瑟缩。
- 恐惧：有具体对象的害怕，如怕蜘蛛、怕黑、怕高，就医过程可能有怕针、怕血等，程度超出其正常时的反应。
- 犹豫不决：患者感到即便不重要的事也难以做决定或做选择。就医过程中涉及的检查、治疗选择就更明显，甚至决定后还要改来改去。
- 强迫症状：如强迫怀疑、强迫回忆或强迫性担心，还有强迫性穷思竭虑，即对一些毫无意义的事反复思索，欲罢不能。强迫冲动则是指患者感到有一种冲动要去做某种“可怕”或“不应该”的事，如跳楼、用刀伤害别人等。患者为减轻强迫观念引起的焦虑而出现一些强迫行为，如强迫检查、强迫询问、强迫计数、强迫洗涤等，更特殊的表现有仪式动作，患者坚持按一定的程序做事，一旦被打扰必须重来，不能遵守此程序则焦虑不安无法耐受。
- 疑病观念：患者对自身健康过度关注，认为自己患有一种或多种躯体病，检查结果阴性及医生的合理解释均不能打消其顾虑。其病感可能是具体而清晰的，也可能是性质模糊或定位不清的，也有认定自己某部位畸形的。患者往往为此反复就医，或强烈要求过度的检查或治疗。
- 情绪易激惹：患者情绪波动性大，轻微刺激即可引起强烈的愤怒不满情绪，严重时难以克制打骂孩子、对家人发火，甚至与人发生不必要的言语或肢体冲突。就医过程中很容易因此与医务人员发生纠纷。
- 情感不稳定：患者情绪容易变动起伏，喜怒哀乐均有可能，患者常表述为“容易动感情”，如看到某个故事情节或听说与自己不相干的事件也感动或伤心以致流泪。

（四）行为及认知方面的线索

- 患者各种细小动作多，如难以安静落座、经常变换姿势或需要来回走动。

- 躯干四肢出现可观察到的震颤、发抖或肉跳。
- 深长呼吸，过度换气或经常叹气，捶打胸口。
- 感觉头颈身体发紧僵硬、无法放松等，严重者外观即表现姿态僵硬紧张。
- 患者可能停止生活中惯常从事的爱好，往往是因为焦虑阻碍了享受，如“看电视嫌吵”“见公园人多就心烦”“打麻将忍不住紧张”等。
- 交谈中可有表情急切、言语急促，心神不宁、坐立不安，甚至搓手顿足。
- 患者警觉性和敏感性增高，如听见突然的响声“吓一跳”，听到噪声感觉格外刺耳等。
- 记忆力差，常见的表现是“爱忘事”，尤其是“心不在焉”而遗忘，如买完东西忘了拿，出门忘带钥匙等。老年患者的记忆衰退也可能因焦虑而表现明显加重。
- 注意力减退，患者难以主动有目的地集中注意力于某一事物，注意力不容易集中或不能持久，常描述为“看书看不下去”“爱走神”等。

（五）关于焦虑的病史采集技巧

躯体症状是综合医院的焦虑患者最常表现的症状，但特异性很低，即便发现情绪心理因素也不足以定论。而情绪体验、行为及认知表现是更有诊断价值的症状，各科医生掌握焦虑的问诊技巧即容易识别，为后续处理提供重要的依据。

1. 提高关注度和敏锐性　医生在接诊过程中改变只筛选躯体症状的聆听习惯，也对“患者的世界”保持一定的敏感，往往焦虑的线索就会变得昭然若揭。

适当使用患者为中心的访谈，便于鼓励患者表达情绪及观察其语量和思维联想等。

观察患者的行为表现，如面部表情是否有焦灼或拘谨，姿态紧张还是放松，是否有过多动作；交流中是否有反复询问、反复表达；对等待的耐受程度等。

注意患者叙述病史时流露的信息：描述症状的用语，提及的情绪体验，患病给患者及家庭带来的影响等，患者强调病程中某个具体日期也强烈提示有相关心理社会因素。

2. 关注症状相关的心理社会因素　向患者及家属询问症状的诱发或影响因素。患者及家属来诊时往往已经对疾病有所思考，只要医生询问，他们就愿意表达，若观察到患者稍有犹豫，则需要给予共情和鼓励。另外，要考虑到患者和家属的互动，有时家属会提供某些患者不想谈起或拒绝承认的因素，有时正相反，患者心里知道相关的因素，却不想当着家属的面告诉医生。

询问慢性应激源。长期低强度的压力也可以引起焦虑，这是容易被忽略的心理社会因素。可以引导患者思考：“日常压力持续的时间久了也难免对人产生影响，你想想自己的病是否可能有这方面的因素?”

不要以医生自己的观点来评价事件的严重程度，而应关注患者如何体验事件带来的影响。

评估患病本身作为应激事件引起的情绪反应。要注意到患病可以在很多方面给患者带来压力。如果患者没有主动提及患病所带来的焦虑体验，医生也可以主动询问：“患病这件事对很多人来讲也是个重大的压力，你因为生病产生什么情绪变化了吗?”

3. 澄清情绪体验 最好由患者主动提供的症状引入，如“你刚才说很紧张，可以具体说说吗?”

必要时引导及促使患者表达情绪，如“面对这些麻烦，人难免会出现一些情绪上的反应，你注意到自己有这方面的变化吗?”

直接询问时需要选择开放性的问题，如“你这段时间情绪如何?”进一步可询问“有一些焦虑的情绪吗？比如紧张、担忧、烦乱等?”“这些情绪有多严重?”“这些情绪经常出现吗？还是仅偶尔有这样的感觉?”

尽量避免过于封闭和诱导的问题，如询问“你是不是感觉很焦虑?”这样的提问不利于准确收集信息，容易限制患者表达，还会使患者对医生形成主观武断的印象。

具体症状的询问见表3-2-2。

表3-2-2 焦虑症状和特定焦虑障碍筛查问诊提纲

问题	回答
第一部分：筛查焦虑	
最近你做事还顺利吧/情况还好吗? 你是否有过度紧张、担心或焦虑的问题?	【若答是】你能否具体说说?感到特别困难大概从什么时候开始？那时你的生活是否有任何改变或压力?
第二部分：若上面的回答肯定，则询问以下问题。可根据患者的回答修改问题	
你是否有时候会有突然发作的一阵强烈的不舒服感觉，诸如心悸或眩晕症状？那个时候你是否有害怕或惊恐不安的感觉？这样的发作是否突如其来，毫无征兆，没有明显的原因?	【若答是】你能否具体说说?
你是否刻意回避某些地方，因为在那里你会有这些症状发作或感觉害怕、焦虑？例如人多拥挤的地方、封闭的地方、乘车或开车、独自离家或单独在家的时候，或其他场合?	【若答是】你能否具体说说?
下面这些事物是否会让你感到焦虑或害怕：动物（如蜘蛛、蛇、猫、狗、鸟、鼠、昆虫），高处/暴风雨/靠近水边，看见血/打针或验血，乘飞机/在封闭的环境（如电梯、电影院、小房间）？这种害怕是否影响了你的生活或使你非常苦恼?	【若答是】你能否具体说说?
当你在别人面前做事，或者与人交往时，总体而言，你是否过度紧张，或担心你自己会很尴尬或丢脸?	【若答是】你能否具体说说?
你是否有过很烦人的想法、冲动或影像不断在你脑子里冒出来，而你很难把他们赶走?（例如觉得被某样东西弄脏了，某种可怕的事情发生在你或你在意的某个人/家人身上，或做某种可怕的事）	【若答是】你能否具体说说?
你是否无法控制地重复做一件事情，或重复某些动作，你自己也觉得毫无道理或自己不想去做?（例如，过分地洗刷或清扫，一次又一次地计数或反复检查、整理，或其他迷信仪式）	【若答是】你能否具体说说?

续　表

问题	回答
你担心什么样的事情？你是否对天天如此的事，如你的家人，你的健康、工作或经济状况也过分担心？你的朋友和家人是否告诉你，你担心得太多了？你是否难以控制你的担心，让你睡不好，或身体不舒服，头痛，胃不舒服，虚弱无力？	【若答是】你能否具体说说？
第三部分：若上面任一焦虑症状为阳性，则进一步确认症状是否造成了影响，或引起很大烦恼	
【上面患者所描述的症状】是否让你很烦恼？ 这个问题是否干扰了你的工作、活动或人际关系？	

4. 注意询问可能引起焦虑的物质或躯体疾病　常规询问是否有物质滥用，焦虑出现或加重前是否使用了药物，尤其是过去未用过的药物，如泼尼松、避孕药、茶碱等。除常规了解既往史外，还应询问是否患有甲状腺疾病及相关症状。如果有可能相关的躯体疾病，询问病情变化与焦虑的关系，如肺栓塞反复发作期间可以伴有焦虑情绪；颞叶癫痫发作前可能有焦虑情绪；嗜铬细胞瘤发作同时伴有焦虑，有时情绪变化甚至比血压升高更明显。

（六）评估焦虑的量表

筛查焦虑症状或了解症状的严重程度时可以参考使用相关评估量表。需要注意的是，任何量表评分都只能用于反映患者临床症状和综合征的存在与否，反映临床症状和综合征的严重程度及持续时间。量表评分不能用于直接诊断精神疾病。

目前在非精神科常用的量表有：

- 医院焦虑抑郁量表（Hospital Anxiety and Depression Scale，HADS）：是 14 个条目的自评量表，2 个独立的分量表分别有 7 个条目分别评估抑郁和焦虑。中文版通常以 9 分作为分界值。
- Zung 自评量表（Self-rating Anxiety Scale，SAS）：包括 20 个条目的自评量表，评估包括情绪、躯体、精神运动等焦虑的症状。各条目的总和换算为标准分，50 分以下为正常，50~59 分为轻度抑郁/焦虑，60~69 分为中度，70 分以上为重度。
- 状态-特质焦虑问卷（State-Trait Anxiety Inventory，STAI）：自评量表，通过分别评定状态焦虑和特质焦虑问卷，区别短暂的情绪焦虑状态和人格特征性焦虑倾向，分数越高，焦虑越强。

二、综合征的构建

焦虑往往同时出现一系列症状而不是某个症状，因此在考虑焦虑时必须注重综合征的构建。常见的综合征类型如下。

（一）焦虑状态

以持续或反复存在的与环境或自身处境不相称的焦虑、担心为主要特征。患者同时表现有：①明显的精神性焦虑，如过度的担心、紧张及害怕。②自主神经功能紊乱症状，如心悸、气短、出汗、口干、尿急、尿频、头晕等。③运动性不安，如小动作多、震颤、坐卧不宁等。

（二）惊恐发作

患者在无明显诱因或危险处境时，突然出现严重的躯体症状，伴有强烈的濒死感或失控感，甚至有人格解体或现实解体。躯体症状包括心悸、胸痛、胸闷、呼吸困难、过度换气、窒息感、头晕、头痛、眩晕、手足发麻、浑身发软、震颤、出汗、面部潮红或发白等。患者常因难以忍受症状和恐惧生命危险而呼救或去急诊。临床检查可以发现轻度血压升高、心率增快，血气检查可能发现呼吸性碱中毒，但血氧不低。发作时意识清楚，事后能回忆，一般持续 5~20 分钟，可以自行缓解，但患者常报告使用急救药后或到医院后症状缓解。

（三）恐惧综合征

恐惧综合征指面临具体情境或物体时出现的焦虑、恐惧，伴有显著的自主神经功能紊乱，如心搏加速、呼吸困难、出汗、肢体发抖、欲晕倒感等，常伴有明显的回避，并对相应的物体或情境存在预期性焦虑。

（四）躯体疾病伴发的焦虑反应

焦虑是人面临威胁时必然出现的情绪反应，患病及其带来的心理社会影响经常是威胁性的，患者的焦虑症状若主要来自躯体疾病给其心理造成的威胁，出现时间与此种威胁密切相关，持续时间仅数日或数周，则该症状更多偏于反应性的，而非病理性。此阶段的症状日后可能随威胁的消除或患者的有效应对而逐渐缓解，也可能逐渐进展为焦虑障碍。

（五）生理因素继发的焦虑

1. 药源性焦虑 很多临床常用的药物最常见的不良反应不包括焦虑，但仍有引发焦虑的可能，停药即可缓解。当患者焦虑症状与药物使用关系密切时，应首先考虑。常见引起焦虑的药物见表 3-2-3。

2. 躯体疾病继发的焦虑 很多躯体疾病也易引起焦虑症状（表 3-2-4），以下线索对躯体疾病继发的焦虑有提示意义：①缺乏明显的焦虑体验，无回避行为。②焦虑常伴发的生理症状不明显。③35 岁以后出现焦虑症状，无既往史和家族史。④无明显心理社会诱因。⑤常规抗焦虑药物治疗效果不显著。⑥病史或检查有异常发现提示躯体疾病。

表 3-2-3　常见的可引起焦虑药物

分类	举例
雄激素类	苯丙酸诺龙、甲睾酮
雌激素类	共轭雌激素、炔雌醇、诺普兰避孕剂植入
β 受体激动药	沙丁胺醇、奥西那林
血管紧张素转换酶抑制药	卡托普利、赖诺普利
Ⅰ类抗心律失常药	利多卡因、普鲁卡因胺、奎尼丁
胆碱能药	阿托品、莨菪碱
非甾体抗炎药	吲哚美辛、萘普生
组胺 H_2受体拮抗药	西咪替丁、法莫替丁
镇吐药	异丙嗪
抗偏头痛药	舒马普坦、那拉曲坦
抗结核药	异烟肼
抗肿瘤药	长春新碱、异环磷酰胺
皮质类固醇	泼尼松、甲泼尼龙
抗病毒药	阿昔洛韦、更昔洛韦、去羟肌苷、依法韦仑、膦甲酸
干扰素类	干扰素 α、干扰素 β
多巴胺能药物	卡比多巴、左旋多巴、金刚烷胺、培高利特
甲基黄嘌呤	咖啡因、茶碱
拟交感神经药	麻黄碱、肾上腺素、去氧肾上腺素滴鼻液、伪麻黄碱
抗精神病药	氟哌啶醇
抗抑郁药	选择性 5-羟色胺再摄取抑制剂（SSRI）、安非他酮、三环类药物

表 3-2-4　可以引起焦虑的躯体疾病

系统	疾病名称
心血管和循环系统	贫血、充血性心力衰竭、脑供血不足、心律失常、血容量过低、二尖瓣脱垂、心肌梗死
呼吸系统	哮喘、过度换气、肺栓塞、肺炎、肺水肿、气胸
胃肠道疾病	结肠炎、肠易激综合征、消化性溃疡、恶性肿瘤
其他/混合性	过敏反应、系统性红斑狼疮、风湿性关节炎、肾炎、营养障碍、各类感染性疾病
代谢系统	酸中毒、急性间歇性卟啉病、电解质紊乱、高热、肝豆状核变性
内分泌系统	肾上腺皮质增生症、肾上腺肿瘤、良性肿瘤综合征、库欣综合征、糖尿病、甲状旁腺功能亢进症、低血糖症、甲状腺功能减退症、胰岛瘤、更年期、卵巢功能失调、胰腺癌、嗜铬细胞瘤、垂体功能紊乱、经前紧张综合征、睾丸功能缺陷
神经系统	脑部肿瘤（尤其是第三脑室）、脑血管疾病、中毒性或代谢性或感染性脑病、癫痫（尤其颞叶癫痫）、帕金森病、亨廷顿病、颅内大面积损伤、偏头痛、多发性硬化、重症肌无力、（脊髓）后外侧损伤或炎症、多发性神经炎、脑炎后遗症

3. 精神活性物质所致焦虑 患者使用精神活性物质时可能出现焦虑表现，更多见的是物质戒断出现焦虑。酒精依赖患者戒断时会出现明显焦虑，如自主神经症状及烦躁不安等，复饮或使用苯二氮䓬类药物则焦虑症状很快缓解。

（六）焦虑障碍

焦虑障碍是一组以焦虑为主要临床相的精神障碍，以过度焦虑、恐惧、担心、回避和强迫性仪式动作等为主要特征的组合，达到损害功能或引起患者明显苦恼的程度。

诊断时特别需要注意严重程度标准是否符合，可参考下列方面：

（1）结合症状发生的家庭、社会、文化、行为习惯和期待等各方面的背景，症状的严重程度和（或）持续时间超过通常所理解或期待的范围。

（2）导致患者的职业、社会或人际交往功能的损害甚至丧失。

（3）为了减轻焦虑而采取的回避行为影响了日常活动。

（4）有一系列有临床意义的焦虑症状，包括有临床意义的医学无法解释的症状（MUS）和（或）强迫思维/行为，侵入性回忆等。

三、临床处置

（一）处理病因

综合医院患者的焦虑或多或少地都与患病事件及诊治过程对患者心理方面的影响有关，这对于某些患者甚至是最主要的来源。对这一病因来说，良好的医患关系是最有效的药物，患者信任的医生说了几句有针对性的话即可使患者焦虑缓解，此时临床医生的医术即表现为医患沟通技巧。例如，医生常告诉患者“放心吧，死不了”，但患者的焦虑无法因此缓解。因为患者对疾病的焦虑可能来源于别的问题，如检查结果及诊断的不确定性，疾病预后的不确定性，担心疾病引起身体残疾或持续痛苦，担心疾病影响身份地位及生活工作能力，求诊时对陌生人和新环境的焦虑等，甚至可能是患者担心医生对自己有不好的看法、责怪自己不听医嘱等。

若焦虑继发于躯体疾病或药物，须积极处理原发病，争取停止或换用药物。

若焦虑继发于酒精滥用及戒断，可以暂时用苯二氮䓬类药物控制症状，逐渐停用。有些患者戒酒困难，可转诊到精神专科专门进行酒精依赖的治疗。

如果处理病因不足以改善焦虑，或不能及时改善焦虑，而患者焦虑的程度确有控制的必要，就需要使用药物和（或）心理治疗。

（二）药物治疗简介

1. 药物治疗原则

- 诊断确切，根据焦虑障碍的不同亚型和临床特点选择用药。
- 个体化治疗，综合考虑该患者的既往用药反应、药物耐受性、躯体合并症、药物相互作用、经济情况等，选择适用于该患者的药物。

• 尽可能单一用药，需要联用药物时，要选择 2 种作用机制不同的药物，一般不主张联用 2 种以上的抗焦虑药。

• 用药需足量，可以从小剂量开始，在患者可以耐受的情况下，争取 4~6 周内增至治疗量，此后的 4~8 周若症状未能完全控制，需在推荐剂量范围内增加药量，不应一直维持低剂量而任由症状残留。

• 用药应足疗程。仅有焦虑症状影响功能而需要药物治疗者，焦虑症状消失后即可酌情停药。焦虑障碍诊断明确的患者则需要 12~24 个月的长期治疗，个别患者可能需要终身服药。

• 治疗前向患者和家属充分解释药物性质、作用、可能发生的不良反应及对策。安排用药后 1~2 周内随诊评价耐受性并补充必要的解释，此后仍需督促患者规范治疗，定期随诊。

• 治疗期间密切观察病情变化和不良反应，有不能耐受的不良反应时及时处理或换药。如需停止药物治疗，应逐渐减量。有锥体外系不良反应或 5-羟色胺综合征时立即停药处理。

• 非典型抗精神病药可以用于焦虑障碍，但限于二线或三线治疗，一般应与一线药物联用。

• 若有疗效不佳或恶化、需联用药物或因各种原因依从性不好时，建议转诊至精神专科。

常用抗焦虑药物见表 3-2-5。

表 3-2-5 常用抗焦虑药物

种类	药物	初始剂量	最大剂量
选择性 5-羟色胺再摄取抑制剂（SSRI）	艾司西酞普兰	5~10 mg/d	20 mg/d
	氟伏沙明	50 mg/d	300 mg/d
	氟西汀	10~20 mg/d	60 mg/d
	帕罗西汀	10~20 mg/d	60 mg/d
	舍曲林	50 mg/d	200 mg/d
	西酞普兰	10~20 mg/d	60 mg/d
5-羟色胺及去甲肾上腺素再摄取抑制剂（SNRI）	度洛西汀	30~60 mg/d	120 mg/d
	文拉法辛	75 mg/d	225 mg/d
5-羟色胺 1A 受体部分激动剂	丁螺环酮	5 mg，2~3 次/d	40 mg/d
	坦度螺酮	10 mg，3 次/d	60 mg/d
三环类	氯米帕明	25 mg/d	250 mg/d
复合制剂	黛力新	1 粒/d	2 粒/d
β 受体阻滞药	普萘洛尔	10~20 mg/次，提前 1 小时用	

2. 常用药物种类及特点

（1）选择性5-羟色胺再摄取抑制剂（SSRI）：通常为焦虑障碍的一线用药。通常服用3~4周后才显效。SSRI对抑郁症状也有治疗作用，耐受性相对好，通常在早餐后服药，年老体弱者宜从1/2或1/4量开始，酌情缓慢加量。不良反应：用药早期可能出现焦虑加重，胃肠道反应如恶心、呕吐、厌食、腹泻、便秘等，一般1周即可自然缓解。其他不良反应包括轻度头痛、头晕、乏力、困倦等神经系统反应，皮疹等过敏反应；性功能障碍；罕见的有低钠血症、白细胞减少。

（2）5-羟色胺及去甲肾上腺素再摄取抑制剂（SNRI）：通常作为焦虑障碍的一线治疗药物。作用特点及副作用都与SSRI接近，理论上认为与SSRI相比作用更强，起效较快。

（3）5-羟色胺1A受体部分激动剂（丁螺环酮、坦度螺酮）：适用于治疗各种焦虑障碍，但对惊恐障碍无治疗效果。镇静作用轻，不易引起运动障碍，无呼吸抑制，对认知功能影响小，无明显交叉耐受现象和依赖性。但起效相对较慢，约2~4周，持续治疗可增加疗效。常见的不良反应有头晕、头痛、恶心、不安等。

（4）三环类抗抑郁药（TCA）（氯米帕明、多塞平、阿米替林等）：对精神症状的疗效比躯体症状好，然而因副作用较大，可作为二线治疗药物。TCA有抗胆碱能、抗α_1肾上腺素能和抗组胺作用，有镇静、口干、便秘等不良反应，心血管方面的不良反应有直立性低血压、心动过速、传导阻滞。

（5）黛力新：耐受性好，起效快，少抵触（老年人群对此药相对较熟悉），但其2种成分分别为低剂量的抗精神病药和三环类药物，可能有锥体外系反应及心血管副作用，临床应用中撤药反应突出，不建议长期使用。

（6）苯二氮䓬类药物：抗焦虑作用起效迅速（1~2小时），可有效缓解焦虑的精神症状和躯体症状，对抑郁无治疗效果。为二线治疗药物，多在急性期与SSRI联合应用，或需要尽快控制焦虑症状时短期使用，不宜单一长期使用。最常见的不良反应是镇静、白天困倦、肌肉松弛及呼吸抑制，药物过量时出现共济失调或言语不清。此类药物治疗剂量范围较宽，必要时剂量可达常用剂量的4~6倍，最高剂量见表3-2-6。可出现药物依赖性及耐受性，短效药物尤其容易出现，使用高剂量药物过程中突然停药可出现头晕、心悸、出汗、手抖等戒断症状。因此，此类药物的使用需特别注意患者依从性及充分的解释说明，对既往有物质滥用问题的患者慎用。

表3-2-6 几种苯二氮䓬类药物的临床特点

药名	常用剂量（mg）	最高剂量（mg）	口服达峰时间（h）	平均半衰期（h）	分类
阿普唑仑	0.4~2.0	10	1~2	5~10	中效
劳拉西泮	1.0~4.0	6.0	2	10~20	中效
艾司唑仑	1.0~2.0	6.0	2	18	中效
地西泮	5.0~20	40	0.5~2	20~80	长效
氯硝西泮	2.0~6	6.0	1~2	20~50	长效
三唑仑	0.125~0.5	1.0	1~2	2	短效

（7）β 受体阻滞剂（普萘洛尔）：可作为辅助药物用于社交焦虑障碍。对因特定情境引发焦虑的患者有效，仅能缓解自主神经症状；宜在亲临恐惧的场合前 1 小时服药，间断使用，症状减轻后可停药。

3. 药物使用安全性

（1）合并躯体疾病时的药物使用原则：

- 肝病：肝功能损害的患者使用抗焦虑/抑郁药物时，应谨慎降低初始剂量，并且对所有主要经肝代谢的药物更加缓慢地滴定剂量，仔细检查临床反应和副作用。若需使用苯二氮䓬类药物，应选择劳拉西泮或奥沙西泮，存在肝性脑病风险时应避免使用所有苯二氮䓬类药物。

- 胃肠道出血：5-羟色胺对止血有一定作用，SSRI 类药物有增加出血倾向的可能，服用 SSRI 的患者中，胃肠道出血的相对风险增加，但直接影响不大，与低剂量的布洛芬作用相当。

- 肾疾病：多数精神药物不依赖肾排泄，也不能被透析清除。虽然肾衰竭时有各种不同的因素可能影响药代学，但上述抗焦虑/抑郁药物不需要作大剂量的调整，尚无基于肌酐清除率的剂量调整指导，经验性的做法是减量至肾功能正常者用量的 2/3。

- 心血管疾病：目前认为在心脏病患者中使用 SSRI 类药物是安全的，苯二氮䓬类和丁螺环酮也对心血管基本没有影响。TCA 可能引起直立性低血压和心律失常，在健康患者中通常没有临床意义，但在心脏病患者中的影响值得重视，心血管病患者不建议使用 TCA 类。

- 癫痫：常规用量即可降低癫痫阈值的精神科药物，使用于未治疗的癫痫患者时，风险性会增加。前述抗抑郁药引起癫痫发作的相对风险很小，但目前缺乏明确的证据。

- 帕金森病：5-羟色胺能抗抑郁药在机制上有可能加重帕金森病并有相应病例报告，而开放性研究中舍曲林、西酞普兰和帕罗西汀均报道有效并且能够被帕金森病患者耐受。

- 呼吸系统疾病：抗抑郁药对呼吸系统没有明显影响。苯二氮䓬类有呼吸抑制效应，禁用于睡眠呼吸暂停的患者，但并非对慢性阻塞性肺疾病（COPD）患者都是禁忌。伴有焦虑的哮喘或肺气肿患者使用中效苯二氮䓬类药物可以改善呼吸状态，如奥沙西泮、劳拉西泮，很少引起呼吸抑制。丁螺环酮是用于肺部疾病患者的安全的抗焦虑药。

（2）药物相互作用：

- 常用的新型抗焦虑药物中，目前对 SSRI 类的药物相互作用了解较多。其中以氟伏沙明和氟西汀较突出，西酞普兰最轻。SNRI 类及丁螺环酮药物相互作用较弱。三环类的药物相互作用复杂，容易出现不良反应，黛力新也有类似问题。

- 苯二氮䓬类也有复杂的药物相互作用，与麻醉药、镇痛药、单胺氧化酶抑制剂、三环类抗抑郁药及可乐定等合用，可相互增效。

- 在选择抗焦虑药物时要考虑患者合并用药的情况，尤其注意那些对于药物浓度限制较严格的药物，如降压药、抗心律失常药、降糖药、抗癫痫药、抗肿瘤药等。如果患者同时使用多种药物，相互作用更加复杂，应尽量选择相互作用单纯的药物。总体而言，上述抗焦虑药物与其他药物合用都无绝对禁忌，但不论选择哪种抗焦虑药与其他药物合用，都需要注意监测治疗效果和不良反应，必要时调整药物剂量。

● 药物相互作用主要机制是细胞色素（cytochrome）P450（CYP450）酶的抑制作用，某种 P450 酶被抑制可以引起由其代谢的药物分解减慢，多数情况下使药物血浓度升高。少数药物需被 P450 酶分解后才具有治疗活性，在 SSRI 类的酶抑制作用下疗效下降。常用新型抗抑郁药对细胞色素酶的抑制作用见表 3-2-7。

表 3-2-7 新型抗抑郁药对细胞色素酶的抑制作用

药物	CYP1A2	CYP2C9	CYP2C19	CYP2D6	CYP3A4
氟西汀	+	++	+/++	+++	+/++
氟伏沙明	+++	++	+++	+	++
帕罗西汀	+	+	+	+++	+
舍曲林	+	+	+	+/++	+
西酞普兰	0	0	0	+	0
文拉法辛	0	0	0	+	+
米氮平	0	0	0	+	0

注：0. 无；+. 轻度抑制；++. 中度抑制；+++. 明显抑制

● 另一种重要的药物相互作用机制是通过置换作用，SSRI 蛋白结合率较高，与其他蛋白结合率高的药物联用，使血浆中该药的游离性药物浓度升高，药效增强，特别是治疗指数低的药物，如华法林、洋地黄等。

（三）心理治疗简介

1. 常用的心理治疗方法 心理治疗的发展与临床应用最初是基于神经症患者，其中相当一部分患者是焦虑障碍，尤其在 20 世纪 50 年代精神药物治疗出现以前，心理治疗是焦虑障碍的主要治疗方法。近年的研究结果进一步奠定了心理治疗在焦虑障碍治疗中具有药物所难以取代的作用，药物与心理治疗合用成为一线推荐的治疗方法。

心理治疗焦虑的意义和价值在于：①减轻和缓解焦虑情绪和躯体问题。②增进患者在治疗中的合作，坚持长期治疗。③心理治疗具有取代抗焦虑药的潜在价值。④矫正由焦虑引发的各种不良心理社会性后果，如婚姻不睦、职业退缩、社交回避等。⑤最大限度地恢复患者的心理社会功能和职业功能。

心理治疗具有持久改善症状、安全性佳的优势，尤其适用于妊娠及哺乳妇女，以及伴有躯体疾病的患者。对病程短、症状轻的患者，单纯支持性或解释性心理治疗即能奏效。精神动力学治疗和认知行为治疗（cognitive behavioral therapy，CBT）都是较为成熟有效的方法，其他如家庭治疗、集体治疗也可以采用。精神科医生和其他治疗医生在经过专门培训后可以从事各种心理治疗。其他科医生则可以根据患者的具体情况转诊给这些有资质的人员，因此也需要对此类治疗的目的和方法有所了解。

（1）认知行为治疗：行为治疗是基于学习理论，即焦虑与恐惧是后天习得的行为后果，可以通过再学习予以纠正。认知学习理论认为，情绪与行为问题的产生并不一定来自事件的本身，而在于患者的看法、态度与观念，因此侧重改变认知或让患者学会“换个角度看问题”。由于认知行为治疗强调靶行为与治疗目标，注重治疗技术的可操作性，以及对问题行为的可测量性等，该类治疗得以通过大量对照研究证实其疗效，得到了认可与推广。

（2）精神动力学治疗：精神动力学理论认为，焦虑的产生与患者的内心“死亡恐惧或怕死”或者患者童年或幼年期的创伤体验和潜意识冲突有关，通过自由联想、梦析与工作修通等技术帮助患者领悟与克服现实的焦虑。这类治疗一般用于比较自卑和存在与他人关系长期相处困难的患者，这些问题往往与其潜意识的内心冲突有关。在这类治疗中帮助患者进一步认识其障碍的潜意识方面的内容，从而使患者能够控制自己的症状和异常行为，同时更好地处理应激性境遇。精神动力学治疗用于控制患者症状和行为问题时，强调短程和有所侧重（而比较长程的精神动力学治疗则是注重在人格上产生广泛变化）。这种短程精神动力学治疗有时称为焦点心理治疗。

2. 心理支持技巧

（1）赋予适当的患病角色：应当使患者及其家人认识到焦虑确为一种需要治疗和帮助的疾病状态，患者有暂时免除病前的社会角色的权利，也不必对他们的患病负责，同时患者也有积极配合治疗，努力好起来的义务。

（2）耐心听取患者的主诉，适时共情。共情地倾听可以帮助患者理解及讨论他们对于自身躯体疾病的情绪反应，以便使他们能够通过应用自我的应对机制去处理这些情绪。

（3）根据患者的实际情况进行适当的解释，尽量给予清晰的信息，使患者对诊治过程心中有数。

（4）重视患者所担心的问题，安慰患者并强化有希望的可能。但不可简单地否认患者担心的不确定性，让患者“完全放心”，这会导致一旦出现问题时患者毫无准备，寻求更多的安慰保证及不信任医生。

（5）放松训练：教导患者控制焦虑的方法，鼓励患者经常练习，并在感到焦虑时即时应用。

- 呼吸松弛术：如缓慢的腹式深呼吸有助于缓解生理性过度紧张。
- 渐进性肌肉放松：指导患者先后体会骨骼肌先紧张再放松的差别，练习主动放松骨骼肌。
- 生物反馈疗法：需使用生物反馈仪，监测心率、呼吸频率、皮肤湿度、肌电图等信息反映交感兴奋性，反馈给患者，训练患者学习如何主动放松，减轻紧张。
- 其他方法：包括想象性放松、冥想等。

（6）改善生活方式：

- 尽量减轻精神压力。
- 减少酒精和咖啡因的摄入；戒烟及戒滥用药物。
- 规律地运动，适当活动和做事，不需卧床不起。逐步使患者意识到运动的价值：

有助于获得良好的心情和转移患者对自身症状的注意力，形成良性循环。

（7）纳入患者原有的支持系统并鼓励他拓宽自己的支持网络。

（四）医患沟通技巧

1. 采集病史及体格检查过程的注意事项

（1）发现患者可能有焦虑，即留意多付出精力和时间去建立良好的医患联盟。

（2）医生要对自己的非言语信息有所觉察，控制语速不要跟随患者加快，保持语调平和，表情姿态安稳。

（3）必要时可提醒患者放松，调整舒服的坐姿，慢慢说。

（4）认真听取患者的主诉并澄清。

（5）在开放式问题引出必要的信息后及时转入封闭式问题，不再使用停顿，少做澄清，避免患者的话题过度展开。

（6）采集病史时适时给予共情或明确的总结，使患者感受到被理解。

（7）避免连续快速地使用封闭性问题或坚持询问患者试图回避的症状，这样可能增强患者的紧迫感和烦躁情绪。

（8）对患者关注的躯体症状表示重视，肯定其真实性，安排必要的检查。

2. 解释病情的注意事项

（1）清晰告知检查结果及意义。

（2）先了解患者的解释模型，在其基础上引出关于焦虑的解释。

（3）明确告知相应综合征名称，不要用“抑郁症”代替。

（4）告知焦虑的普遍性、病因及可治性。

- 焦虑障碍很常见（情绪的“感冒”），我国调查有5%～22%人口患有焦虑障碍。不分年龄、性别、文化程度及经济水平，都可能罹患。女性较男性更易患。
- 焦虑不是俗语说的“精神病”，不会发疯或失控。
- 焦虑不是意志薄弱或被动逃避，而是有客观生理变化的疾病状态（一系列神经递质如5-羟色胺、去甲肾上腺素及多巴胺等出现了异常，大脑的某些管理情绪的区域发生了功能失调等）。
- 焦虑的病因是多方面的，包括生理因素、个性因素，也受人际关系等社会因素影响，还可能有遗传因素。多数人之所以出现焦虑都难以归结于某个单纯的因素上。
- 焦虑是可以治疗的，目前已有安全有效的规范治疗方案，充分治疗可以最大程度地预防复发，万一复发再次治疗仍有效。

（5）结合患者的情况解释焦虑的危害，引出规范治疗的必要性。

3. 协商治疗的注意事项

（1）先了解患者对治疗的知识和倾向，再告知医生对治疗的建议。

（2）给予可能的心理支持。

（3）鼓励患者寻求心理治疗或咨询。

（4）主动探索患者对药物的以下顾虑并解释。

- “药物会伤害大脑。”
- “药物会成瘾（吃上就不能停）。”
- “药物伤肝、伤肾、伤胃。”
- “药物说明书上写了太多副作用很吓人。”
- “刚开始吃药时感到很多副作用不敢继续用。”
- “吃药后没有效果。”
- “吃药后症状反而重了。”
- “药物一定含激素，否则怎么会发胖。”
- “我不想被药物控制。”
- “我神志还清楚，不用吃药。”
- “吃药也可以，但争取少吃些（把医嘱的量减半）。”
- “我今天感觉还好，就不要吃药了。”

医生：……应该正规用药治疗，您看怎么样？

患者：需要吃药吗？我应该不用吧，我什么都能明白，您看我思维乱吗？

医生：当然没有，焦虑状态也不代表您思维乱了，但像您这样老是过分担心、不安，就应该用药治疗了，治疗后您这些症状可以好转，生活质量能提高。而不是说只有神志不清才需要用药。

患者：这些事只能靠我自己调节吧，让药物控制着总不是办法。

医生：您不是也一直在努力调整了吗？问题是生理方面还没恢复平衡，单靠自己往往调不过来，您现在的情况还是需要药物帮助的。是不是对药物有什么顾虑？

患者：都说精神类的药挺重的，会把人吃傻了，对肝肾也不好……

医生：那是老一代的某些药，现在的抗焦虑药安全性都很好，只作用于跟情绪相关的那些化学物质，不会伤害大脑。对肝肾的影响也不比一般药物重，都是在肝肾正常能代谢的范围内，不是特殊伤肝、伤肾的药物。……这回您放心了吗？

患者：那就没什么问题了。

医生：下面我来告诉您药物的用法：……（包括用法用量、起效时间、初期可能的不良反应及对策）

医生：这2周感觉怎么样？

患者：还行吧，没觉得怎么好转啊。

医生：是要慢慢来的，一般都要有2周左右才起效，有时还可能更晚些。您具体说说药是怎么吃的？

患者：就每天半片啊，有时不太难受，就没吃。

医生：为什么没按之前告诉您的每天1片呢？

患者：吃过1片，结果更难受了，我就想少吃点吧，反正也不太重。

医生：我上次解释的可能不够清楚，用药早期有可能觉得焦虑加重了，坚持用几天就会好转的。还好您没有完全停下来，到现在再加到1片就不会再有这种反应了。至少需要用1片，要是不加到合适的量，治不彻底，拖的时间反而长。

患者：明白了，那我回去吃1片再试试吧。

医生：还要注意每天都要吃，这类药要持续才有效，在身体里达到一个稳定的浓度，才能让那些化学物质恢复正常，焦虑才能治好，不适合在症状加重时临时使用……

（5）解释后患者仍有顾虑时可为其安排及时的随诊，鼓励患者尝试服药再来反馈。

（6）患者坚持拒绝药物时不要勉强，鼓励患者继续考虑或转诊精神专科。

（7）注重落实后续治疗：强调治疗需持续一段时间，还需要定期评估。为患者安排随诊的时间，对外地患者要强调回当地后到心理科或精神科继续就诊。

4. 政策法规

（1）精神障碍的诊断应当以精神健康状况为依据，除法律另有规定外，不得违背本人意志进行确定其是否患有精神障碍的医学检查。一般情况下，为患者进行精神检查或诊断治疗的前提是患者个人亲自来诊，其近亲属可以协助。若患者拒绝，则不能违背患者本人的意志进行诊断。

（2）精神障碍的诊断应当由精神科执业医师做出。

（3）若患者家属代为询问而患者本人未到，不应仅凭家属的观察信息得出焦虑的诊断，更不应给予药物。

（4）如果识别了患者的焦虑并进行了干预，尤其是药物干预，就应对此在病历中留有书面记录，这是体现医疗科学性的凭据。即便不记载系统的精神检查，也应该在病历记录的病史及体格检查中描述焦虑相关的表现，或记载患者叙述中有典型意义的原话（可用引号标明）。

举例如下：

女性，66岁，心悸8个月。

8个月前无明显诱因觉心悸，伴出汗，不伴胸痛，数小时后自行缓解，与劳力无关。常失眠，“过度敏感”“惶惶不安”。做事不安心，怕外出。

询问下诉，自好友1年前因突发心脏病去世后，患者开始担心自己及家人的身体健康，后因出现心悸、出汗，更为担心害怕。

发作时反复查心电图示轻度缺血，心率90~100次/分，无余异常，运动平板试验（-），Holter见窦性心律不齐。甲状腺功能（-）

体格检查：血压130/80 mmHg，心律齐，各瓣膜区未及杂音。神情紧张，语速稍快，小动作多，皮肤多汗。

诊断：焦虑状态

处理：

1. 解释。
2. 药物抗焦虑。
3. 2周后随诊。

四、惊恐障碍

（一）识别要点

惊恐障碍的特点是发作的不可预测性和突然性，反应程度强烈，患者常体会到濒临灾难性结局的害怕和恐惧，而终止亦迅速。临床表现特点有以下方面。

- 惊恐发作：突如其来的惊恐体验，伴濒死感或失控感。伴严重的自主神经功能紊乱症状，如胸闷、心动过速、心跳不规则、呼吸困难或过度换气、头痛、头晕、眩晕、四肢麻木和感觉异常、出汗、肉跳、全身发抖或全身无力等。发作期间始终意识清晰，高度警觉。通常起病急骤，终止也迅速，一般历时 5 ~ 20 分钟，很少超过 1 小时。
- 预期焦虑：发作后的间歇期仍心有余悸，担心再发，惴惴不安，也可以出现一些自主神经活动亢进症状。
- 求助和回避：60%的患者由于担心发病时得不到帮助而产生回避行为，如不敢单独出门，不敢到人多热闹的场所，发展为广场恐怖症。
- 惊恐障碍患者常伴有抑郁症状。

有的病例可在数周内完全缓解，病期超过 6 个月者易进入慢性波动病程。不伴广场恐怖的患者治疗效果较好。继发广场恐怖症者复发率高且预后欠佳。约 7%的患者有自杀未遂史。50%以上患者合并抑郁症。

男性，49 岁，胸痛 1 年半，加重 20 天。

1 年半以前因发作性心前区压榨性痛而诊为不稳定型心绞痛，此后一直服用冠心病治疗药物。半年来反复发作性心前区疼痛，伴大汗、胸闷、濒死感，严重时双手抽搐、四肢发凉。数日发作一次，无明显诱因，与活动无关，每次发作持续 30 分钟左右，为此休假不能上班，很少外出。20 天前发作明显，急诊就诊，为进一步明确入心内科。

既往患高血压、冠状动脉粥样硬化性心脏病，目前检查均控制良好，不能解释发作性症状。

补充询问病史发现半年来患者多名亲友因心肌梗死去世。

（二）诊断标准

根据国际疾病分类诊断标准（第 10 版）（ICD-10）。

惊恐障碍（间歇发作性焦虑）

基本特征是严重焦虑（惊恐）的反复发作，焦虑不局限于任何特定的情境或某一类环境，因而具有不可预测性。如同其他焦虑障碍，占优势的症状因人而异，但突然发生的心悸、胸痛、哽咽感、头晕、非真实感（人格解体或现实解体）是常见的。同时，几乎不可避免地继发有害怕会死，失去控制或发疯。一次发作一般仅持续数分钟，但有时长些，发作频率和病程都有相当大的变异性。处于惊恐发作中的患者常体验到害怕和自主神经症状的不断加重，这致使患者十分急切地离开他所在的场所。如果这种情况发生在特定情境，如在公共汽车上或置身人群中，患者以后可能回避这些情境。同样，频繁的、不可预测的惊恐发作可导致害怕独处或害怕进入公共场所。一次惊恐发作常继之以持续性地害怕再次发作。

【诊断要点】

在本分类系统中，发生在确定情境的惊恐发作被视为恐怖严重度的表现，因此优先考虑恐怖的诊断。仅当不存在 F40. 列出的任何恐怖时，才把惊恐障碍作为主要诊断。

要确诊应在大约 1 个月之内存在几次严重的躯体性焦虑。

(a) 发作出现在没有客观危险的环境。

(b) 不局限于已知的或可预测的情境。

(c) 发作间期基本没有焦虑症状(尽管预期性焦虑常见)。

包含:惊恐发作

　　　惊恐状态

【鉴别诊断】

前面已说明,惊恐障碍必须与作为确定的恐怖障碍一部分出现的惊恐发作相区分。惊恐障碍可继发于抑郁障碍,尤其是在男性。如果同时能符合抑郁障碍的标准,不应把惊恐障碍作为主要诊断。

(三) 干预措施

1. 治疗原则和目标

(1) 综合治疗和标本兼治的原则:惊恐发作的治疗包括心理治疗和药物治疗。一些研究结果提示药物治疗合并心理治疗的疗效优于单一药物治疗或心理治疗。对继发性惊恐发作更应标本兼治。

(2) 全程治疗原则:惊恐发作是一种慢病急性发作,惊恐发作的治疗包括急性期、巩固期、维持期、间歇期和(复发)前驱治疗。恰当的早期干预可以逆转患者症状发展,减少医疗资源的浪费和提高治疗依从性。急性期治疗药物应当足量足疗程,控制症状。整个治疗应当是全程综合治疗。

2. 非精神专科的早期识别和适当干预 综合医院尤其急诊是最有条件早期发现及治疗惊恐发作患者的医疗场所。综合医院医生需要了解惊恐障碍的基本知识,当症状特点符合时能够将惊恐障碍列入鉴别诊断之一,必要时请精神/心理专科协助判断。鉴于综合医院医生临床工作繁忙且精神症状问诊技能有限,可以借助他评量表进行筛查,医院焦虑抑郁量表(Hospital Anxiety and Depression Scale,HADS)及简明患者健康问卷(Brief Patient Health Questionnaire,BPHQ)均有较好的敏感性。

各临床专科医生需要坚持严谨细致的专业态度,具备基本的心身技能,在必要的评估和检查之前不应该草率做出躯体疾病的诊断,尤其不能轻易、过度强调不良预后。对于疑诊惊恐发作的患者,尤其需要有意识地认真对待,不可流露对其症状的轻视或怀疑。很多症状轻微短暂的患者在检查结果阴性和医生给予清晰的解释和简单安慰后就会改善。有效的安慰包括:

- 接受患者症状的真实性,理解患者及家属的疾病解释和担忧。
- 给出可能的病因。
- 向患者解释,这些症状是很常见的,易于确认,有良好预后,不必回避。
- 指导放松和呼吸训练,做出简单自助计划,必要时提供书面信息。
- 必要时对家属进行必要的解释和干预(如停止过度关注患者的症状)。

仍有顾虑的患者,安排随访会很有帮助。对症状严重、影响突出者可考虑使用药物对症治疗，并进行适当解释以免患者产生误解。对症治疗无效或反复发作者需在建立良好信任关系后建议转诊精神/心理科。诊治此类患者时特别需要注意避免医源性干扰，如：

- 未经认真询问和检查就做出了诊断（特别是严重的躯体疾病）或给予对症药物。
- 不能对于患者持续而痛苦的症状做出解释。
- 安慰患者说没有问题，同时又按躯体疾病开药或做检查且未能给予合理的解释，给患者造成自相矛盾的印象。
- 未能对家属给予必要解释，不准确的信息交流导致了相互矛盾的建议。

3. 药物治疗　处于惊恐发作期的患者需要苯二氮䓬类药物治疗，如：

- 氯硝西泮或劳拉西泮：4 mg 肌内注射或缓慢静脉注射。
- 地西泮：5~10 mg 缓慢静注。
- 劳拉西泮、奥沙西泮或阿普唑仑：1~2 片，口服。

控制惊恐发作取得临时效果的同时，可口服苯二氮䓬类药物和抗抑郁药。但苯二氮䓬类药物连续使用不超过 3~4 周，及早减药，直至停药。适用于长期治疗的药物是各类新型抗抑郁药。我国 SFDA 批准的药物有帕罗西汀、艾司西酞普兰。国外（如美国 FDA）批准的有帕罗西汀、阿普唑仑、氯硝西泮、氟西汀、舍曲林、文拉法辛缓释剂和艾司西酞普兰等。

4. 心理治疗　心理治疗应该与药物一样是惊恐发作的主要治疗选择。在急性期主要采用支持性心理治疗，当进入药物治疗的疗效巩固期、维持期、间歇期或复发前驱期，后续以认知行为治疗为主的综合心理治疗有助于巩固疗效、预防复发。即使患者没有条件接受定期的规范心理治疗，仍应尽可能由有资质的心理治疗师进行认知行为角度的心理干预。有研究显示，单次的认知行为治疗同样有效。

5. 惊恐发作治疗的临床路径　惊恐发作治疗的临床路径见图 3-2-1。

五、广泛性焦虑障碍

（一）识别要点

1. 担忧　约 13%的广泛性焦虑障碍患者以焦虑为主诉，患者常常处于心烦意乱、有祸事降临的担心和忧虑之中。这种担忧可涉及生活的各个方面，程度较平常的担心或操心更明显，持续时间更长。这种担忧难以控制，往往没有特定原因或明确对象。有些患者似乎有一些原因，但其担忧程度明显与现实不相称。

2. 躯体症状　广泛性焦虑障碍患者多有明显的躯体症状，以疼痛、疲劳较为突出。躯体症状可累及呼吸、心血管、消化、神经、泌尿等全身各个系统，主要由交感神经活动增强所致。临床表现为心悸、胸闷、气急、头晕、多汗、面部潮红或苍白、口干、吞咽梗阻感、胃部不适、恶心、腹痛、腹胀、腹泻、尿频，各处疼痛、肌紧张等。有的患者可出现阳萎、早泄、月经紊乱和性欲缺乏等性功能障碍。

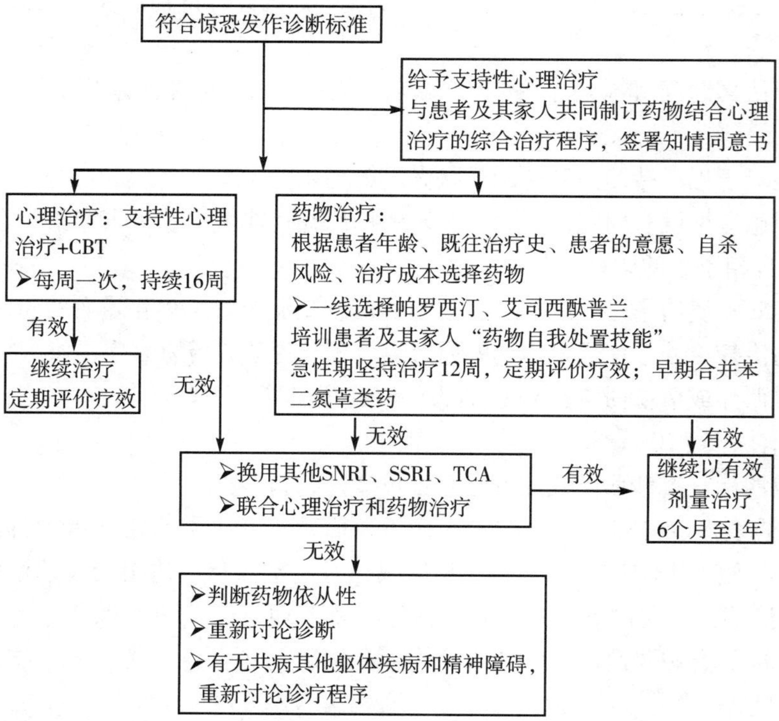

图 3-2-1 惊恐发作治疗的临床路径

注：CBT. 认知行为治疗；SNRI. 5-羟色胺及去甲肾上腺素再摄取抑制剂；SSRI. 选择性5-羟色胺再摄取抑制剂；TCA. 三环类抗抑郁药

3. 运动性不安 患者表现为搓手顿足、不停地来回走动、无目的的小动作增多。有的患者表现为唇、舌或肢体震颤，甚至语音发颤、行走困难。

4. 敏感性增高 患者常对外界的刺激反应过分警觉，对小事易激惹、好发脾气抱怨，做事注意力不集中而自觉记忆减退。睡眠障碍较为突出，常表现为入睡困难、眠浅易醒、多梦、容易惊醒，甚至出现梦魇。一些患者以睡眠障碍为主诉来诊。

5. 抑郁 大约 2/3 的患者合并抑郁，合并抑郁的患者自杀风险明显增高，这种现象在中老年人中相对多见。

6. 其他 与其他焦虑障碍有较高的共病率，约 1/4 的患者伴有惊恐障碍，有些还伴有恐惧和强迫的症状。患者也常合并酒和物质依赖，还有些患者合并躯体疾病，如消化性溃疡、高血压、糖尿病等。共病患者往往有更多的社会功能损害，需要寻求更多的医疗帮助，对治疗的反应也较差，是医疗资源的高消耗人群。

女性，46岁，担心害怕5年。

自5年前父亲去世后有悲伤情绪，2~3个月后缓解，但一直状态不好，常有各种躯体不适、视物模糊、头晕、头痛、心悸、憋气等，食欲下降，消瘦。失眠，睡眠浅。怕黑，易受惊，总觉要发生什么不好的事，怕女儿在学校出意外，时常要给女儿打电话询问。担心工作有疏忽，怕领导同事对自己不满。稍有特殊安排就坐立不安，怕误了时间，有时提前1~2小时到场。总觉紧张不能放松，与朋友聚会娱乐时能好些，愉快，但事后又恢复担心。

（二）诊断标准

根据国际疾病分类（第10版）（ICD-10）诊断标准。

广泛性焦虑障碍

广泛性焦虑障碍的基本特征为泛化且持续的焦虑，不局限于甚至不是主要见于任何特定的外部环境（即自由浮动）。如同其他焦虑障碍，占优势的症状高度变异，但以下主诉常见：总感到神经紧张、发抖、肌肉紧张、出汗、头重脚轻、心悸、头晕、上腹不适。患者常诉及自己或亲人很快会有疾病或灾祸临头。这一障碍在女性更为多见，并常与应激有关。病程不定，但趋于波动并成为慢性。

【诊断要点】

一次发作中，患者必须在至少数周（通常为数月）内的大多数时间存在焦虑的原发症状，这些症状通常应包含以下要素：

（1）恐慌（为将来的不幸烦恼，感到忐忑不安、注意困难等）。

（2）运动性紧张（坐卧不宁、紧张性头痛、颤抖、无法放松）。

（3）自主神经活动亢进（头重脚轻、出汗、心动过速或呼吸急促、上腹不适、头晕、口干等）。

儿童突出的表现可能是经常需要抚慰和一再出现躯体主诉。出现短暂的（一次几天）其他症状，特别是抑郁，并不排斥广泛性焦虑作为主要诊断，但患者不得完全符合抑郁障碍、恐怖性焦虑障碍、惊恐障碍、强迫障碍的标准。

（三）干预措施

1. 治疗策略　广泛性焦虑障碍是慢性高复发性疾病，首次发病后至少有50%的患者会有第2次发作，多次复发后会有相当一部分患者伴有治疗药物耐受现象，因此，提高患者对治疗的依从性，保证维持治疗最为重要。

焦虑障碍的全程治疗分为急性期治疗、巩固治疗和维持治疗三期。

（1）急性期治疗：控制症状，尽量达到临床痊愈。

（2）巩固期治疗：至少2~6个月，在此期间患者病情不稳，复燃风险较大。

（3）维持期治疗：至少12个月以防止复发。维持治疗结束后，病情稳定，可缓慢减药直至终止治疗，但应密切监测复发的早期征象，一旦发现有复发的早期征象，迅速恢复原治疗。

2. 药物治疗　治疗广泛性焦虑障碍的主要药物有抗焦虑药、具有抗焦虑作用的抗抑郁药及其他药物。SSRI、SNRI 类药物是一线药物。多数患者单用 SSRI 或 SNRI 有效，如需要快速改善症状或睡眠障碍严重时，可短期合并苯二氮䓬类。药物宜小剂量开始，逐步递增，尽可能采用最小有效量，使不良反应减至最少，以提高服药依从性。一般情况下抗抑郁药物治疗广泛性焦虑障碍大约 4~12 周有效。药物小剂量疗效不佳时，根据不良反应和耐受情况，增至足量（有效药物上限）和足够长的疗程（>4 周）。完成急性期治疗后，应当在原剂量基础上，继续治疗 6 个月。

积极治疗与焦虑障碍共病的其他躯体疾病、物质依赖、抑郁障碍等。

3. 心理治疗 对广泛性焦虑障碍患者，选择心理治疗时，建议采纳下述一般原则：①心理治疗的目标应注重当前问题，以消除当前症状为主。②在制订治疗计划时，不以改变和重塑人格作为首选目标。③一般应该限时。④如果患者治疗效果不明显，对症状的进一步评估也有助于计划下一步治疗措施。⑤如果治疗 6 周焦虑症状无改善或治疗 12 周症状缓解不彻底，则需考虑重新评价和换用或联用药物治疗。

4. 广泛性焦虑治疗的临床路径 广泛性焦虑治疗的临床路径见图 3-2-2。

六、社交焦虑障碍

社交焦虑障碍的临床表现多样，轻者为与人接触交往时表现腼腆、害羞、不自然、紧张，不能充分发挥应有的交际能力；显著者表现为操作性社交恐惧，核心症状围绕着害怕在小团体中被人审视，害怕做出令人尴尬的行为，一旦发现别人注意自己就不自然，不敢抬头，不敢与人对视，甚至觉得无地自容，不敢在公共场合演讲，集会不敢坐在前面，故回避社交；在极端情形下可导致社会隔离。常见的恐惧对象是异性、严厉的上司和未婚夫（妻）的父母亲等，也可以是熟人。可伴有自我评价低和害怕被批评，可有脸红、手抖、恶心或尿急等症状，症状可发展到惊恐发作的程度。患者的临床表现可孤立局限于如公共场合进食、公开讲话或遇到异性，也可泛化到涉及家庭以外的几乎所有情景。部分患者常可能伴有突出的抑郁障碍或广场恐惧（在空旷的场所产生极度焦虑）；一部分患者可能通过物质滥用来缓解焦虑而最终导致物质依赖，特别是酒精依赖。

男性，33 岁，与人交往困难 10 年余。

患者自觉从中学开始出现“对视恐惧”，起因不详，上课不敢抬头看老师，与同学交流时需要低头，回避对方的注视，尽量不与女同学说话。学习受影响，经常不能专心听讲，心悸、出汗，严重时头晕。与朋友和家人相处时能放松。工作后勉强应付，很少与同事来往。近期因工作成绩好被升职，需每周主持办公室会议，患者脸红、心悸、张口结舌，觉无法承担，领导建议来诊。

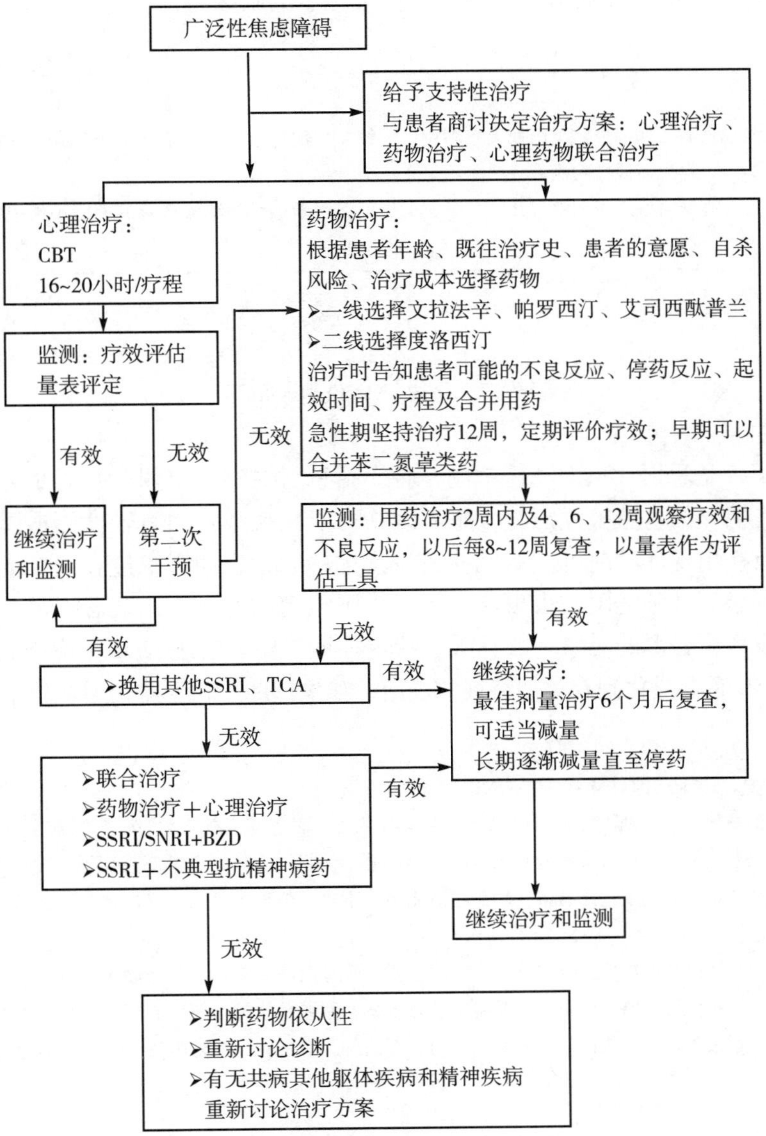

图 3-2-2　广泛性焦虑治疗的临床路径

注：CBT. 认知行为治疗；SSRI. 选择性 5-羟色胺再摄取抑制剂；TCA. 三环类抗抑郁药；SNRI. 5-羟色胺及去甲肾上腺素再摄取抑制剂；BZD. 苯二氮䓬类

七、广场恐惧症

广场恐惧症是恐惧性焦虑障碍的一种，包含害怕离家，进商店、人群及公共场所，或独自乘坐火车、汽车、飞机等。患者明知这种恐惧反应是过度而不合理的，但在相同场合下仍反复出现，难以控制，以致极力回避此环境，影响其正常活动。病程中严重发作时，可伴有惊恐发作，或者经历一次惊恐发作后害怕首次发作时的场所并有回避。可能同时伴有抑郁及强迫症状，但不构成主要的临床特征。

> 女性，31岁。
>
> 半年前乘坐地铁时，在拥挤的车门处突发胸闷、心悸，无法继续乘车，中途下车休息后症状缓解。患者于内科就诊，检查未发现器质性疾病。
>
> 此后尽量避开高峰时段乘坐地铁，开私家车上下班。但逐渐感受到车流缓慢的拥堵环境中胸闷不适，不敢一个人开车。

八、幽闭恐惧症

幽闭恐惧症是恐惧性焦虑障碍中的一种。指患者对狭小空间产生异乎寻常的恐惧和紧张，并伴有明显的自主神经症状。患者既往可能在狭小空间有轻度不适感或完全没有焦虑体验。首次出现症状前可能有某些诱发焦虑的因素，如听说过有人在类似情境下生命受威胁或联想到某种危险，也可能在焦虑水平偏高的背景上出现恐惧反应，或找不到明确诱因。发作后恐惧的对象一般只限于特定环境，如害怕进入MRI检查舱，但仍可完成CT检查。有时会泛化到有类似特征的场所，如电梯厢、狭窄的楼道、地下室等。

> 女性，40岁，10天前因恐惧无法完成MRI检查。
>
> 患者患颈椎病数年，近期因症状加重拟行颈椎MRI检查，患者同意并未觉恐惧，因既往做过MRI检查。本次检查中当患者头部完全进入检查舱后患者突然感到强烈恐惧、心悸，感觉要憋死了，大声呼救。医生暂停检查，患者稍休息后诉刚才过度紧张，现在应该能坚持下来。但再次进入时又出现类似症状，坚持几分钟后又示意需停止。
>
> 患者就诊于心理科，描述检查时体验为莫名的恐惧，没有明确的害怕对象或联想，离开检查舱马上能缓解，心悸、憋气症状稍后减弱。询问下诉近期父亲患重病，照顾父亲较劳累，心情沉重。但除检查情境之外未觉过度担忧、紧张或恐惧，能正常从事各种活动。否认既往有焦虑、抑郁障碍，未有明显恐惧狭小空间的表现。

九、强迫障碍

强迫障碍主要表现为强迫观念、强迫冲动或强迫行为。患者深知这些观念、行为不合理，不必要，但无法控制或摆脱，因而焦虑和痛苦。通常在青少年期或童年期发病，多数缓慢起病，无明显诱因。强迫观念最多见，如强迫怀疑、强迫回忆或强迫性担心，还有强迫性穷思竭虑，即对一些毫无意义的事反复思索，欲罢不能。强迫冲动是指患者感到有一种冲动要去做某种“可怕”或“不应该”的事。患者为减轻强迫观念引起的焦虑而出现一些强迫行为，如强迫检查、强迫询问、强迫计数、强迫洗涤或仪式动作等。其特点是有意识的自我强迫与反强迫同时存在，两者的尖锐冲突使患者焦虑和痛苦。患者体验到冲动或观念来自自我，意识到强迫症状是异常的，但无法控制。

强迫症患者也常出现抑郁、焦虑及其他神经症症状，但都不能成为主要临床相或是继发于强迫症状。

> 女性，21 岁，反复清洗及检查行为 3 年。
>
> 患者高三时学习紧张，开始出现怕脏，每天洗手十余次。走过垃圾堆、身旁有人吐痰或拍桌子等都怕自己身上粘了脏东西，反复检查自己的衣物，回家需洗衣服和洗澡。自知不必要但不洗就无法安心学习。症状逐渐加重，离开房间前必须检查衣柜是否锁好，清洗时间越来越长，需在心中默数到 50 方觉洗干净了，被人打扰则需要从头默数。占用大量时间，有时为此耽误上课。

第三节　躯体症状及相关障碍

综合医院常遇到这样一些患者，他们描述的症状变化多端且症状体验非常强烈，但检查却没有异常。在医生眼里他们不该算是患者，本该带着“没病”的诊断欢天喜地的离开，可他们反而用各种不符合医学的疑问、要求反复地麻烦医生，甚至引起医患矛盾，使医生苦不堪言。而且这类患者辗转各科求诊，消耗大量医疗资源，效果却往往不满意，但他们又拒绝到精神或心理科就诊。英国的资料显示，这些患者比一般患者就诊次数高 50%，医疗花费高 33%。有研究显示医生在处理此类患者时多表现出消极情绪，甚至比患者更加容易感到受打击、无助或苛责，此研究中仅有 31%的医生表示愿意接诊这类患者。医生评价这类患者的处置难度是一般患者的 4 倍，较情绪问题患者的难度还大。

国外资料显示，普通人群中躯体症状相关问题的患病率为 4%～10%；在初级医疗机构就诊的患者中有 10%～30%存在该类症状；某些特殊躯体疾病专科门诊中这一比例高达 50%；女性所占比例更高。当躯体症状与情感障碍或其他精神科疾病共病时，会增加其躯体症状的严重程度。中国尚缺乏本定义疾病的流行病学资料。已有的调查为，普通人群符合躯体形式障碍诊断者约 6. 92%；综合医院内科和神经科门诊约占 18. 2%；综合医院住院患者中为 4. 15%。

临床医生需要更好理解这一组疾病，并在实践中给予患者合宜的检查、诊断、病情解释和治疗建议，提升临床服务水平，改善患者就医体验，防范医患纠纷。

一、识别综合医院中的躯体症状问题

（一）临床特点

1. 以躯体症状为主诉　往往是慢性、波动的身体不适感，体格检查及必要的实验室检查难以找到器质性病因；或者即使有一定的器质性因素或病理改变，但不足以解释这些症状。这并不意味着这些症状是患者“想象”出来的或者伪装出来的。它们真实存在，并且影响患者正常生活、工作的能力，影响生活质量。

情绪症状不突出，可能流露，也可能否认情绪问题。

2. 异常患病行为 无法找到相应的病因令患者更加痛苦，不知如何应对这样的症状，反复就医，重复检查，在全面检查了所有起作用的因素后，尽管医生提供了准确、合理、清晰的关于疾病性质的解释，且随后的处理过程合理，但个人对自己健康状态仍然保持一些适应不良的监测、评估和行为模式。如反复要求不必要的检查，拒绝医生的解释等。

3. 不良医患关系 患者往往辗转于各级综合医院，在各科反复就诊，病程长者病历资料极多（“厚病历”患者）。但很少能建立长期稳定的医患关系，有一个形象的描述为“逛医（doctor shopping）”，即像逛商店一样，到处浏览，只看不买。医生也很不愿意接诊这样的患者，或者有积极帮助患者的意愿但感到压力很大。

（二）躯体症状问题是如何发生的

正常人也会出现心身相互作用的现象，如在心理应激下出现或轻或重的生理反应，如出汗、失眠、心悸、腹泻或麻木、疼痛等躯体症状。约60%~80%的健康人都经历过持续1周不明原因的躯体症状。但对于表现出明显躯体症状问题的患者来说，躯体症状已经固化成为生活的一部分，成为他应对情感冲突和压力的方式，这一问题的形成过程中有生物-心理-社会因素的复杂相互作用。

一般认为躯体症状及相关障碍是多因素影响的，可以分为易感因素、诱发因素、维持因素。

（1）易感因素方面，目前未发现明确的基因，遗传因素似乎较小。童年时期有过功能性的症状、父母健康状况差、父母对躯体症状过度关注等因素与成年后出现躯体症状问题相关。其次是人格因素，例如认知模式和依恋模式可能影响患者的不良患病行为；在严重的案例中，人格障碍共病率较高。

（2）诱发因素，包括器质性疾病、意外、生活事件及压力，甚至广泛的心理社会应激，例如周围人出现或者媒体报道某种疾病。

（3）维持因素，包括有器质性疾病共病、精神科疾病共病，患者持续的器质性疾病归因，其他背景因素（如继发性获益）等。另外，医生的行为也可能成为维持和加重因素，例如医生在已经初步判断不是器质性疾病的情况下，仍继续进行更多躯体检查而忽视了心理社会线索，也就是“躯体化”地对待患者症状。表3-3-1中进一步列出了不当医源性因素。

Henningsen等将各类生理及心理社会因素在医学无法解释的症状发生发展过程中作用和关系总结见图3-3-1。

表 3-3-1　医生在不同接诊环节可能成为躯体症状维持或加重的因素

接诊阶段	不当医源性因素
看法	单一的心理机制解释 缺少对患者症状痛苦的理解和接受 以“心理阻抗”来看待患者表达躯体症状
诊断	过早给出诊断 忽略患者的社会因素，继发获益
谈话	激活了患者的耻感（“症状是感觉出来的，没有疾病”） 缺少对躯体症状与精神心理关系的适当解释 忽略了患者对疾病的病因和治疗目标的看法 过度强调和依赖排除性检查
治疗方案	未与患者共同制定治疗方案、目标
治疗	过于单一而非多模式 治疗者之间缺乏沟通 忽略心理社会因素的干预
药物	忽视用药史 忽视患者自身健康信念 单纯药物治疗

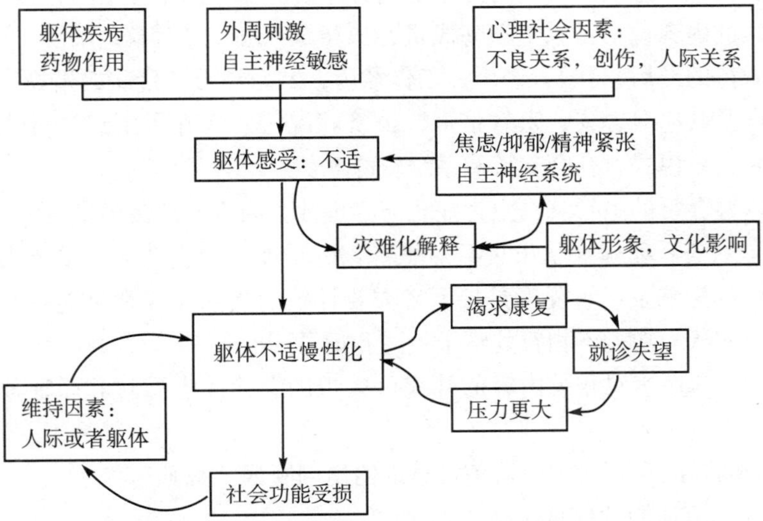

图 3-3-1　躯体症状的产生及演化

注：在躯体疾病等器质性因素、外周刺激、心理社会因素等综合作用下，患者产生躯体不适感受。而后，患者在其健康信念及所处文化背景的影响下，将症状解释为“灾难”，激活自主神经系统，出现紧张焦虑或抑郁情绪，进入恶性循环，症状不断加重。如恶性循环持续进行下去，症状则逐渐呈现慢性化。在这个过程中，由于渴望康复，患者不断寻求诊治，又不断失望，压力更大，患病观念和就诊行为更加持续。症状慢性化后常出现患者的社会功能受损，此外，患者固有的人际问题或躯体问题也加入维持因素中来，与躯体症状、社会功能受损形成循环强化

（三）评估

躯体症状相关障碍患者的临床评估通常可从与患者谈论其躯体症状入手，逐步完成生理-心理-社会评估。评估过程本身是建立治疗关系的开始，医生与患者一同变换观察的视角，拓展探索的空间。

1. 临床评估

（1）躯体症状：了解症状的部位、性质、严重程度、频率、持续时间、诱因、加重/缓解因素、伴随症状。医学无法解释的症状（MUS）涉及的症状无固定的范围，常见的症状包括各类疼痛、头晕、心悸、胸闷、胃肠不适等。

探索诱因、影响因素在临床评估中可能成为一个重要的切入点，为患者链接躯体症状和心理社会因素提供相关线索，也使医生了解到可能的诱发和维持因素，这部分需要给予足够的关注和细致的探讨，但应避免生硬的询问和诱导。

（2）患病观念与行为：通过问诊了解患者对躯体症状情绪反应；对病因、后果的判断；是否存在疑病观念甚至妄想；由此产生的行为应对，如就医模式、对诊疗的态度、某些回避行为等。抑郁的患者易出现消极的体验；焦虑患者常对症状过度关注，并存在灾难化思维；转换性障碍的患者对症状本身常有一定程度的忽视。而对于躯体形式障碍的患者，其对病因、后果的判断及行为反应均为之后的处理提供重要的线索。

（3）个人史及家庭社会背景：由患者的躯体症状、患病观念和行为过渡至家族史、家人对于患者症状、想法和行为的看法是此类评估访谈中比较常用的方式。

需要探索的内容包括：原生家庭成员，出生成长史（是否存在幼年、童年、青少年被忽视、虐待的经历），教育经历，工作经历，婚恋经历，目前的婚姻家庭状态，重要的应激事件及其应对方式，宗教信仰，经济状况等。旨在了解患者的人格结构、性格特质、人际关系模式、社会支持和系统资源等。

该部分内容会帮助患者及医生为症状与心理社会因素的链接提供线索。

（4）功能状态：躯体症状出现后对患者家庭功能、社会功能、重要人际关系（包括医患关系）的影响及严重程度是接下来需要评估的重点。探索可能存在的原发获益和继发获益。症状与功能不相符处给予关注和记录。

知情人及专科医生对相关内容的补充可以帮助会诊医生了解和印证他人的态度和对患者可能的影响。

在此部分的询问和评估中应避免过早地给出判断或“面质”患者。

（5）其他不应遗漏的信息包括：

- 是否存在精神病性症状，情绪症状，物质使用问题。
- 既往史，包括既往健康状况，既往是否存在其他或类似的躯体症状及其转归。转换性障碍极少在50岁之后首次发病；躯体化障碍则常常在30岁以前就出现症状。
- 家族史，包括家族中重大疾病史、精神类疾病史和出现类似症状的情况。

（6）分级评估：诊治躯体症状为主诉的患者，需要对其进行分级，帮助医生判断治疗难度及预后。

- 病情轻：患者经历躯体症状（尤其在压力较大的环境中）的时间较短，症状的严重程度低，未引起严重的功能受损，愿意与医生讨论社会心理因素。复杂水平最低，预后良好。

- 病情中等：患者的躯体症状持续时间相对较长，有一定程度的功能障碍。症状有一定的复杂性，存在共病，常并发心理/精神障碍。这使得医生和患者对治疗的选择变得复杂化，容易使关注点放在明显的躯体或精神障碍上，从而忽略引起多重躯体症状和高健康焦虑的因素。如果在评估时未注意该情况，则会影响治疗而导致预后不佳。
- 病情严重：患者有持久的躯体症状，有明显功能障碍或功能丧失。医患关系可能存在严重的问题，患者频繁在医院间转诊的情况较明显，并可能住院治疗甚至接受手术。患者可能执着于争取与实际情况不符的残疾补贴或有其他的法律诉求。

2. 量表评估的内容

（1）躯体症状严重程度量表（Patient Health Questionnaire 15-Item Somatic Symptom Severity Scale，PHQ-15）：由 15 个躯体症状或症状群组成，能涵盖门诊约 90%的躯体主诉（上呼吸道症状除外），问卷询问患者近 4 周症状出现的情况及严重程度，每个条目按 0（没有困扰）~2（很多困扰）分评定，总分 0~30 分。根据总分划分躯体症状的程度，0~4 分为轻微，5~9 分为轻度，10~14 分为中度，15~30 分为重度。

（2）症状自评量表（SCL-90）：有 90 个条目的自评量表，包括躯体化、强迫症状、人际关系敏感、抑郁、焦虑、敌对、恐惧、偏执和精神病性 9 个因子，各条目的总和为总分，还可以计算总均分和阳性项目数。

（3）综合生理心理社会健康评估量表（Union Physical Psychological Social Assessment Questionnaire，UPPSAQ）：包括 10 个分量表，共 70 个项目，即抑郁（9 项）、睡眠（8 项）、焦虑（8 项）、疲劳（4 项）、消化道功能（6 项）、疼痛（3 项）、性功能（5 项）、社会交往（9 项）、焦虑敏感（12 项）、社交恐惧（6 项），涵盖了生理、心理、社会的三个维度的健康相关内容。按症状出现频度或者严重程度由低到高设为 0~3 分，总分为 0~210 分，量表总分>64 分或任意分量表结果阳性（抑郁分量表总分≥9 分，睡眠分量表总分≥8 分，焦虑分量表总分≥8 分，疲劳分量表总分≥4 分，消化道症状分量表总分≥6 分，疼痛分量表总分≥3 分，性功能分量表总分≥5 分，社会交往分量表总分≥9 分，焦虑敏感分量表总分≥12 分，社交恐惧分量表总分≥6 分），则为 UPPSAQ 筛查抑郁/焦虑阳性。

（4）多伦多述情障碍量表：包含 26 个项目，采用 5 级评分，分为 4 个因子，因子Ⅰ表示描述情感的能力，因子Ⅱ表示认识和区别情绪和躯体感受的能力，因子Ⅲ表示缺乏幻想，因子Ⅳ表示外向型思维缺乏透露内在的态度、感受、愿望和欲念的能力，执着于外界事物的细枝末节。记分与常模比较，经统计分析，显著高于常模者表示有述情障碍，得分越高越严重。

二、常见的躯体形式相关问题

（一）躯体化特征

“躯体化”一词已被严重地滥用：很多医生只要患者主诉躯体症状而检查又是阴

性，便称之为“躯体化”，这是错误的。有专家认为误导来自常用的量表SCL-90，其中一个分量表被称为“躯体化”，其实评价的是不区分来源的“躯体症状”，误用了这个解释性术语。躯体化指患者的一种特殊倾向，即以身体不适或疾病的体验来表达自己的心理痛苦或人际烦恼，并为此寻求医疗帮助。实质上，躯体化是一种被文化认可的表达心理社会痛苦的习惯用语。

躯体化特征可以表现在三个维度，即体验的、认知的和行为的层面。

体验层面：患者可以有各种感觉症状，如某些部位的疼痛、麻木、腹胀、瘙痒、视觉异常等，有时可能为某种疾病的特异性症状，如压榨性胸痛。还可能表现为运动症状或器官功能异常，甚至出现肢体麻痹、抽搐。患者体验到的症状是完全真实的，无法与器质性疾病的症状区分。症状与心因的联系可能有些规律，但个体差别极大，类似的心因可以因患者体质不同而表现为不同症状。

认知层面：患者对症状的归因主要是躯体的，回避或否认心理及人际因素，反而将心理情绪症状归结于躯体症状所致的痛苦。最经典的躯体化现象里，患者将诱发事件彻底遗忘，即痛苦的经验在意识里完全消失，转换为躯体症状。另外，患者常表现对症状过度关注和放大，如整天抱怨症状，放弃正常生活内容等。深入探寻往往会发现患者将症状理解为有害的、不正常的或不应存在的。

行为层面：患者为躯体症状痛苦不已，多数为此反复求治，其目的更多在于处理症状，而不在于弄清诊断。他们对待检查和治疗态度可能很谨慎，也可能很激进，但总是存在一些异常的患病行为，如滥用药物、轻信各种替代治疗或保健品、反复测血压、过度锻炼等。

研究已经发现躯体化相关的一系列病理生理机制，如神经调控、信息传递或大脑信息加工方面的异常，甚至可能有遗传因素。心理机制包括童年期甚至成年期虐待（尤其是性虐待）、述情障碍、认知偏差和选择性记忆偏差等。有些患者成长经历中躯体症状是人际沟通的主要形式，如父母过度关注患者的身体健康，父母有慢性疾病或异常患病行为。社会文化因素及医源性因素也对躯体化有重要作用。

> 女性，15岁，反复发作性抽搐半年。
>
> 半年前患者在家突发抽搐，四肢伸直，眼睛上翻，呼之不应，家人按压人中后停止。发作持续十余分钟，意识恢复后对发作不能回忆，无残留症状。此后多次类似发作，常于家人外出时出现，严重时曾跌倒磕破面部。有时有先兆，表现为面部表情僵硬，双手握拳，家人马上予安抚并展开手指可阻止发作。未出现过咬舌及二便失禁。不发作时表现正常。脑电图、头部MRI检查未见异常。
>
> 追问病史，患者幼年期母亲离家谋生长期未归，父亲暴躁，常打骂患者。1年来父亲女友到家中同住，家中矛盾多，父亲对患者态度恶化。首次发病前父亲曾威胁患者。患者发病后母亲关注强烈，带患者离家看病，尽量不让患者独处。

（二）疑病现象

疑病现象是指患者持续害怕患上某种疾病或相信已经患有某种严重疾病，虽一再经客观检查排除和医生的解释安慰仍不能缓解。

各种性别、年龄均可能出现。患者常伴有明显的焦虑情绪，但仅针对患病这一个问题。常过度关注躯体情况，对身体感觉过度观察和警觉。关注的可以是特别的身体功能或体验，轻微的症状，模糊的躯体感觉或危及生命的疾病（心脏病或癌症）。并经常为此反复要求检查，可能达到强迫的程度。担心患病经常成为患者对自我感知的核心特点、社交话题的中心和对生活压力的反应。而且，患者的担心很容易被某些传统治疗或替代治疗的理论或医生所强化，甚至完全不能接受不同的观念。

该现象通常是持续、反复消长的，但有时也能完全康复。急性起病，病程短，症状轻的患者常能逐渐缓解，尤其是有明确诱因的疑病现象常在诱发事件解决后消除。有继发获益，及患有躯体疾病或精神障碍的患者容易慢性化。若疑病现象仅继发于应激事件，可能随事件解决而缓解。若是抑郁障碍、焦虑障碍或其他精神障碍的一种表现，精神障碍得到治疗后疑病现象也可随之消失。

目前对疑病现象的了解仍很薄弱，有理论认为有生物学因素如大脑皮质弱化、兴奋抑制失调、感受器超敏等。而述情障碍、认知偏差及适应不良的行为强化等是可能的心理机制。

> 男性，32 岁，心悸、胸闷 1 年。
>
> 患者去年有 2 周工作繁忙，严重缺乏睡眠，有一次酒桌上自觉心跳突然加快，持续不到 1 分钟，当时去急诊就诊，未发现明显异常。门诊行 Holter 示少量房性期前收缩，心脏彩超正常，医生告知无器质病。但患者半信半疑，间断找各大医院心内科专家就诊，重复多次 Holter，查运动试验，并曾转诊到内分泌科，均无异常发现。1 年来常无故觉轻度心悸，有时伴胸闷感，休息能逐渐缓解。无其他不适，情绪尚好，食欲睡眠正常，已休病假半年。
>
> 精神检查：患者表情姿态安稳，诉一直觉心脏不适，靠保证睡眠、避免劳累才能防止犯病。担心有某种不清楚的心脏病，知道检查都正常，但检查都“不能百分之百保证没事”，再犯还是想检查，“没准哪次就能查到什么病了”。情绪不低，兴趣正常，否认多虑、紧张等焦虑症状。

（三）孟乔森综合征

孟乔森综合征（Münchhausen’s syndrome）描述的是一组人格显著偏离常态的患者，但又通常不符合某种特殊类型的人格障碍。

典型的患者多为男性，起病年龄为 15～30 岁。患者虽然自知没有疾病，却有意制造病症争取住院或接受手术，其目的主要是借患者角色寻求注意，而非骗取金钱、逃脱责任等现实目的。患者为了达到目的，不惜用各种极端手段伤害自己，如服用抗凝药导致出血，自行注射胰岛素导致低血糖等，或编造、夸大病史欺瞒医生。经常流转于多家医院并使用化名来掩饰身份。患者建立的医患关系也仅为此目的服务，起初千方百计与医生拉近关系，一旦达不到目的关系就会破裂。这类患者中药物滥用很常见，但一般没有药物依赖。他们对精神心理专科医生抵触或反感，没有真正的求治动机，难以治疗。有些患者间接死于自伤或直接死于自杀。

还有代理孟乔森综合征，指照料者（父母、保姆、医护人员等）对被照料者（婴幼儿、老年人、患者等）实施伤害以便使被照料者获得治疗的行为。

孟乔森综合征可以说是人为的求医行为中最戏剧化的一种，但临床上更常见的是普通做作性障碍。患者的症状没有那么引人注意，主诉也更慢性或主观，如各种疼痛、复发脓肿、术后伤口不愈、恶病质等。其欺骗行为也往往很难确证，可能长达几个月甚至几年都未被怀疑症状是自我诱导产生的，只有带着足够的敏感性回顾整个病史才会发现疑点。

孟乔森综合征患者早期的生活环境都是不良的，为得到他人的注意和照料，在儿童少年期间就用症状和病痛作为手段。这类患者常具有以下特点：亲情的依恋极度缺乏，人际关系不良或不稳定，人格不成熟，自我中心和情绪不稳定等。大多具有戏剧性或攻击性特质，少数患者的偏执特质明显。

> 男性，32 岁，腹痛，要求激素治疗。
>
> 患者 1 年来因腹痛到多家医院反复看病并多次住院，描述症状严重而持续，迫切求治，反复做各种检查，重复 4 次胃镜，3 次肠镜，并在患者强烈要求下做过一次开腹探查手术，均未发现器质性病变。1 个月前在免疫科就诊，出示外院化验单显示免疫指标明显异常，考虑结缔组织病收入院。入院后检查免疫指标正常，仔细检查外院化验单有修改复制的痕迹。医生试图解释不符合免疫病不需治疗，但患者强烈要求用激素治疗，拒绝出院。
>
> 精神心理科会诊时患者合作，坚持称自己是免疫病，需要用激素，不能提供自己的解释，不表达内心感受。能与医生讨论患病带来的不利影响，包括无法继续工作，与女友关系紧张，没有正常的生活内容等，仍拒绝改变用药的要求。

三、临床处置

（一）治疗原则

治疗过程中对躯体疾病和精神心理诊断、治疗保持谨慎的判断和处置，对共病给予适当的治疗。治疗任务分阶段实施。

1. 治疗初期　建立相互信任的医患关系。

（1）接受患者对症状的关注、担忧和相应的行为。

（2）对患者痛苦的共情和理解、包容。

（3）积极解释症状：功能性，无害性，躯体压力。

（4）协商合理的治疗目标。

2. 治疗中期　建立对症状心身联系的理解。

（1）了解患者对躯体疾病的担心，一起回顾躯体检查，纠正患者对疾病的错误认知。

（2）心理教育：解释症状的功能性，可借助肌肉紧张、高通气等生理现象帮助其理解躯体症状。

（3）引入心理生理反应的概念，使患者了解在心理社会因素应激下的躯体反应。

（4）逐渐引入心理社会话题，由患者建立心理社会因素与躯体的联系。

（5）关注存在的维持因素，提升患者的自我效能。

（6）关注症状，提供可能的应对策略（例如放松治疗、锻炼、认知行为治疗、药物）。

（7）减少患者的不良疾病行为，如饮酒、不必要的检查、治疗等。

（8）关注患者的心理社会特质，包括成长史和人格因素。

3. 治疗后期　建立回归日常生活的信心。

（1）鼓励和支持回归日常生活。

（2）讨论如何应对波动与复发。

（二）治疗策略

1. 建立良好的治疗关系　创造并维持一个包容、共情、以患者为中心的医患关系，制定合理的治疗目标是成功的基础。

在与患者的接触中，医生需要具备的基本态度和沟通技能如下。

（1）倾听与接纳，认可症状的真实性，认可症状带来的痛苦。

（2）共情，对患者的情绪状态及心理社会因素表达共情。

（3）包容，以患者为中心的方式关注患者认为重要的问题。

（4）专业的医学态度，如“目前没有发现××科的器质性疾病”等交谈向患者解释，建议和推荐合理的治疗目标。

（5）避免不当的处置，如过度检查和治疗。

2. 心身并重的基本处置　持续的动机激励，逐步进行躯体活动（例如从轻度到中等强度的有氧运动和力量训练；缓慢增加强度，交替休息），鼓励社交活动。鼓励心理治疗，例如针对心理社会压力或者抑郁等问题。

3. 药物治疗　针对躯体症状采用药物治疗，是许多患者容易接受的治疗方式。可供选择的药物类型包括抗抑郁药、抗精神病药、抗癫痫药及植物制剂、中药，其中抗精神病药和抗癫痫药在伴有疼痛症状的患者中较常使用。药物治疗应权衡利弊之后使用，目前各国的指南中并不推荐单纯使用药物来进行治疗，而更推荐药物联合社会心理干预的治疗策略。

4. 分级处理　根据病情严重程度，对患者进行分级处理，有针对性地提供处理方式。

（1）病情较轻：轻症患者由各科室医生进行治疗，必要时将患者转诊到精神心理科。由于病耻感等因素的影响，成功转诊需要医生具有一定的准备和技能。

- 对精神心理问题保持中立的态度。
- 与精神/心理科合作管理疾病，避免给患者带来被“拒绝”或“摆脱”的感受。
- 促进患者的求助动机，让患者“为找出病因尝试不同的思路”，尊重自主权，参与决策。
- 转诊困难时，进一步强化医患关系。

女性，27 岁，复发性胸闷及腹胀 1 个月余。

医生：您好，检查结果应该都出来了，我们稍后一起来看看。您这 1 周还好吗？

患者：不好，还是老犯病，都 3 天没去上班了。您快给我治吧。

医生：好的，我看看报告单……不错，都没有大问题，这些结果你明白吗？

患者：是，我也看了，都写未见异常。那我怎么这么难受啊，是不是没查出来啊？

医生：你担心什么病没查出来呢？

患者：我也不知道。

医生：一般病了这么一段时间总会自己有些猜测的，放心说好了。

患者：心脏病吧，上个月有个同事年纪轻轻的突然死了，听说是心脏病。

医生：怪不得，难免联想到自己，你觉得自己得心脏病了这事的可能性大吗？

患者：应该大吧，我奶奶也是心脏病去世的。

医生：心脏病是有些遗传倾向，不过要是得了心脏病还是容易查出来的。你上周做的 Holter、心脏彩超都是正常的，犯病时查的心电图也正常，这些都能说明你的心脏没问题。

患者：可是我真是胸闷，可难受了，真不是我想出来的。

医生：这我相信，这样的情况也不少见，人有时就会出现一些功能性的症状，有时也会感觉挺重的，但这未必一定是那个器官坏了，而仅仅是器官或神经的功能有些紊乱。

患者：就是说我心脏没病，不会死？

医生：当然任何人都有突发心脏病的可能，医生没法那么绝对地保证。但至少我们现在没发现什么值得担心的，你犯心脏病的可能性并不比一般人高。

患者：那我还放心些，那我这样的功能病能治吗？

医生：能治，你先能明白这症状没那么可怕了，就很好。影响这种功能性症状的原因有很多，情绪不好或心理压力是最常见的，比如有人生气就胃痛，有人工作特别紧张的时候有心绞痛的感觉。你这方面的情况怎么样？

患者：我压力是挺大的，新来的领导特别凶，批评我好几次了，我都不想干了。

医生：哦，这种情况确实是挺难的。

患者：就是，我也不知道怎么办，挺烦心的，老公也不理解我……

医生：这么说这段时间常有紧张、苦恼，而后来又开始为这些症状很担心。

患者：最近确实心情经常不好。您的意思是说我犯病是因为这些？

医生：很有可能，人的心理压力如果没能很好疏导，就可能转移到身体里捣乱，这样的现象不少见。你自己觉得呢？

患者：可能是有关系。

医生：尤其是你后来的担心，这会使你忍不住特别注意胸闷的感觉，人的感觉在关注增强的时候必然被放大，结果神经系统对这种感觉信号就变得越来越敏感。再加上你上不了班，空闲时间多了，更难免会关注。

患者：还真是，我也觉得不上班这几天犯得更多了，昨天跟朋友吃饭挺开心的，一晚上也没犯。看来我是得想法把注意力转移开……

（2）病情中等：病情中等的患者，需要以各躯体专科医生作为管理的中心，团队中加入精神/心理专科医生。制订清晰的治疗计划。

心理治疗是治疗的一个重要部分。治疗初期就要处理患者对心理治疗的被动和负面态度。具有循证证据的心理治疗有认知行为治疗、精神动力学治疗、催眠治疗、放松、操作行为治疗。对医学无法解释的症状（MUS）的心理治疗应是障碍导向的，考虑到背景（共病、社会状况、工作能力）及躯体和资源导向。心理治疗对 MUS 的症状、功能状态和情绪有低至中等效用。效用比抑郁的心理治疗要低，高于外用药物、注射和手术。

躯体导向的治疗元素和放松治疗可以作为总体治疗计划的额外措施，但不推荐作为单一治疗（例如生物反馈、渐进性肌肉放松、太极、气功、瑜伽等）。

药物治疗包括对症处理的药物和以 TCA、SSRI、SNRI 为代表的新一代抗抑郁药、植物制剂等。

治疗过程中需要再评估，为预防加重和慢性化，至少每 3 个月再评估一次症状、诊断、严重程度和治疗效果。6 个月门诊治疗无效可考虑住院治疗。

（3）病情严重：应考虑住院治疗，需要多模式治疗（至少 2 个专科以上的科室合作，其中一个为精神/心理科）。康复治疗也是非常重要的一部分。

第四节　常见精神症状及处置

一、精神病性症状的概念及描述

“精神病性”（psychotic）是一种简略的描述性术语，仅表示存在幻觉、妄想或为数不多的几种异常行为（如广泛的兴奋和活动过多，显著的精神运动型迟滞及紧张症性行为）。

（一）幻觉

幻觉是一种缺乏外界相应的客观刺激作用于感觉器官，却出现类似知觉的体验。例如没有人讲话时听见讲话的声音。引起幻觉的原因有中枢神经系统病变或功能损害、情绪影响、暗示、周围感觉器官病变、感觉剥夺。幻觉是一种常见的精神症状。幻觉可以在意识完全清晰时发生，也可以在不同程度的意识障碍时发生。意识清晰时出现的幻觉属于精神病性症状，是精神病患者最常见的症状之一。健康人有时也会出现幻觉，主要发生在入睡前和醒来后，通常是短暂的、单纯的，如听到铃声或一个人的名字。

1. 幻觉分类（按器官）

（1）听幻觉：这是最常见的一种幻觉。患者可以听见各种声音，如言语、声音、音乐等。如幻觉内容为言语交谈，称为言语性听幻觉；如果言语内容是评论患者的言行，称为评论性听幻觉；如果言语内容为命令患者做某事，称为命令性听幻觉。言语性听幻觉，尤其是评论性听幻觉、命令性听幻觉多见于精神分裂症。临床上多数患者的行为和情绪受听幻觉影响，甚至产生不良或危险后果。

案　例

女性，33 岁，多发性硬化。主诉情绪紧张、害怕。详细询问得知患者常在夜间听见有人在说话，“他们是在商量怎么加害我”“有的人还对我说（我的）丈夫不是好人，让我干掉他”。

（2）视幻觉：视幻觉比听幻觉少见，常与其他幻觉一起出现。视幻觉多见于器质性障碍，如谵妄、中毒、癫痫等，也可见于功能性精神障碍，如精神分裂症等。

> **案 例**
>
> 男性，59岁，因急性胰腺炎入院。2日后出现夜间躁动，大喊大叫。追问病史：患者长期大量饮酒，入院后停止饮酒3天，夜间“看到死去的亲人，身高只有手掌大小”。还会“看到天花板上有恐怖鬼影”，内心感恐惧。

（3）味幻觉和嗅幻觉：味幻觉和嗅幻觉比较少见。可见于颞叶癫痫、精神分裂症等。

（4）触幻觉：触幻觉又称皮肤黏膜幻觉，较少见。多见于周围神经炎、中毒、精神分裂症等。有性器官的触幻觉称为性幻觉，多见于精神分裂症、分离性障碍等。

> **案 例**
>
> 女性，56岁，因三度房室传导阻滞收入心内科，准备行起搏器植入术。早晨查房时，患者突然对主治医师说：“昨晚你强奸了我！”追问病史，既往患有精神分裂症。详细询问下，患者称感到外阴和阴道被触及，认定主治医师强奸了自己。

（5）本体幻觉：本体幻觉又称体感幻觉，临床上较少见。患者有内脏被捏、拉、膨胀、虫爬、刀割、舌头在动等体验。常见于疑病妄想、虚无妄想、精神分裂症、抑郁症等。患者感到肢体、躯干在运动，称为精神运动性幻觉，多见于精神分裂症。患者感到失去平衡，处在斜面或旋转的地面上而紧紧抓住扶手不放，称为前庭性幻觉，见于精神分裂症、脑干器质性疾病。

> **案 例**
>
> 男性，50岁，到急诊室称自己的内脏都“腐烂了，坏掉了”。既往患有抑郁症，近段时间情绪紧张，常说“我做错事了，犯罪了”。接触中患者情绪低落，自诉“肠子在逐渐地消失，一点点地缩短”。

2. 常见的鉴别

（1）幻觉与错觉：幻觉是没有刺激作用于感官，却产生了类似于知觉的体验；而错觉是有刺激作用于感官，但却产生了错误的知觉，例如把树看成是人。

（2）幻觉和妄想：幻觉是感官产生的虚幻知觉体验，如听到别人骂自己“小偷”；而妄想是一种病理信念，如认为别人在迫害自己。

（二）妄想

1. 妄想的特征 妄想是一种病理信念。典型的妄想有3个特征，缺一不可。

（1）妄想是一种坚信和确信。它不接受事实和理性的纠正，可以说是不可动摇和不可纠正的。妄想的这个特征是普遍公认的。也许有人会问，历史上有不少人首次提出某种学说或理论时遭到几乎所有其他人的反对，但历史终于做出了公正的裁判。个别人的观点是正确的，难道在当时可以说该个别人的观点是妄想么？确实，在极少的场合下，我们会遇到类似的困难处境，但如果结合第二个特征来考虑，问题往往迎刃而解。

（2）妄想是自我卷入的。哥白尼和伽利略坚信地球绕日运行而不是相反，这种信念完全不涉及自我，因而根本与妄想无关。实际上，妄想的核心判断总是包含着“我”。例如，“我伟大”“我有罪”“我的配偶与某人有暧昧关系”“人们在迫害我”“人们咳嗽吐痰都是针对着我”“某人钟情于我”等。反过来说，在各式各样的思维障碍中，不论其推理判断的内容和形式如何，只要信念不涉及自我，说它是妄想便不能得到精神病学界的公认。

（3）妄想是个人独特的。这就是说，妄想是某一个人所独有的信念，而不是任何集体的信念。妄想的这一特征是它区别于宗教、迷信、巫术及一切不为局外人所接受的某一文化群或亚文化群的信念。正是由于每一个正常人的头脑都浸透了所属文化的价值，妄想是容易为人们所辨认的。

综上所述，可以将妄想定义为：一种个人所独有的和与自我有切身关系的坚信，它不接受事实和理性的纠正。

妄想的定义中虽然有“坚信不疑”，但在妄想开始形成阶段或消失阶段，患者对妄想可以动摇。有些患者尽管对妄想坚信不疑，但其行为常常不受妄想影响，如患者一面坚持自己是伟大人物的亲戚，一面却安心地生活在医院中。有时妄想内容虽然符合事实，但患者的结论并不是通过客观事实和逻辑推理得来的，如患者认为因为天在下雨，从而推论出配偶有外遇。由于现实生活是复杂的，因此对于检查者而言不可想象的事情并不等于不会发生，关键在于其结果是如何得出的。

2. 需要与妄想鉴别的心理活动

（1）偏见：正常人的成见和偏见是由人们思想方法不正确或认识水平限制造成的。

（2）迷信观念：迷信观念是与当时当地的社会文化背景相联系的。

（3）幻想：幻想时的内容可能离奇，但人们能够与现实区分，并不坚信不疑。

（4）超价观念：超价观念是一种带有强烈情感色彩的先入之见，并在较长时间内占优势地位，使当事人以此来解释一切现象。不过情绪稳定或客观环境改变时，超价观念可消失。

3. 常见的妄想

（1）被害妄想：这是最常见的妄想。患者感到正在被人迫害、监视、跟踪、窃听、诽谤、诬陷、毒害等。被害妄想常见于各种精神病状态，伴有幻觉的被害妄想多见于精神分裂症，也见于谵妄等器质性精神障碍。

案　例

男性，75岁，因慢性阻塞性肺疾病急性发作入院。患者不和医生讲话，只和女儿交谈。家属告诉医生“我父亲总说在医院住着不安全，还说这家医院有2部分组成，一部分叫圣乔治医院，另一部分叫圣玛丽医院，圣乔治医院的都是坏人，圣玛丽医院的都是好人，这个病房的医生都是圣乔治医院的，会加害自己”。

（2）关系妄想：较常见，患者感到周围的一事一物均与自己有关，或具有某种特殊意义。前者称为牵连观念，后者称为特殊意义观念。如患者认为报刊、电视中的内容都与自己有关，有些是明的讲自己，有些是暗示自己。关系妄想多见于精神分裂症，也见于其他各类精神病。

案　例

男性，23 岁，因病毒性脑炎入院，总说病房中的人，无论认识的还是不认识的，一举一动都是要向自己传达某种信息。

（3）夸大妄想：患者认为自己是重要人物、出身名门，有特殊才能，有巨大财富等。如患者坚信自己是某个领袖的亲戚，家中有许多钱财等。夸大妄想常见于躁狂症，也见于精神分裂症、器质性精神病。

（4）疑病妄想：患者深信自己患了某种严重疾病，如癌症、艾滋病等。一系列详细检查和反复的医学验证都不能纠正患者的病态信念，常伴反复就医的行为和焦虑不安情绪。疑病妄想常见于抑郁症，尤其是中老年患者，也见于精神分裂症。

案　例

男性，38 岁，因“右下腹不适 3 年”入院。既往曾在多家医院就诊，花费 40 多万元，未查及可解释症状的躯体疾病，坚信自己有病，“只是医生还没有查出来！”

（5）钟情妄想：患者认为自己被异性看中、所爱，因而眷恋、追逐对方。患者钟情的对象常常是名人，如影星、歌星等。可以是突发的，也可以在一次见面之后产生。如在一次演唱会上向明星献过花，其实对方根本不认识他，也没有任何意思。钟情妄想多见于精神分裂症。

案　例

女性，40 岁，因系统性红斑狼疮、狼疮脑病入院。患者总是拉着教授说话，并给病房教授写纸条，表达爱慕，完全不回避自己的丈夫。患者家属均感到奇怪，称其行为与平时明显不同。询问下得知：患者认定教授“爱上了自己”，是从“教授讲话时的表情、语气中发现的”。

（6）影响妄想（或称被控制感）：患者觉得自己的一言一行都受到外界某种力量的控制，如电波、仪器、光等，因而不能自主，常伴有与妄想内容相应的行为。如患者感到自己的行为受到情报部门的控制，情报部门在自己的大脑中安装了特殊仪器，然后操纵他的一举一动，连讲话的声音也是借患者的大脑和喉咙。影响妄想是诊断精神分裂症的重要症状。

（三）精神运动性障碍

1. 精神运动性兴奋　指患者的动作和行为增加，分协调性和不协调性兴奋。

（1）协调性兴奋：指患者的动作和行为的增加与其思维、情感活动是一致的，与其思维和情感活动的量的增加是协调的，是有目的的，可以理解的，身体各部分的动作与整个精神活动是协调的。例如情绪激动时的兴奋、轻躁狂时的兴奋、焦虑时的坐立不安都是典型的协调性兴奋。

（2）不协调性兴奋：指患者的动作和行为的增加与其思维、情感活动是不一致的。表现为动作单调杂乱，无动机，无目的，令人难以理解。患者的动作行为与其整个精神活动不相协调，与外界环境也不相协调。如精神分裂症紧张型的紧张性兴奋，青春型的愚蠢行为和装怪相、做鬼脸等。意识障碍时也可出现不协调兴奋，如谵妄状态。

2. 精神运动性抑制 指患者的整个精神活动的抑制，表现为动作、行为明显减少。常见以下各类。

（1）木僵：指患者的动作和行为明显减少或抑制，并常常保持一种固定姿势。严重的木僵，患者不言、不语、不动、不食，面部表情固定刻板，保持一个固定的姿势，僵住不动，大小便潴留，对刺激缺乏反应。轻度木僵称为亚木僵，表现问之不答、呼之不动、表情呆滞，但在无人时能自动进食，自动解大小便。木僵常见于精神分裂症，也见于抑郁症、反应性精神障碍及脑器质性精神障碍。

木僵常见于精神分裂症紧张型，称为紧张性木僵。抑郁症发作严重时也可出现木僵，但一般程度较轻，如与患者讲述不愉快的事，可以引起患者表情的变化（如流泪等），称为抑郁性木僵。突然的严重的精神刺激可引起心因性木僵，一般维持时间很短，事后对木僵时的情况不能回忆。脑部疾病，尤其是第三脑室及丘脑部位的病变也可产生木僵状态，称为器质性木僵。

（2）蜡样屈曲：指患者静卧或呆立不动，但身体各部位却可以听人摆布，即使把他摆成一个很不舒服的位置也可以维持很长的时间。因为患者的临床表现像蜡人一样，故称为蜡样屈曲。此时，患者的意识清楚，事后患者能够回忆。当患者躺在床上把他的枕头抽取，患者仍可悬空维持，称为空气枕头。蜡样屈曲是一种被动服从，常见于精神分裂症。

（3）缄默症：指患者缄默不语，不回答问题，有时以手示意。见于精神分裂症紧张型和分离性障碍。

（4）违拗症：指患者对于要求他做的动作不但没有反应，反而表现抗拒。如要他躺下，患者却站立。患者做出与对方要求完全相反的动作称为主动性违拗；拒绝别人的要求，不去执行称为被动性违拗。有些患者甚至连口水也不咽下去，大小便也不解，称为生理性违拗。违拗常见于精神分裂症紧张型，常在木僵的基础上出现。

二、综合医院常见的综合征及相应处理

(一)谵妄综合征

案　例

男性，65岁。

“胃癌根治术后兴奋躁动，大喊大叫，不配合治疗1天”，外科请求会诊。

现病史：患者3日前全身麻醉下行胃癌根治手术，手术顺利，失血不多，术后第2日在ICU拔除气管插管，生命体征平稳，呼吸良好，简单对答可，由ICU转回普通病房。夜间睡眠较差，显烦躁，有恐惧感，看见窗帘称后面有人。让家属“滚”，要回家，去拔腹腔引流管。躁动时血压升高，心率增快。给予艾司唑仑1 mg后约1小时能入睡，夜间睡眠差，间断醒来。今日白天上午嗜睡，中午简单对答尚可，下午开始明显烦躁，大喊大叫，诉有某某经理来看自己，让家属快些去准备。对家人发脾气，对护士输液操作不配合，甚至踢打护士。

既往史、个人史及家族史：高血压、糖尿病数年，规律使用降压药物、口服降糖药，血压、血糖平稳。3年刚退休时有过情绪稍差，睡眠差，约经半年渐好转。否认情绪低落史或高涨史。否认既往类似兴奋躁动史。否认明显记忆力减退。性格固执，易发脾气，有自己的娱乐爱好，乐于与朋友交往。在家读书、看报、养花等，少量家务，均能完成。很少饮酒，吸烟每天半包。否认其他物质滥用史。

内科及神经系统查体：内科会诊心肺查体无特殊。神经内科会诊未发现明确神经系统定位体征。

精神检查：束缚于床，闭目，基本安静。能够通过语言刺激唤醒，接触可，反应偏慢，语偏少，基本切题。时间定向，知道年份，月份、日期不准确；地点定向，知道在哪家医院，但不知具体所在科室及自己的床位号；认识自己的妻子，知道医生和护士的身份，对自己的姓名回答正确。86-7=90，远记忆尚可，近记忆稍差。被问及是否见过让自己恐惧的东西，称“好像有，不记得”，否认幻听；承认某经理要来看自己。表情稍平淡，自称情绪“挺好”，否认不安感。问其对医护有何要求，患者稍显激动，称“给我松开（约束）”。

相关检查结果：目前血常规检查中，血红蛋白正常，白细胞计数升高，中性粒细胞为主。血生化：正常。血气：正常。

诊治经过：予奥氮平2.5 mg/晚，1天后患者睡眠改善，对答基本切题，否认看到令自己恐惧的画面。未再有大吵大闹，基本配合治疗。

谵妄是一组以急性、广泛性认知障碍，尤以意识障碍为主要特征的综合征，常因脑部弥漫性感染、短暂的中毒、代谢紊乱或药物等引起。因其往往急性起病，病变发展迅速，故又称为急性脑综合征。谵妄是综合性医院中最为常见的一种精神障碍，尤其常见于老年人。依据不同调查研究结果，在综合医院住院患者中约有15%～30%出现谵妄，在手术患者中约有10%～60%出现谵妄，在重症患者中谵妄的发生率为50%～90%。老年住院患者谵妄的发生率为38.5%，病死率为22%～76%。

美国精神障碍诊断与统计手册第5版（DSM-5）中从精神运动水平将谵妄分为高活动型/兴奋型、低活动型/淡漠型、混合型。

高活动型的特点：活动水平增高，动作速度加快，丧失对活动的控制，坐立不安和盲目活动，语量多，语速快，音量高，大喊大叫，攻击行为，各种幻觉、妄想。

低活动型的特点：活动水平下降，警觉性降低，更多表现为嗜睡。

混合型的特点：虽然注意和意识清晰度受损，但是精神运动水平正常；也包括精神运动水平在高活动型和低活动型间快速波动者。

临床上混合型最为常见，低活动型次之，完全的高活动型则较少；但低活动型可能较少会引起临床医生注意。总体来说，高活动型的病程较短，预后相对较好。

1. 谵妄的器质性病因（I WATCH DEATH）

- Infections/Inflammation/Immunity：颅内感染，如脑膜炎、脑炎；全身感染，如炎性反应；炎症/免疫相关，如感染后脑炎、副肿瘤综合征、狼疮脑病等。
- Withdrawal：酒精或其他成瘾性物质的戒断。
- Acute Metabolic：严重的电解质异常，酸碱平衡异常，低血糖，高血糖，贫血，低蛋白血症，维生素或其他营养物质缺乏（Wernicke 脑病），肝性脑病，肾性脑病。
- Trauma：外伤，例如脑挫伤、颅内血肿、弥漫轴索损伤。
- Central nervous system pathology：中枢神经系统病变，包括其他条目描述的创伤、炎症-感染性脑病，还包括退行性脑病、癫痫、脑瘤、视听水平下降等。
- Hypoxia：低氧血症，例如肺性脑病。
- Drugs：精神活性药物，如镇静催眠药，酒精，阿片类，抗惊厥药，抗帕金森药，锂盐，麻醉剂，抗抑郁药，可卡因，苯丙胺，LSD；其他，如抗胆碱能药，洋地黄，皮质激素，西咪替丁，镇痛药，抗组胺药，抗生素，降压药，干扰素，免疫抑制剂，胰岛素，阿司匹林，肌松药。
- Endocrinopathies：内分泌病变，如下丘脑和垂体功能衰竭，Cushing 病，甲状腺功能减退危象，甲状腺功能亢进危象，肾上腺功能衰竭（Addison 病）。
- Acute vascular disorders：脑出血、脑梗死、蛛网膜下腔出血、颅内静脉窦血栓形成。
- Toxins：有机磷，一氧化碳中毒，杀虫剂等。
- Heavy metals：重金属。

临床更常见的情形是，在大部分谵妄病例中，尽管大量的临床检查，仍不能将谵妄归于某一个明确的器质性病因学因素，只能推测是多危险因素所致。对于这一现象，通过脑功能不足理论能较好理解：大脑的储备功能不足以应付各种生理和（或）心理应激所致的脑功能紊乱就出现谵妄。研究显示显著的危险因素包括高龄，之前接受过大手术，有基础的中枢神经系疾病（例如痴呆，帕金森病，卒中），严重的共病（例如终末期疾病，烧伤，肾透析），药物，癌症，物质滥用，导管插入，约束，营养不良等。危险因素越多，意味着脑功能基础越脆弱，越容易发生谵妄。在遇到重大应激（例如手术）或者哪怕小的应激（环境变化）之后，就可能出现谵妄。年龄也是重要的最为相关的危险因素，可能与老龄伴随的认知功能退步甚至未发现的痴呆有关。另外，综合医院中，谵妄在大型手术后的发生率很高。

昏迷在恢复到意识完全正常之前常有一段时间的谵妄。一项在 ICU 患者中进行的前瞻性研究显示，89%的昏睡或昏迷患者在恢复过程中出现谵妄；相反方向，很多患者从意识清醒进展到完全昏迷，中间也经历谵妄。因而谵妄是一个非常重要的临床症状，提示可能有严重的躯体问题需要临床医生关注。

外科患者谵妄发生率见表 3-4-1。

表 3-4-1　外科患者中谵妄发生率

疾病/手术类型	谵妄发生率
髋关节骨折	21.7%（4%~53%）
择期髋关节或膝关节置换	12.1%（9%~28%）
心脏手术	32%（0%~73%）
重大择期手术	10%（9%~17%）
择期血管手术	34.5%（29%~39%）
ICU 中>65 岁的手术和内科疾病患者	70%~87%

2. 临床表现　谵妄的临床特征主要包括精神症状学表现和病程两方面。

- 意识障碍：是谵妄的主要症状。患者常常有时间、地点定位障碍，相对少见有人物定向障碍（但常常有错认），几乎不会有自我定向障碍。时间定向异常是最常见的谵妄预警症状。注意力差，患者常常注意力分散，看起来淡漠无表情，或者似乎在专注某物。
- 认知障碍：高级认知功能，包括抽象能力、言语流利水平、记忆能力都明显受损，导致重复、刻板言语、接触性离题、思维松散、近记忆受损、理解错误及相关的语言和行为障碍（虚构，流利性失语，错语，书写障碍，命名障碍，刻板运动等）。
- 知觉异常：常见的知觉异常包括错觉、假性幻觉及幻觉。幻觉最常见为幻视，幻听相对少见。幻视在震颤谵妄中尤为常见、生动（小动物幻视）。
- 时间特点：症状常为突然起病，在 24 小时内常常波动，有时相对清晰，有时又有上述症状（但即使在相对清晰、定向良好时一般仍有认知症状），常有昼轻夜重规律。

其他伴随的临床特征包括以下方面。

- 精神运动异常：或者是兴奋激越，或者是淡漠，或者是两者混合。
- 睡眠节律异常：患者可能表现出严重的失眠，夜间不能持续睡眠，白天困倦，有时睡眠觉醒周期完全破坏和颠倒。
- 妄想：20%~40%的案例中存在片断的妄想，常常是关于周围环境的被害妄想。
- 情绪异常：常常有烦躁不安和情绪易波动（情绪状态的快速、不协调改变），在低活动型谵妄中，烦躁不安可能被误认为是抑郁或者人格问题，有必要与后两者相鉴别，因为很多抗抑郁药有抗胆碱能作用，可能加重谵妄。
- 自主神经症状：高热、高血压、心动过速、出汗、面色潮红等。在震颤谵妄中高热常常是吸入性肺炎的表现，必须及时处理。
- 神经系统症状：震颤，肌肉抽搐，腱反射亢进，扑翼样震颤等。
- 临床上对下述情况应警惕谵妄的可能：

在原发躯体疾患基础上突然出现精神症状。

起病急，言语紊乱，行为杂乱。

起病急，病程短，精神症状变化快。

病情中突然出现精神症状，无法用原精神障碍解释。

突然找不到厕所、床铺，时间地点等定向障碍，随地便溺，摸索状态，以及记忆障碍等。

突然发生丰富的错觉或幻觉，与病情发展不相符。

突然发生行为紊乱，兴奋冲动或缄默不语等。

注意力不集中或不能持久，以致无法进行有效交谈。

发生精神症状存在一定规律，昼轻夜重、昼重夜轻、睡眠倒错等，清醒期无法回忆。

在变换精神药物期间，突然出现以上情况者。

3. 谵妄的评估　为了减少谵妄被漏诊的情况，对可疑谵妄的病例要进行充分评估，具体如下。

（1）详细询问病史，如药物治疗史、躯体疾病史、精神状态等（照料者或家属）；其中对药物的回顾非常重要，20%~40%的谵妄病例中，药物是潜在原因，也是最容易改变的危险因素。多药联用、药物中毒和戒断是最常见的原因。应仔细回顾药物，暂停非必需药物。阿片类药物可能与谵妄有关。但是术后适当镇痛与镇痛不充分相比能减少谵妄的发生。有关镇痛药的研究表明哌替啶与谵妄相关危险较高，而芬太尼透皮贴的危险最低。

（2）精神科检查应首先评估定向，记忆，注意，高级认知功能（抽象、判断、语言和书面表达及理解、视空间能力）。尽管这些方面都很可能受损，但是注意障碍是诊断谵妄所要求的关键症状，其他各种认知异常也可见于痴呆患者。有研究（Trzepacz，2001）显示，所有谵妄患者都有注意受损。可以说出一串数字，请患者倒过来说，如：23，患者应该先说 23，再说 32。逐渐增加数字串长度，正常顺向最大范围为 5~7 位数字，逆向最大范围为 4~6 位数字。

（3）量表评估：谵妄评定方法（Confusion Assessment Method，CAM），简体中文版护理谵妄筛查量表（Nu-DESC-SCV）（表 3-4-2）。

（4）实验室检查

• 一般检查：①血常规，尿常规，血生化、电解质、甲状腺功能、维生素 B_{12}+叶酸、血气，心电图。②血尿毒物筛查，酒精水平检查。③如果有发热或怀疑感染/炎症，应进行红细胞沉降率（ESR）、C 反应蛋白（CRP）、抗核抗体（ANA）检查，留取血培养。

• 头 CT 扫描：如果怀疑脑梗死、蛛网膜下腔出血等急性血管事件，应行头 CT 检查。

• 腰椎穿刺：如果怀疑脑膜炎或者脑炎，或者 CT 检查没有发现明确病灶，但仍高度怀疑颅内病变，则需要进行腰椎穿刺脑脊液检查。脑脊液异常结果及提示请参见神经内科相关部分。

表 3-4-2 简体中文版护理谵妄筛查量表（Nu-DESC-SCV）

临床特征及表现	评分（0~2 分）		
检查时间 / 症状	0：00—8：00	8：00—16：00	16：00—24：00
Ⅰ. 定向障碍 言语或行为上表现为分不清时间或地点或周围其他人的身份			
Ⅱ. 行为异常 患者的行为与其所处场合和（或）本人身份不相称，例如：在不允许的情况下，仍然拉扯身上的导管或敷料，或者试图下床及类似行为			
Ⅲ. 言语交流异常 患者的言语交流与所处环境和（或）本人身份不相称，表现为语无伦次、缄默及发表荒谬或莫明其妙的讲话			
Ⅳ. 错觉/幻觉 看见或听见不存在的事物，视物扭曲			
Ⅴ. 精神运动性迟缓 反应迟钝，无或少有自发活动/言语，例如：患者对针刺反应迟钝和（或）不能被唤醒			
总分			

注：根据每类症状的严重程度打分（0~2），将得分汇总，总分≥3 分可诊断谵妄（梅伟 等，2010）

- 脑电图：大多数情况下，谵妄的诊断不需要做脑电图。如果怀疑癫痫发作，则一定要做脑电图。另一方面，脑电图可以对临床有些提示。具体亦请参见神经内科相关部分，此处补充几种特殊状况：弥漫背景变慢，是谵妄患者中最常见的改变；三相波，见于肝性脑病、肾衰竭及肺衰竭；快 β 波，提示镇静催眠药戒断。脑电图也可以是正常或者轻微异常。研究者报告脑电图的敏感性不超过 65%（Brenner 1991）。
- 头 MRI 和 MRA/MRV。

4. 谵妄的诊断（DSM-5）

A. 注意力异常（指向、集中、维持和转移注意力的能力降低）和意识清晰度下降（对患者的定向下降）。

B. 在短时间内（通常几小时至几天）出现，严重程度在一天内常有波动。

C. 其他的认知异常（例如记忆缺陷，定向紊乱，语言、视空间能力下降，知觉异常）。

D. A 和 C 中的异常不能由其他之前就存在的或者进展的神经认知障碍更好解释，并且不是发生在觉醒水平严重降低的状态，例如昏迷。

E. 从病史、体格检查或者实验室发现方面有证据表明这些异常是另一个医学状况的直接生理后果、物质中毒或者戒断（例如由于药物滥用或药物治疗）、暴露于某种有毒物质或者多重病因所致。

5. 预防 对高危患者的预防性精神科药物治疗没有显示能降低谵妄发生率，但可能影响病程和严重程度。目前尚没有足够资料支持预防性使用抗精神病药。

使用行为和环境策略可以降低谵妄的发生率（绝对危险下降 5%～18%）。研究证明对术后患者谵妄的有效预防措施如下：

- 提供视听辅助设备。
- 早期活动。
- 避免容量不足和电解质异常。
- 停用高危药物。
- 反复帮助定向。
- 限制白天睡眠，维持昼夜节律。
- 适当镇痛，同时避免过分镇静。

6. 处理 谵妄的临床处理主要包括 3 个方面：寻找和纠正基础病因；非药物干预策略；药物治疗。

（1）寻找和纠正基础病因。

（2）非药物干预措施：对谵妄的非药物干预措施是十分重要的，但常常被忽视。例如特别是基础有认知功能异常的患者，谵妄恢复困难，药物治疗效果不佳，家属陪护能够有效减少患者对环境的不信任，改善患者舒适度，减轻患者症状。需要对医护家属反复交代并强调其重要性。

- 保护患者和其他人：收走潜在危险物品，尽量一对一护理；尽量不使用约束；将患者置于靠近护士站的房间，以便最快和持续监控患者状况。
- 尽量避免过量声光刺激，尽量有患者熟识的亲朋陪伴。
- 限制白天睡眠，保持昼夜节律，白天尽量自然光，夜间柔和人工光线（避免完全黑暗，以减少错觉）。
- 患者头顶柔和光源，医务人员接触患者时不会被患者看成是黑影。
- 让患者看到日历和钟表，帮助时间定向。
- 如果患者平常使用眼镜或助听器，应让患者获得这些辅助设备改善感知。
- 尽早向患者家属清楚解释，特别是向家属说明这一状态不代表患者“疯了”，在基础疾病好转后，精神状态通常也能恢复。在患者清醒的间歇或清醒后，也应向患者反复解释这是疾病的一个伴随症状，是暂时的，他们不需要感觉羞愧。
- 鼓励医护人员和家属反复帮助患者定向（在什么医院什么病房，来治疗什么疾病等）；告知陪护人员对患者保持平静安慰的态度。
- 家属可以带一些患者的个人物品（例如照片）帮助患者定向。
- 患者应尽量维持适当活动水平，例如由人陪同散步或在床上活动。
- 医务人员在接触患者时应该首先对患者解释自己的身份及将要进行的操作；避免在患者床旁讨论病情，以减少患者对环境的不安甚至被害妄想。
- 尽量维持固定一组医务人员负责患者，以免患者需要不停面对新面孔。

（3）精神科药物治疗：精神科治疗方面，对谵妄一般是针对兴奋或者精神症状（主要是精神病性症状）进行对症治疗，对于低活动型一般不用精神科药物治疗。当精神症状被控制，即应停药。

肌内注射氟哌啶醇的抗精神病作用快速有效，耐受性较好。一般起始剂量0.5~1 mg/次，3次/天，可渐增至10 mg/天，依据睡眠觉醒规律调整分次给药剂量和时间。但要特别注意氟哌啶醇的锥体外系不良反应（特别注意在艾滋病痴呆和路易体痴呆中更常见）和心电图监控（QTc间期延长，可能诱发恶性心律失常）。美国心理学会（American Psychological Association，APA）（1999）建议，对于QTc超出450 ms或者较既往心电图延长超出25%的患者，应进行心电监护、心内科会诊、减少用量或终止用药，并应监测其他会导致QTc延长的药物的使用及监测血钾和血镁浓度。

很多非典型抗精神病药在谵妄中的应用也得到了证据支持，例如奥氮平、喹硫平、利培酮。这些药物副作用危险较低，并且很多临床医生的应用经验也更丰富。但是对这些药物在痴呆患者中应用可能增加脑血管病危险的药物说明警告需要注意。

苯二氮䓬类药物用于治疗酒精或苯二氮䓬类药物戒断症状。关于震颤谵妄的治疗，详见使用酒精所致精神障碍一章。其他状况所致的谵妄中，苯二氮䓬类药物可能加重意识混乱，应尽量避免使用，但有时为增加镇静及降低抗精神病药剂量，可以少剂量使用。

案　例

女性，33岁，因病毒性脑炎入院。

入院时昏迷，予脱水、降颅压等对症及抗病毒治疗后，意识逐渐恢复。但患者缄默不语，不吃不喝，身体保持一个姿态不动，对针刺不躲避，不能吞咽口水，大小便需要辅助。数日后，症状减轻，但言语、动作和行为仍显缓慢，举动笨拙。

诊断：病毒性脑炎。

（二）紧张综合征

紧张综合征以全身肌肉张力增高而得名，包括紧张性木僵和紧张性兴奋两种状态。紧张性木僵包括木僵、违拗、刻板言语和动作、模仿言语和动作、蜡样屈曲、缄默等症状，可以持续数周至数月。紧张性木僵可以突然转入紧张性兴奋状态。紧张性兴奋往往持续时间短暂，常常是突然爆发的兴奋和暴力行为，然后又突然进入木僵或缓解。

1. 紧张综合征常见疾病

（1）器质性疾病：器质性紧张综合征见于各种病因如感染、中毒、脑肿瘤、脑血管病、脑外伤、癫痫等所致的严重的急性脑损害。患者除了紧张综合征外，往往有意识障碍和神经系统相关体征。

（2）精神分裂症紧张型：典型的紧张综合征见于精神分裂症紧张型，可表现为上述的紧张性木僵表现，还可与紧张性兴奋交替发生。

（3）抑郁发作：抑郁性木僵见于严重的抑郁发作，多为不完全性木僵，随着患者情绪低落的加重，运动减少，逐渐进入木僵状态。通常，患者无违拗表现，肌张力正常。耐心询问可获微弱问答，或者以点头、摇头示意。

（4）急性应激障碍：反应性（心因性）木僵是由突然而强烈的精神创伤引起的精神运动性抑制，常伴有意识模糊。反应性（心因性）木僵持续时间短，恢复后患者对木僵期间的经历多不能回忆。

2. 处理　根据不同病因采取不同措施。

（1）器质性因素

- 主要对因治疗，应积极治疗原发躯体疾病或脑部疾病，如抗感染、抗癫痫、手术切除肿瘤等。
- 小剂量使用抗精神病药物对症治疗。
- 由于木僵患者多有进食障碍，可采取支持疗法，如置胃管以补充液体和营养物质，并应预防压疮，专人护理。

（2）非器质性因素：若能除外器质性因素，可转入精神专科进一步诊疗。

案　例

男性，59岁，因腰椎管狭窄入院，拟行手术治疗。

入院当日心率110次/分，血压160/100 mmHg。第3天不穿衣服在走廊乱跑，表情恐惧，大喊“有人在追我，救命”，被约束在床后出现抽搐，口吐白沫。

向家属了解，患者长期饮酒近40年，近10年饮酒量逐渐加大，有时在工作时、早餐时都要饮酒。近2年每日饮40~50度以上白酒400~500 g，如半日不饮酒就会出现心悸、手抖、出虚汗的症状，饮酒后症状改善。

诊断：物质依赖综合征，戒断综合征；酒精所致精神和行为障碍。

（三）戒断-依赖综合征

物质依赖是由于反复使用某种物质后物质与机体相互作用而引起的一种心理和躯体状态，停用该物质后患者可产生戒断症状。这类物质包括酒精、镇静催眠药、阿片类、尼古丁、中枢神经系统兴奋剂如可卡因和苯丙胺，以及一些抗抑郁药、抗胆碱能药。我国物质依赖的患病率为5.9%，89%以上为酒精依赖。

1. 对饮酒问题的筛查　提示有隐蔽饮酒问题的线索：肝炎，原因不明的肝硬化，癫痫发作（特别是最近的发作），胃炎，贫血，难以解释的红细胞平均容积（MCV）升高，肝功能紊乱（尤其是γ谷氨酰转肽酶），心肌病，意外事故，结核，头部外伤，有适当的治疗却仍然持续的高血压，治疗困难的其他精神障碍，阳萎。

CAGE问卷是一个简短的筛查问卷，用于判断饮酒的风险。

C：你有没有曾经想过减少你的饮酒？（Cut back）

A：你有没有因为有人批评你的饮酒，而让你感到懊恼？（Annoyed）

G：你有没有因为饮酒而感到过自责？（Guilty）

E：你有没有在早晨一睁开眼就开始饮酒？（Eye-opener）

2. 临床表现 物质依赖表现为躯体依赖和心理依赖，患者因躯体疾病住院后往往会中断这些精神活性物质的来源，极易出现戒断综合征。在综合医院中，以酒精依赖和戒断最为常见。物质依赖常与心境障碍共病。

一些长期大量饮酒的患者因治疗躯体疾病需要而突然断酒，戒断症状依照个人的饮酒量和躯体情况而有所不同，早期表现为烦躁失眠、焦虑抑郁情绪，同时伴有恶心或呕吐、心悸、出汗等自主神经兴奋症状，少数患者可有短暂性幻觉或错觉。断酒7~8小时往往会出现震颤、步态不稳、口齿不清、反射亢进，严重时会出现意识障碍和癫痫发作。

震颤谵妄是一种急症，常发生于断酒后72~96小时，表现为意识模糊、定向力障碍、生动恐怖的错幻觉、激越吵闹，并有全身肌肉的粗大震颤。若不积极治疗，严重者可因衰竭、感染危及生命。

3. 处理 患者入院时需详细了解患者的生活习惯，对于长期大量摄入精神活性物质的患者需特别注意戒断症状的出现，做到提前预防、心中有数。对于可能出现戒断症状的患者应做到：

- 鼓励患者补充水分、维生素，保证营养，维持水电解质平衡，改善躯体状况，密切观察患者的病情变化。
- 对于出现戒断症状的患者，首选苯二氮䓬类药物，用药量可根据戒断症状的严重程度调整。
- 为避免患者对苯二氮䓬类药物产生依赖，需尽早减量停用。
- 精神病性症状明显的患者，可考虑小剂量抗精神病药物治疗。
- 若躯体情况稳定，可考虑转入精神专科进一步戒酒治疗。

案　例

女性，62岁，因“拒食，行为紊乱10天”收入院。

完善头颅MRI、脑脊液、脑电图等检查未见明显异常。患者在病房大声喊叫，辱骂、踢打接近的医护人员，不配合治疗，自行拔除输液针和胃管。家属介绍，患者从30多岁起常怀疑丈夫有外遇，看见丈夫和女性说话就会大骂丈夫。总反对儿子找对象。3年前儿子结婚，前3个月婆媳关系尚可，之后母亲总打骂儿媳，称其与自己的丈夫“有一腿”，并说自己的孙子是儿媳妇与丈夫生的。10日前，患者开始拒食，行为异常，被送到急诊。

精神检查：患者神志清楚，定向力尚可，表情愤怒，被约束在床，诉丈夫给自己的食物和水都下了毒，因为他背着自己在外面有女人，想要害死自己；问其如何知道这些情况的，自诉“有一个声音会告诉我，说你男人不正经”，无自知力。

诊断：幻觉妄想状态。

（四）幻觉-妄想综合征

幻觉、妄想和行为紊乱是综合医院中精神科会诊的常见原因，占35.7%~50.5%，以老年人更为多见，其病因多为器质性精神障碍。

1. 临床表现　症状多以幻觉为主，在幻觉的基础上产生各种妄想和行为异常，可见于精神分裂症及器质性精神障碍。错觉和视幻觉常见于一些器质性疾病，如谵妄、痴呆；一些药物，如抗帕金森药、抗生素也可以出现类似症状。言语性幻听常见于精神分裂症；嗅幻觉和味幻觉往往是癫痫的先兆；触幻觉和运动性幻觉常常与精神活性药物如可卡因有关。

2. 处理

- 幻觉妄想仅是一种临床综合征，需要首先明确病因。
- 对于有器质性疾病基础的患者，治疗上需积极处理原发病。
- 针对精神病性症状，目前提倡使用新型抗精神病药，如利培酮、奥氮平等，从小剂量开始，逐渐加量。
- 对于症状明显的患者需要严密监护，必要时给予肌内注射镇静剂，如氟哌啶醇等。
- 注意防范风险，避免在幻觉妄想影响下发生意外。
- 若躯体状况稳定，精神症状仍特别突出，可考虑转精神专科治疗。

第五节　记忆和认知问题及相关障碍

认知过程是人的最基本心理过程，包括感觉、知觉、记忆、想象、思维和语言等。临床上的认知功能特指使用感知觉信息，进行逻辑推理的过程。认知障碍患者会在以下方面存在困难，包括判断力、记忆力、定向力、问题解决、语言、人际关系和实践操作。

在联络会诊中，记忆减退往往较容易被识别和描述，但是临床问题往往是复杂的，记忆和认知功能减退的病因可能是多种多样的，需要全面地加以评估和鉴别。尽管临床上最常见的记忆和认知功能减退相关诊断是谵妄和痴呆，但年龄相关的记忆力减退、脑外伤、抑郁障碍、创伤后应激障碍、某些特定的治疗或药物等也常常伴有记忆问题，需要在临床评估时全面考虑。

有关谵妄和痴呆的临床表现、诊断等已经在相关章节中介绍，此处主要针对联络会诊中的记忆和认知问题临床评估和鉴别思路进行阐述。

一、记忆和认知问题的鉴别诊断

记忆和认知问题的鉴别诊断见表 3-5-1。

表 3-5-1 记忆和认知问题的常见鉴别诊断

记忆和认知问题	鉴别要点
谵妄	由物质使用或躯体疾病所致，进展迅速，意识清晰度下降的状态
痴呆	由物质使用或躯体疾病引起的渐进性记忆功能损害，伴有其他认知功能损害，包括语言能力受损、运动行为任务受损、识别熟悉物体的能力受损，以及计划、组织、排序或提取信息能力受损
遗忘综合征	由物质使用或躯体疾病引起的记忆丧失，尤其是形成新记忆的能力。患者的一般智力、注意集中能力、学习新任务的能力仍然保持良好
抑郁障碍	患者表现出显著的抑郁症状，伴随明显的记忆和认知问题，随着抑郁得到治疗和好转，记忆和认知问题得以改善
分离性障碍	分离性遗忘、分离性漫游或者分离性身份障碍患者所表现出的暂时性的记忆丧失
创伤后应激障碍	患者重复体验到创伤性事件，伴有回避行为和情绪唤起，并出现对创伤性事件的重要特征遗忘
脑损伤综合征	患者头部受伤当时出现意识改变和丧失，持续数天或数周。此后患者出现记忆或者注意力缺陷，伴有头痛、头晕、疲劳、心境不稳、人格改变、睡眠不佳和自我同一感丧失等症状
精神发育迟滞	因各种先天或后天原因所致的精神发育不全或受阻，患者在发育阶段表现出技能损害
轻度认知功能损害	与年龄及受教育背景不符的记忆损害，患者的总体认知和日常生活能力大致正常，不足以诊断痴呆
年龄相关记忆障碍	老年患者担心自己的记忆力出现问题，但记忆测验结果显示记忆能力处于同龄人的正常范围

二、临床诊断路径

对于存在记忆和认知相关问题的患者可从下面所列的临床诊断路径考虑（图 3-5-1）。

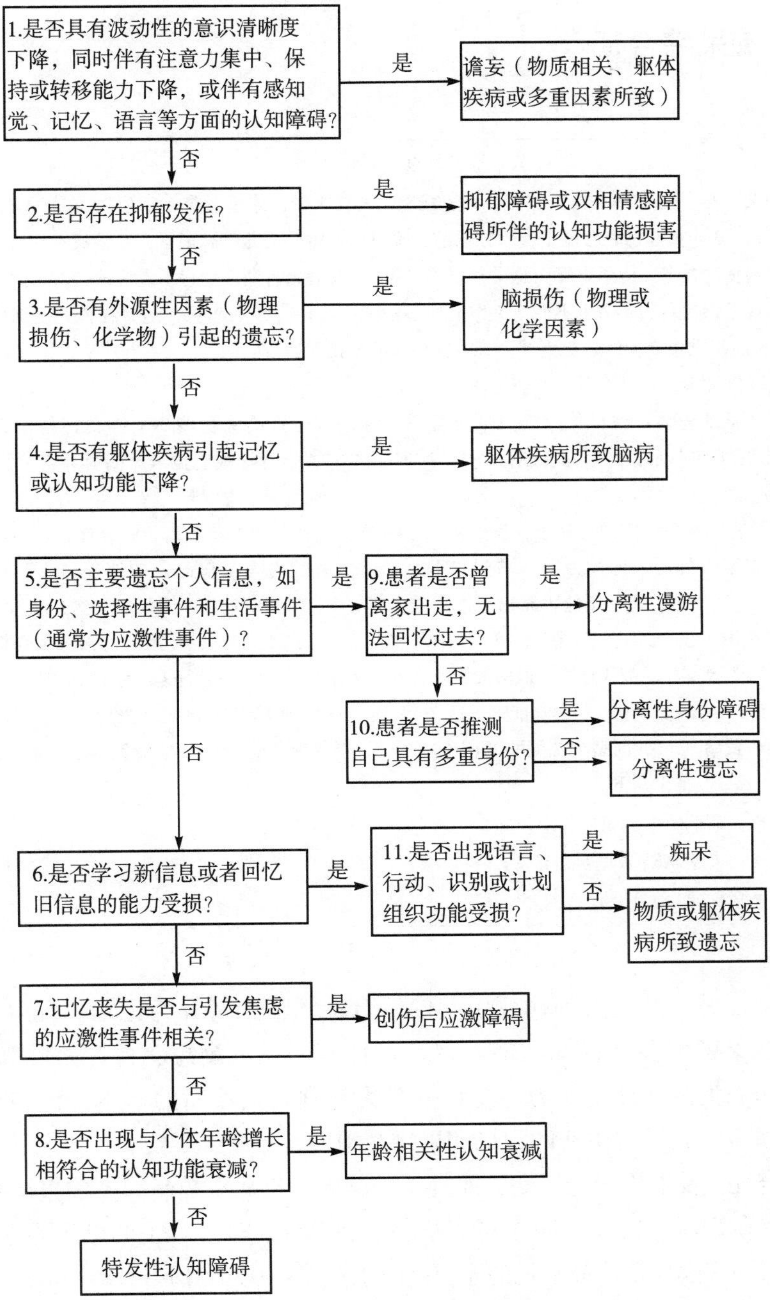

图 3-5-1　注意问题或记忆障碍患者临床诊断路径

三、相关障碍

（一）痴呆综合征

案　例

男性，59岁。因“爱忘事，沉默寡言，兴趣减退，进食减少，体重下降3年余”，在妻子的陪同下就诊。据患者妻子反映，3年前起患者自觉记性不如以前，说过的话过一会儿就忘记了，经常找不到自己刚刚收起的东西，同时出现食欲减退，体重下降。总说“吃不下饭”，此后患者渐渐变得不爱说话，对家庭其他成员不怎么关注，平常自己感兴趣的事情也不做，工作上的事情很少惦记。睡眠尚可，但常在夜间睡眠中出现下肢的抽动。1年前家属感觉患者记性较前更差，有时在小区散步找不到自己的家。

患者平素身体健康，自己经营一家公司。

内科及神经系统查体：内科检查未见明显异常。神经科检查高级智能活动同精神科检查，脑神经检查（-）；四肢肌力、肌张力正常，腱反射（-），病理征（-），全身深浅感觉未见明显异常，共济（-），脑膜刺激征（-）。

精神检查：神志清楚，定向力完整，反应慢。接触被动，完全无主动言语，尚合作，讲话内容简短。仪表整洁，饮食需家人督促。记忆力明显减退，不能说出早餐的内容及自己家的地址。计算力下降，问其“100-7=?”，回答“93”，之后不能再算出；推理能力差，如“父亲的哥哥和哥哥的父亲是同一个人么?”，不能回答；答不出问题时显着急，眉头紧皱。未查及幻觉、错觉及感知觉综合障碍；未查及妄想及其他思维内容障碍；自诉情绪尚可，否认有情绪低落的体验；入院后未见冲动、怪异行为。MMSE：21分。

实验室检查：血常规（-），肝肾功能（-），电解质（-），血糖及糖化血红蛋白（-），HIV-Ab（-），RPR（-），铜蓝蛋白（-），同型半胱氨酸（HCY）（-），甲状腺功能（-），血清铁（-），铁四项（-），血氨（-），叶酸（-），维生素 B_{12}（-）。

电生理检查：脑电图未见明显异常。

影像学检查：头颅MRI未见明显异常。

诊断：痴呆综合征。

痴呆综合征是一种由大脑病变引起的综合征，临床特征为记忆、理解、判断、推理、计算和抽象思维多种认知功能减退，可伴有幻觉、妄想、行为紊乱和人格改变。严重影响工作、生活和社交能力，意识一般无异常。其诊断的基本条件在于存在如上所述的足以妨碍个人日常生活的记忆和思维减退。

痴呆综合征主要发生于老年期，而且年龄越大，患病率越高。多数报道65~74岁老人痴呆患病率在5%左右，75~84岁的患病率达到19%，85岁以上的患病率达47%。痴呆综合征可由多种病因导致，最常见的原因是阿尔茨海默病（Alzheimer's disease，AD），占痴呆病例的50%~70%；其次是血管性痴呆（vascular dementia，VD），约占20%；阿尔茨海默病与血管性痴呆两种病变共存的混合性痴呆约占10%；其他原因占10%左右。

1. 痴呆综合征的临床表现　痴呆综合征的临床表现包括认知症状、精神行为症状及生活能力下降。

（1）认知症状：认知症状主要包括记忆障碍、视空间和定向障碍、言语障碍和智力障碍等。

• 记忆障碍：记忆在临床上被分为长程记忆、短程记忆和即时记忆。痴呆综合征患者短程记忆受损严重。

• 视空间和定向障碍：视空间障碍指在熟悉的环境或家中迷失方向，如找不到厕所在哪，走错自己的卧室，散步或外出迷途不知返而浪迹街头。画图测验不能精确临摹简单图形。定向力包括时间、地点、人物及对自身状况的认识。

• 言语障碍：包括口语障碍，指言语表达不能；听语障碍，指词义的理解障碍；阅读障碍，指对文字的意义失去认识的能力；书写障碍，指不能用文字书写来表达。

• 智力障碍：包括既往获得的知识及运用这些知识和经验解决新问题、形成新概念的能力，包括理解力、推理判断力、抽象概括能力和计算能力等。

（2）精神行为症状（behavioral and psychological symptoms of dementia，BPSD）：包括幻觉、妄想、错认、抑郁、类躁狂、激越、无目的漫游、徘徊、躯体和言语性攻击、喊叫、睡眠障碍及人格改变等。精神行为症状的许多症状是以认知症状为基础的，如被窃妄想多见于记忆力障碍时。同样，因人物定向障碍，不认识家人和配偶，而认为他们是骗子，是冒名顶替者。

（3）生活能力下降：痴呆患者由于记忆、判断、思维等能力的衰退而造成日常生活能力明显下降，逐渐需要他人照顾，对他人的依赖性不断增强。最初患者可能表现为不能独立理财、购物；逐渐地，可能无法完成曾经熟悉的活动，如洗衣、下厨、穿衣等；严重者个人生活完全不能自理。

2. 痴呆综合征的评估

（1）认知症状的评估

1）简易智力状态检查（Mini-Mental State Examination，MMSE）：临床上用于初步筛查痴呆的认知测查工具有很多，国内外使用最多、信度和效度较好的首推 Folstein 等（1975 年）编制的 MMSE（图 3-5-2，图 3-5-3）。该测验总分为 30 分，共 20 题，30 项，每项回答正确评 1 分，错误或不知道评 0 分，不适用评 9 分，拒绝回答或不理解评 8 分，在累积总分时 8、9 分均按 0 分计算。内容分为 5 个方面：①定向力；②记忆力；③注意力和计算力；④回忆；⑤语言。其检测痴呆的敏感性多在 80%～90%，特异性为 70%～80%。文盲组≤19 分为痴呆，小学文化组≤22 分为痴呆，初中及以上文化组≤26 分为痴呆。

MMSE 也存在一定的缺点：①受教育程度影响大，高教育程度的老年人可能会出现假阴性，低教育水平的老年人可能会出现假阳性，对轻度认知功能障碍的检出不敏感；②记忆力检查如命名测验过于简单；③受语言影响大，操方言者可能会出现假阴性；④语言项目占绝大部分，非语言项目少；⑤对认知功能的变化不敏感。

2）蒙特利尔认知评估（Montreal Cognitive Assessment，MoCA）：近年来针对 MMSE 对受教育程度较高、痴呆程度较轻的患者敏感度不够，不少临床筛查倾向于使用 MoCA 作为一种对轻度认知障碍（mild cognitive impairment，MCI）进行快速筛查的评定工具。包括对注意与集中、执行功能、记忆、语言、视结构技能、抽象思维、计算力和定向力等认知领域的评估，量表总分 30 分，英文原版的测试结果显示正常值为≥26 分。完成 MoCA 测试大约需要 10 分钟。

简易智力状态检查量表（MMSE）

定向力	分数	最高分
现在是（星期几）（几号）（几月）（什么季节）（哪一年）	（ ）	5
我们现在在哪里：（省市）（区或县）（街道或乡）（什么地方）（第几层楼）	（ ）	5
记忆力	（ ）	3
现在我要说三样东西的名称，在我讲完以后，请您重复说一遍 请您记住这三样东西，因为几分钟后要再问您的 （请仔细说清楚，每样东西一秒钟） “皮球”“国旗”“树木” 请您把这三样东西说一遍（以第一次的答案记分）		
注意力和定向力	（ ）	5
请您算一算 100 减 7，然后从所得的数目再减去 7，如此一直计算下去，请您将每减一个 7 后的答案告诉我，直到我说停为止 （若错了，但下一个答案是对的，那么只记一次错误） 93，86，79，72，65		
回忆力	（ ）	3
现在请您说出刚才我让您记住的三样东西？“皮球”“国旗”“树木” 语言能力		
（出示手表）这个东西叫什么	（ ）	1
（出示铅笔）这个东西叫什么	（ ）	1
现在我要说一句话，请您跟着我清楚地重复一遍	（ ）	1
“四十四只石狮子” 我给您一张纸请您按我说的去做，现在开始：“用右手拿着这张纸，用两只手将它对折起来，放在您的大腿上。”		
（不要重复说明，也不要示范）	（ ）	3
请您念一念这句话，并且按照上面的意思去做（＊见背面：闭上你的眼睛）	（ ）	1
您给我写一个完整的句子。（句子必须有主语，动词，有意义）	（ ）	1
记下所叙述句子的全文	（ ）	1
（＊见背面）这是一张图，请您在同一张纸上照样把它画下来 （对：两个五边形的图案，交叉处有个小四边形）		

图 3-5-2　简易智力状态检查量表（MMSE）正面

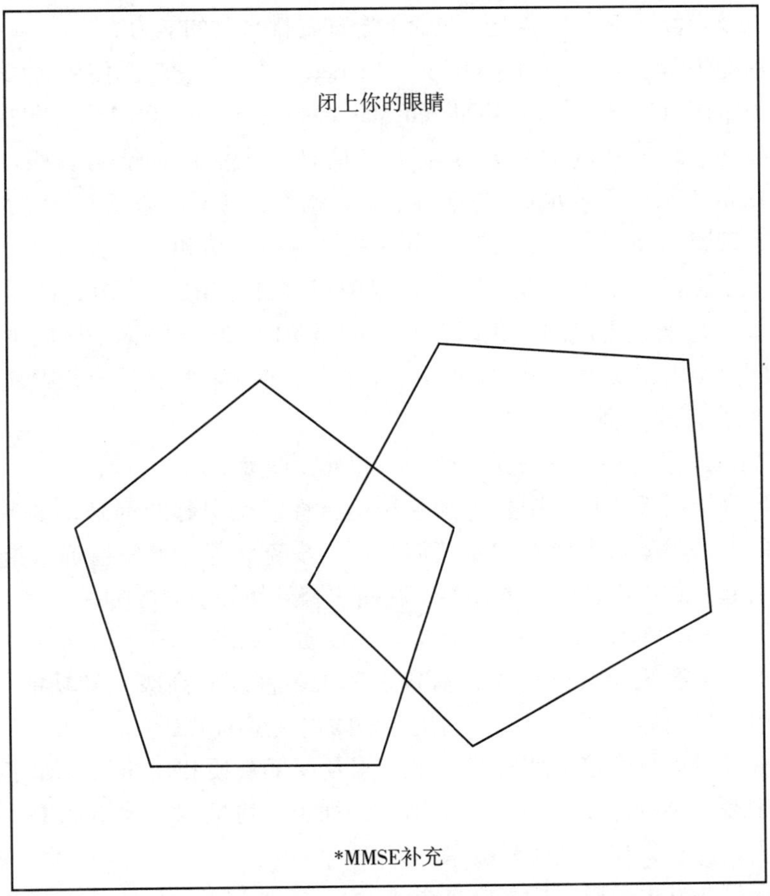

图 3-5-3　简易智力状态检查量表（MMSE）背面

3）深入的认知领域评估：老年神经认知领域常用评估工具见表 3-5-2。

表 3-5-2　老年神经认知领域常用评估工具

认知领域	常用工具
病前智力功能	成年人阅读测验
智力	韦氏成年人智力测验Ⅲ；非言语性智力测验Ⅲ
注意力	数字广度（顺序和倒序）；空间广度（顺序和倒序）；韦氏记忆量表Ⅲ的精神控制测验
语言	波士顿命名测验
记忆	韦氏记忆量表Ⅲ；加利福尼亚言语学习测验Ⅱ；Rey 听觉言语学习测验；CERAD 词汇测验
执行功能	威斯康星卡片分类测验；连线测验 A 和 B；Stroop 颜色-词汇测验

（2）社会功能评估：社会功能评估是老年神经精神评估的一个重要方面，包括与他人交往，以及在经济上、社会上、职业上合理安排自己的能力。

日常生活能力量表（Activities of Daily Living，ADL）被广泛使用。Lawton 等 1969 年制定的 6 项躯体自理量表（Physical Self-Maintenance Scale，PSMS）（包括上厕所、进食、穿衣、梳洗、行走和洗澡）及 8 项工具性日常生活活动能力量表（Instrumental Activities of Daily Living，IADL）（包括打电话、购物、备餐、做家务、洗衣、使用交通工具、服药和理财）使用最广。该量表分 4 级评分，分值越大，表明日常生活能力越差：1 分，自己完全可以做；2 分，有些困难但仍可自己完成；3 分，需要帮助；4 分，根本没办法做，完全需要代理。我国较常用的是 ADL 20 项版本，该版本内容具体简明，便于询问。ADL 总分在 22 分时对区分痴呆在敏感性和特异性上兼顾最好。

3. 痴呆综合征的分类

（1）按病因学进行划分——原发性痴呆和继发性痴呆。

原发性痴呆指后天获得的中枢神经系统退行性病变引起的痴呆，多不可逆，是中老年人常见的痴呆类型，主要有阿尔茨海默病、皮克病等。继发性痴呆指由其他大脑器质性病变引起，如中枢神经系统梅毒、脑瘤、脑外伤等引起的痴呆。

（2）按病变解剖部位划分——皮质痴呆和皮质下痴呆。

皮质型痴呆主要累及大脑皮质，临床表现为多种皮质高级认知功能低下的症状，如遗忘、失语、失用等。阿尔茨海默病是典型的皮质型痴呆。

皮质下痴呆指进行性核上性麻痹痴呆，累及深部灰质和白质结构如基底节向额叶的投射。临床表现精神运动迟缓，回忆困难，抽象思维减退，表情淡漠。一般没有失语、失用和失认症状，如亨廷顿病痴呆。

帕金森病可兼有皮质和皮质下痴呆症状。

皮质型和皮质下型痴呆的特点见表 3-5-3。

表 3-5-3 皮质型和皮质下型痴呆

特点	皮质型	皮质下型
言语	失语症	正常
说话	正常	发声不清、音低、缄默
记忆	遗忘、学习困难	健忘、回忆障碍
认知	计算、判断、抽象思维障碍	缓慢
视空间能力	异常、结构障碍	凌乱
人格	不关心、脱抑制	淡漠、抑郁
肌张力	早期正常	增高
姿势	早期正常	弯腰背屈
步态	早期正常	不稳
动作	早期正常	张力障碍、震颤、迟缓

4. 痴呆综合征的诊断与鉴别诊断

（1）ICD-10 中有关痴呆的诊断标准

①脑部疾病所致的一种综合征，通常为慢性（病程至少 6 个月）；进行性记忆障碍，同时至少有下列一种或多种大脑皮质功能障碍：思维、定向、理解、计算、学习能力、语言、判断。

②意识清楚。

③认知功能通常伴有情绪控制、社会行为或动机退化，对个人生活能力有影响，其性质取决于患者所处的社会和文化环境。

（2）与痴呆综合征相鉴别的情况

- 与年龄相关的记忆障碍相鉴别：指老年人有健忘症状而缺乏痴呆临床证据，是一种正常或生理性非进行性大脑衰老的表现。其记忆减退主要体现在记忆再现过程，即不能自如地从记忆库中提取已储存的信息。如记不住人名、地点、电话号和邮政编码，经提示就能回忆起来。患者对此往往感到负担，或主动求医，或设法弥补而采用记笔记、请人提醒等办法。
- 与轻度认知障碍相鉴别：介于正常衰老和痴呆之间的一种认知功能损害状态。其诊断标准是：①有记忆障碍的主诉，最好有知情者证实；②可查出与年龄和教育程度不相符的客观记忆损害；③总体认知功能基本正常；④日常生活能力大致正常；⑤不够痴呆诊断标准。
- 与谵妄综合征相鉴别：谵妄是一组以急性、广泛性认知障碍，尤以意识障碍为主要特征的综合征，常因脑部弥漫性感染、短暂的中毒或代谢紊乱等引起。因其往往急性起病，病变发展迅速，故又称为急性脑综合征。
- 与遗忘综合征相鉴别：遗忘综合征又称科尔萨科夫综合征，是由脑器质性病理改变所致的一种选择性或局灶性认知功能障碍，以近事记忆障碍为主要特征，无意识障碍，智能相对完好。
- 心因性假性痴呆（Ganser 综合征）：患者对一些非常简单的问题回答很荒谬，如 2+1=9。但可以看出他的回答并未超出问题性质的范围，还是作为加法计算的，称为近似回答。又如患者把自己说成是 30 岁，而他父亲却只有 18 岁。在生活中，他却能解决比较复杂的问题，如下象棋、打牌等，一般生活也能自理。这类假性痴呆多见于癔症或在强烈精神压力或创伤作用下产生的精神障碍。
- 抑郁症：严重的抑郁症患者可表现为思维迟缓、注意减退、意志丧失、对环境反应冷淡、显得迟钝呆滞，可被误诊为痴呆。但抑郁症患者有明确的起病时间，病史中发现患者有早醒，情绪呈昼重夜轻的节律改变，深入交谈可流露抑郁情绪，且使用抗抑郁药有效，提示抑郁症可能。

痴呆病因——“Midnights”原则

M——metabolism，代谢性：透析痴呆，肾上腺白质营养不良等。

I——inflammation，炎症：多发性硬化，系统性红斑狼疮等。

D——degeneration，变性病：阿尔茨海默病，帕金森病，皮克病等。

N——neoplasm，颅内肿块：肿瘤，硬膜下肿块，脑脓肿等。

I——infection，感染：艾滋病，梅毒等。

G——gland，内分泌：甲状腺功能减退，甲状旁腺病等。

H——hereditary，遗传：亨廷顿病，唐氏综合征等。

T——toxication，中毒/trauma，外伤：头部外伤，拳击家痴呆，慢性酒精中毒痴呆等。

S——stroke，卒中：多发性梗死，Binswanger 病，皮质细小梗死等。

5. 痴呆综合征的病因

（1）阿尔茨海默病：流行病学显示，老年期痴呆的最常见原因是阿尔茨海默病，该病病因未明。常常潜隐起病，在几年时间内缓慢而稳固地发展，这段时间可短至 2 年或 3 年，但偶尔也可持续得相当长。起病可在成年中期或更早，但老年期的发病率更高。在 65~70 岁之前起病的病例往往有类似痴呆的家族史、疾病的进展较快和明显颞叶、顶叶损害特征，包括失语和失用。起病较晚的病例进展较慢，以广泛的高级皮质功能损害为特征。脑中有特征性变化：神经元的数量显著减少；神经元纤维缠结；神经炎斑；颗粒空泡体。人们还发现了神经化学改变，包括乙酰胆碱及其他神经递质和调质的胆碱乙酰基转移酶明显减少。

ICD-10 中有关阿尔茨海默病的诊断标准：

（1）存在如上所述的痴呆。

（2）潜隐起病，缓慢退化，通常难以指明起病的时间，但他人会突然察觉到症状的存在。

（3）无临床依据或特殊检查的结果能提示精神障碍是由其他可引起痴呆的全身性疾病或脑的疾病所致（如甲状腺功能减退、高血钙、维生素 B_{12} 缺乏、烟酸缺乏、神经梅毒、正常压力性脑积水或硬膜下血肿）。

（4）缺乏突然性、卒中样发作，在疾病早期无局灶性神经系统损害的体征。

部分病例阿尔茨海默病的特点和血管性痴呆的特点会同时出现，对于这些病例应作出双重诊断。如果血管性痴呆发生在阿尔茨海默病之前，则根据临床表现也许无法作出阿尔茨海默病的诊断。

（2）其他的原发性痴呆

- 额颞叶痴呆：早期以人格改变、自知力差和社会行为衰退为主，遗忘出现较晚，空间定向及认知障碍也出现较晚。CT 示额叶和（或）颞叶局部萎缩，与阿尔茨海默病的弥漫性脑萎缩不同。
- 路易体痴呆：起病缓慢，出现明显的锥体外系表现、锥体束损害及痴呆症状，锥体外系症状在疾病早期出现，而阿尔茨海默病至少在发病 1 年后出现轻微的锥体外系症状。此外，临床表现有波动性及显著幻视也不同于阿尔茨海默病。
- 皮克病：见表 3-5-4。
- Creuzfeldt-Jacob 病（克雅病）：见表 3-5-4。

表 3-5-4 阿尔茨海默病、皮克病、Creuzfeldt-Jacob 病的鉴别

	阿尔茨海默病	皮克病	Creuzfeldt-Jacob 病
发病年龄	多>60 岁	50~60 岁高峰	40~60 岁
病程	慢性进行性	慢性进行性	进行性，发展较快
早期症状	近记忆障碍 人格改变较晚	行为改变 人格改变较早	神经症状及体征 人格改变早
空间定向障碍	多见	少见	少见
失语、失用、失认	多见	少见	言语困难，构音障碍
定向障碍	发生早	发生晚	—
Klüver-Bucy 综合征	晚	早	—
锥体外系症状	有	少	有
脑电图	异常	多正常	明显异常
影像学	弥漫性萎缩	额颞明显萎缩	改变较轻，亦可正常

（3）继发性痴呆

1）血管性痴呆：血管性痴呆是老年性痴呆的第二位原因，仅次于阿尔茨海默病，占老年性痴呆的20%。世界各地绝大多数流行病学研究表明，阿尔茨海默病约为血管性痴呆的2倍；但日本的报道认为血管性痴呆是阿尔茨海默病的3倍。我国20世纪80年代的流行病学调查数据显示血管性痴呆患病率高于阿尔茨海默病，而90年代后阿尔茨海默病多于血管性痴呆。国内有研究报告，在≥65岁人群中血管性痴呆患病率男性为1.4%，女性为1.2%，总患病率为1.3%。血管性痴呆多见于60岁以上的老人，男性多于女性。多数患者伴有高血压。一般进展缓慢，常因卒中发作，导致急性加剧，病程波动，多呈阶梯式发展，常可伴有局限性神经系统体征。

诊断与鉴别诊断

血管性痴呆的诊断主要根据高血压或脑动脉硬化史伴卒中发作史；起病相对较急，病程波动或呈阶梯性进展；早期临床表现以情绪不稳和近事记忆障碍为主，人格相对保持完整；常可发现局灶性损害的神经系统阳性体征；脑影像学检查有特殊的发现。

ICD-10 中有关血管性痴呆的诊断标准：①存在如上所述的痴呆；②认知功能的损害往往不平均，故可有记忆丧失、智能损害及局灶性神经系统损害体征；③自知力和判断力可保持较好；④突然起病或呈阶段性退化，以及局灶性神经科体征和症状使诊断成立的可能性加大。对于某些病例只有通过 CT 或最终实施神经病理学检查才能确诊。

阿尔茨海默病与血管性痴呆的鉴别见表 3-5-5。

表 3-5-5 阿尔茨海默病与血管性痴呆的鉴别

鉴别点	阿尔茨海默病	血管性痴呆
起病	隐匿	较急，常有高血压病史
病程	进行性缓慢进展	波动或阶梯恶化
早期症状	近记忆障碍	神经衰弱综合征
精神症状	全面性痴呆	以记忆障碍为主的限局性痴呆
	判断力、自知力丧失	判断力、自知力较好
	有人格改变	人格改变不明显
	淡漠或欣快	情感脆弱
神经系统	早期多无限局性体征	限局性症状和体征如病理反射、偏瘫
CT	弥漫性脑皮质萎缩	多发梗死和软化灶
Hachinski 评分	<4	>7

2）其他继发性痴呆：甲状腺功能减退可以出现记忆力下降，但常伴随嗜睡和黏液水肿；维生素 B_{12} 缺乏出现记忆力下降伴下肢锥体束和后索损害及大细胞性贫血；感染性因素导致的痴呆，往往可以通过实验室检查明确，如 HIV 和梅毒感染会查到相应的 HIV-Ab 及 RPR 阳性，而病毒性脑炎会有病毒感染的相关表现。

6. 痴呆综合征的治疗

（1）针对可逆性痴呆的治疗：约有 15%的痴呆病例其病因是可以治疗的，例如甲状腺功能减退所致的痴呆，维生素 B_{12} 缺乏所致的痴呆，正常颅压脑积水所致的痴呆等，在得到有效治疗之后，患者的智能可以恢复正常。因此，医务人员的重要任务是及早发现可逆性痴呆，并在脑部未发生永久性损害之前给予充分治疗。

（2）针对不可逆性痴呆如何确定治疗方案：对于病因治疗手段相对较少的痴呆，如阿尔茨海默病，应制定长期治疗方案。①要明确治疗的目标。②可以选择的治疗方法包括药物治疗、心理或社会行为治疗。③遵循相应的原则制定治疗方案。④根据相应的原则选择相关药物。

1）明确治疗目标的原则：

- 改善认知功能。
- 延缓或阻止痴呆的进展。
- 抑制和逆转痴呆早期部分关键性病理过程。
- 提高患者的日常生活能力和改善生活质量。
- 减少并发症，延长生存期，减少看护者的照料负担。

2）制定治疗方案的原则：

- 首先要明确其中的核心症状或突出症状。
- 让看护者与家属参与到对核心症状和治疗方案的评估、制定及执行中来。
- 积极有效地处理躯体问题。
- 对于因人际关系改变或生活变动引起的精神行为症状，可采取相应的措施解决。

- 对于较为轻微的精神行为症状首先考虑非药物治疗，较为严重的精神行为症状才考虑药物治疗。
- 采取药物治疗前，应全面评估患者的躯体状况。
- 对于极度激越或有明显暴怒或攻击行为的患者，应给予适当约束和保护。

3）选择药物时的原则：

- 一定要针对靶症状。
- 以最小有效剂量进行治疗。
- 根据病情变化及时调整药物。
- 起始剂量宜小，剂量调整的幅度宜小，剂量调整间隔时间宜长。
- 始终警惕药物的不良反应。

4）药物治疗：在药物治疗方面，首先应考虑改善认知功能的药物。用药目的在于改善认知功能，延缓疾病进展，逆转痴呆的病理过程，提高患者日常生活能力，改善生活质量。目前循证依据提示可改善患者的认知功能和行为的药物有胆碱酯酶抑制剂和谷氨酰胺受体拮抗剂（表 3-5-6）。胆碱能系统与中枢学习、记忆密切相关，乙酰胆碱是促进学习记忆的神经递质。美金刚在突触神经传导过程中能降低谷氨酸盐受体过度兴奋所引起的毒性，抑制钙离子内流，减少细胞的损害，来改善认知功能和行为。

表 3-5-6　胆碱酯酶抑制剂和谷氨酰胺受体拮抗剂的剂量

分类	中文通用名	剂量（mg/d）
胆碱酯酶抑制剂	多奈哌齐	5～10
	重酒石酸卡巴拉汀	6～12
	加兰他敏	15～45
	石杉碱甲	0.4～0.6
谷氨酰胺受体拮抗剂	盐酸美金刚	10～20

其次，针对患者的精神行为症状可以选择相关药物。如抗精神病药物可用于有精神病性症状、激越行为或攻击行为的患者。可选择非典型精神病药物，如喹硫平、奥氮平、利培酮等。抗抑郁药可用于痴呆伴发抑郁的患者，可明显改善痴呆患者的焦虑抑郁情绪。苯二氮䓬类药物虽然可以控制痴呆者的行为问题，但因可引起意识混浊、跌倒和药物依赖等，使用时应特别注意。

7. 痴呆的康复训练与护理

（1）康复训练：对不可逆的痴呆，加强康复训练，减轻或延缓功能残疾是最主要的手段。首先应评估患者认知功能和社会功能损害程度，然后制定康复计划。治疗的原则是提高患者的生活质量，减轻患者给家庭带来的负担。

（2）痴呆的护理

1）生理功能方面：注意痴呆患者的生命体征与躯体情况，特别是注意心脏事件及脑血管意外的发生。对于长期卧床的患者，要做到定时翻身、按摩、进行肢体功能活动。保持床褥平整、干燥，预防压疮及并发症。教会患者及家属锻炼和翻身技巧，每

2~3 小时翻身一次。加用床档，以免坠床。注意患者能量的保持，避免过度消耗能量。给患者养成良好的睡眠习惯。尽量保持规律性生活方式，如加强个人卫生、饮食、排便训练等，及时处理便秘、尿潴留。

2）心理功能方面：应注意维护患者的自尊，对患者的要求要有敏感性。鼓励患者自我照顾，让患者有做决定的机会。随时帮助患者定向，以减少因定向感的错误或认知的误判而引起的恐慌、不安。另外，尊重患者的隐私，倾听患者诉说等都是重要的护理措施。

当患者被要求做不熟悉的事情时，应清楚且完整地给予解释。如果患者拒绝参加任何活动，应尊重，可在几分钟后再回去看看患者是否同意参加。在此期间，护理人员应检查自己接触患者的方式是否妥当，或是要求提出时太突然，没有给患者充分的时间考虑。

3）社会功能方面

- 定向力训练：定向力障碍是痴呆患者很常见的问题，护理措施应重点关注，包括不要突然改变原有生活习惯，作息时间相对固定，以便记忆，经常帮助患者确认现实与环境，生活区内放置大型日历、挂钟、作息时间表等，不要让患者擅自离开安全环境，以防不测。
- 沟通：近记忆障碍是痴呆患者另一常见问题。沟通时要尊重患者，细心耐心地倾听患者诉说，如患者记忆减退，要不厌其烦地提供正确信息；说话时声音要大，速度要慢，措辞简短、清晰，重复重点，必要时使用辅助工具，如助听器等。引导和帮助患者诉说引起焦虑、抑郁、愤怒的原因和内心感受，观察严重程度和言行。
- 促进自理能力：关心、督促和帮助其进行日常生活和个人卫生料理，如洗脸、刷牙、洗脚、清洗会阴、进餐、饮水、饭前便后洗手、更衣、仪容修饰、适时沐浴、理发、剃须、修剪指甲等。

4）有效利用社区资源：如白天不放心患者单独在家，可利用社区中成人日间照顾中心或日间医院，共同分担照顾患者的责任。如果痴呆的程度已经相当严重，则需要住进老人之家，或特殊养护机构，由专业医疗人员照顾。痴呆患者家属也可以成立互助团体，彼此给予情绪上的支持。

8. 痴呆的预后与病情告知

（1）痴呆的预后。

阿尔茨海默病严重程度分期

（1）轻度，简易智力状态检查（MMSE）18~23 分，病期 1~3 年。

一般持续 1~3 年，以近记忆障碍、学习新知识能力下降、视空间定向障碍、缺乏主动性为主要表现。生活可自理或部分自理。

（2）中度，MMSE 12~17 分，病期 2~8 年。

病情继续发展，智力与人格改变日益明显，出现皮质受损症状，如失语、失用和失认等，也可出现幻觉和妄想。神经系统可有肌张力增高等锥体外系症状。生活部分自理或不能自理。

（3）重度，MMSE<12 分，病期 7~12 年。

呈明显痴呆状态，生活完全不能自理。有明显肌强直、震颤和强握、摸索及吸吮反射。大小便失禁，可出现癫痫样发作。总体而言，本病预后不良，部分患者病情进展较快，最终可能因营养不良、压疮、肺炎等并发症或因衰竭死亡。

（2）如何与患者家属沟通：对患者家属而言，痴呆可能意味着较为沉重的照养负担，以及强烈的心理应激。所以充分和有效的沟通可以有助于患者家属正确认识痴呆的本质，了解痴呆患者的精神与行为改变，获取正确的护理与照料知识，以及减少应激反应。

病情告知时的注意事项

患者家属对痴呆疾病本质是否有正确的认知，关系到患者能不能得到及时诊治，以及是否能被正确理解。

- 患者亲属在面对痴呆患者时，最困惑的是不理解其亲人是否真的患了痴呆，尤其对患者所出现的某些人格改变和行为异常困惑不解或痛苦万分，构成了他们不能正确认识和对待患者的主要问题。
- 医护人员除了应向患者亲属解释痴呆的病理性质之外，更要向他们说明痴呆患者在患病后正逐渐丧失其原有的社会属性和功能。尤其要指出患者作为一个曾经受亲属爱戴的长辈的身份特征也正发生着改变，逐渐失去与保持亲情有关的种种功能，以期亲属能够在此基础上调整其伦理观念与亲情态度。
- 医护人员还应针对具体问题指导患者亲属正确处理与患者互动中的情感与伦理方面的挫折与困惑，采取理智合理的态度和方法，正确应对患者的需求。
- 鼓励患者家属通过正确的途径获取照料患者的相关知识，而不是道听途说。
- 帮助患者家属获取社会支持，如痴呆患者家属联谊会、社区服务机构、老人福利院等。

（二）轻度认知障碍

案　例

男性，60 岁，主诉“记忆减退 1 年余”。

患者最近 1 年来“总是忘事”，刚买完东西就落在超市，做饭的时候会忘记放作料。令自己感到非常苦恼。自己用小本子将要做的事情记下来，并通过设置手机提醒帮助自己。平素记忆好，说过的电话号码就能记住。日常生活尚能自理。

内科及神经科查体：未见明显异常。

精神检查：神清语利，定向力完整；表情自然，未查及情绪改变；可查及短期记忆减退，“皮球、国旗、树木”5 分钟后只能回忆“皮球、树木”；粗测计算力尚可；余大致正常。

诊断考虑：轻度认知障碍。

轻度认知障碍（mild cognitive impairment，MCI）定义为存在与年龄、受教育程度不符的认知损害，但达不到痴呆标准。

轻度认知障碍是介于痴呆与衰老之间的一种认知功能损害状态。每年大约 10%~15%的轻度认知障碍患者发展成为阿尔茨海默病，而健康老年人这种概率只有 1%~2%。神经病理学提示，最终进展为阿尔茨海默病的轻度认知障碍患者，在临床痴呆症状并不明显时，就已经存在类似于阿尔茨海默病的脑神经病理改变。

Petersen1999 年提出的诊断标准：①有记忆障碍的主诉，最好有知情者证实；②可查出与年龄和教育程度不相符的客观记忆损害；③总体认知功能基本正常；④日常生活能力大致正常；⑤不够痴呆诊断标准。

轻度认知障碍分型如下。

（1）遗忘型轻度认知障碍：即上述 Petersen 诊断标准所描述的情况，以记忆损害为主，其他认知领域相对保持完整，这种类型的轻度认知障碍主要结局是发展为阿尔茨海默病。

（2）多领域轻度认知障碍：多个认知领域的轻度损害（不一定包括记忆），严重程度不足以构成痴呆，这种类型轻度认知障碍可能进展为阿尔茨海默病，也可能进展成血管性痴呆或是正常老化的一部分。

（3）单个非记忆领域轻度认知障碍：指患者有除记忆以外的单个认知领域的损害，如单纯语言障碍或单纯注意/执行功能障碍，其他认知技能保存，对日常生活能力的损害不足以构成痴呆，这种类型将来可能进展成额颞叶痴呆、路易体痴呆、原发性进行性失语、阿尔茨海默病等。

（三）年龄相关记忆障碍

年龄相关记忆障碍（age associated memory impairment，AAMI）的诊断标准：

（1）年龄至少 50 岁。

（2）主诉日常生活中逐渐出现记忆减退（如记名字困难，将东西放错，忘记电话号码）。

（3）记忆减退的心理测查证据，如公认的标准化测验操作分比年轻人平均值至少低一个标准差。

（4）总的智力功能无损。

（5）无痴呆的证据。

（6）现在和过去无任何可引起认知障碍的内科疾病、神经病或精神病，包括精神活性物质，也无 1 小时以上意识丧失的脑外伤。年龄相关记忆障碍与早期痴呆鉴别可能存在困难，需长期随访才能做出正确判断。

（四）遗忘综合征

案　例

男性，59 岁。主因意识混乱、激越就诊。据家人介绍，患者 3 天前下午饮酒后“行为怪异”，在街上无目的乱走，“好像失去了知觉”。起初以为其喝醉了，但到入院前一天仍不见好转，故就诊。患者长期酗酒，近 3~4 周来饮酒量增多。近 2 年，患者饮食不规律，“有时喝了酒就不吃饭了”。急诊科医生发现患者意识混乱、全身发抖、脉搏加快、血压升高。神经系统查体可见醉酒步态，水平眼震。诊断考虑“酒精中毒”，给予地西泮10 mg 肌内注射，并予补液、补充维生素 B_1、复合维生素 B 治疗。今日患者意识清楚，生命体征逐渐平稳，发抖、眼震、步态不稳等症状逐渐改善。但患者总想离开病房，不配合治疗，自行拔除输液管，称“我不需要这些”，经过解释后，患者同意重新穿刺输液。但是 5 分钟后，患者再次要求出院，拔掉输液管，如此反复几次，才停止拔除输液管。此外，患者经常向医护人员说些“从未发生过的事情”，对医生说的话也从来不记得。

既往患者多次因酒后摔伤到急诊就诊。曾到精神专科医院住院戒酒，但出院后很快复饮。父亲和哥哥有酗酒史。

精神检查：身体消瘦，红鼻头，面容苍老。回答 1~2 分钟问题，就打断医生，问为什么不能回家，经过解释会合作几分钟，然后又打断医生询问相同的问题。坐立不安，频繁起身，又很快安静下来。语调、语速适中。易激惹，情绪不稳定。可查及虚构，医生在首次见到患者时问：“我们以前在哪见过么？”患者说：“在前门大街。”访谈中未查及患者存在幻觉、妄想，患者否认自伤、伤人的想法，否认自己有病，称“我一切都好，你们不能把我留在医院”。MMSE 检查，5 分钟后不能回忆任何物品。

实验室检查：血常规（-），肝肾功能（-），电解质（-），血糖及糖化血红蛋白（-），HIV-Ab（-），RPR（-），甲状腺功能（-），血氨（-），叶酸（-），维生素 B_{12}（-）。

诊断考虑：韦尼克-柯萨可夫综合征（WKS），戒断综合征。

韦尼克–科尔萨科夫综合征（Wernicke-Korsakoff syndrome，WKS）被认为是同一疾病的急性期和慢性期的总称。韦尼克脑病为急性期症状，以精神错乱、眼球运动异常、共济失调三联征为特征。约 80%韦尼克脑病幸存者患有科尔萨科夫综合征（慢性期），也就是遗忘综合征。是由脑器质性病理改变所致的一种选择性或局灶性认知功能障碍，以近事记忆障碍为主要特征，常伴有虚构，无意识障碍，智能相对完好。患者可记住某段某时之前的生活事件，患病之后却不能形成新知识。一位科尔萨科夫综合征患者自称 56 岁，实际已经 71 岁，那是 15 年前的年龄，把那时国家领导人的名字说成是现任的。

1. 病因　WKS 最常见的病因是长期大量饮酒导致酒精中毒，酒精中毒引起维生素 B 族缺乏。需要注意的是，其他严重疾病引起 B 族维生素缺乏也能导致 WKS，如胃癌及严重营养不良。其他情况，如脑外伤、外科手术、血管性病变（海马区梗死）、缺氧、一氧化碳中毒、第三脑室肿瘤、单纯疱疹病毒性脑炎、服用镇静催眠药、抗癫痫药等也会导致本病。

WKS 的神经病理学特征是大脑中线结构两侧性损害，包括中央丘脑核、乳头体、导水管旁灰质区、脑桥被盖部、小脑上蚓部。现在认为遗忘、意识错乱和虚构与丘脑、乳头体的损伤有关。

2. 临床表现　韦尼克脑病的主要临床表现精神错乱、眼球运动异常、共济失调三联征为特征。科尔萨科夫综合征的主要临床表现为近事记忆障碍，特别是近期接触过的人名、地名和数字最易遗忘，为了弥补这些记忆缺陷，常产生错构和虚构。患者意识清晰，其他认知功能仍可保持完好，常可伴有情感迟钝和缺乏主动性。严重记忆缺损的患者常有定向障碍，特别是对时间、地点定向不能辨别，但罕见有自我定向障碍。患者学习新知识的能力明显下降，亦难以回忆新知识，明显影响社交和职业功能。

对于表现有精神错乱、眼球运动异常、共济失调的患者，需要与其他疾病进行鉴别诊断，如脑干脑炎、缺血缺氧性脑病、利氏脑脊髓病、肾上腺脑白质营养不良。

表现有顺行性遗忘和虚构症状的患者应与以下疾病鉴别：颞叶癫痫症、颞叶梗死、脑震荡综合征、短暂性遗忘、阿尔茨海默病、第三脑室肿瘤、单纯疱疹病毒感染后遗症等。

3. 治疗　只要怀疑为韦尼克脑病，可立即肌内注射或静脉注射 B 族维生素，再维持数日以补充体内储备量。对 B 族维生素有效者，首先眼肌麻痹症状得以改善，随后是共济失调，最后是嗜睡和精神错乱相继好转。继发于酒精性营养不良的 WKS 患者，需给予苯二氮䓬类药物替代治疗，以预防酒精戒断综合征，因为该症是致命性的。WKS 的病死率在 10%~20%，一旦患者出现科尔萨科夫综合征，大约 80%会有慢性记忆损害，需要长期看护照料。有 20%的痊愈患者，大约 1 年后才出现记忆改善。患者的激越症状一般可采用小剂量抗精神病药物治疗。

第六节 失眠及相关障碍

睡眠问题与精神和躯体同时相关，涉及呼吸、耳鼻喉、神经、精神等多个学科，这一跨学科特点导致其长期以来诊治流程不畅。睡眠问题的诊断和治疗相对复杂，医生需要提高关于睡眠障碍的知识和诊治技能方能妥善处理。

一、睡眠问题的识别和评估

（一）常见症状

睡眠症状可以归为以下三类，但它们并非相互排斥，经常合并存在。

1. 失眠 患者常主诉入睡困难、维持困难、早醒或睡眠质量差（慢性，睡后不能恢复精力），可能伴有注意力、记忆力下降，焦虑抑郁情绪或易激惹，精力或积极性下降，各种躯体症状（头痛、厌食），导致社会功能或工作能力下降，并容易在从事警觉性工作中出现意外。

（1）早段失眠：指上床睡觉时不能入睡，在房间里的灯熄灭后超过30分钟才能入睡。

（2）中段失眠：指睡后频繁醒来或夜间醒来时间超过30分钟，或晚上睡眠不足5小时。

（3）末段失眠：指早上提前醒来至少1小时，不再入睡。

2. 嗜睡 失眠常伴有嗜睡，此外，现代社会中睡眠剥夺也很常见。要了解患者睡眠的实际时间，以及容易入睡的程度。患者往往习惯了睡眠不足的状态，低估了嗜睡的程度。比如一小段注意力不太集中的时间、认知能力略微下降的时间、“没反应过来”错过了高速路的出口或正在进行的操作等现象都可能是嗜睡的症状。

3. 睡眠期间异常行为或感觉 包括呼吸暂停、打鼾、肢体动作、梦魇、梦游、磨牙等。

（二）睡眠问题的病史采集要点

- 睡眠的症状及具体表现，严重程度，伴随症状（猝倒、晨起头痛口干等）；醒来的方式（自然醒、闹钟或家人叫醒）；加重及缓解的因素。
- 持续时间；症状开始的时间（儿童期开始，随某种情况逐渐加重，突然发生）；出现的规律（几乎每天，只在工作日出现，在家中睡觉就出现，某事件之后出现，重要安排之前出现等）。
- 睡眠环境（是否有不利于睡眠的因素）。
- 躯体疾病及症状（胃食管反流、甲状腺疾病或疼痛等）；精神障碍及情绪状态（焦虑、抑郁、躁狂等）；使用精神活性物质（烟、酒、咖啡及各种药物）。
- 病前基线睡眠情况。
- 睡眠相关的心理症状：每位患者均应评估其情绪状况，还要区别患者的不良情绪是集中在睡眠前后还是全天都存在，情绪与睡眠问题存在何种关联（“想到要睡觉了就紧张”“想到明天的重要事情就紧张得睡不着”“心情沮丧烦乱，不想上床”“夜间情绪还算稳定，但还是睡不着”）。在访谈中注意是否存在关于睡眠的不合理信念或期待。

- 睡眠相关的行为：就寝及起床时间，午睡或打盹时间，就寝前做什么事，生活规律（是否倒班工作，进餐时间，是否从事体育活动及在什么时间）。
- 症状造成的影响：患者日间功能受损的症状可能影响其社会功能和人际关系，或可能对睡伴（配偶或室友）造成不良影响甚至伤害。患者工作、学业、感情、家庭的客观状况及患者的主观感受都可能是有价值的线索。
- 既往诊治经历：尽量理清既往的诊断、治疗及效果，还要问清是在什么机构进行的诊治（综合医院、精神专科医院，呼吸科、神经科、精神科、睡眠门诊）。

（三）可用的量表

1. 匹兹堡睡眠质量指数（PSQI）　自评量表，将睡眠的质和量有机地结合在一起进行评定，评定患者最近 1 个月的睡眠质量，十分明确具体，适合用于临床评定。在国内进行过验证，信效度较好。总分范围为 0~21，得分越高表示睡眠质量越差。大于 7 为界值。

2. 睡眠日记　最基本的睡眠日记应记录每天的上床时间、入睡时间、夜间醒来的时间或次数及起床时间，请患者每天晨起后填写前一天的睡眠情况。如果需要了解各种环境因素、心理因素和躯体因素与睡眠的关系，可制作大幅表格，列出相应的因素，记录数日后分析患者失眠的原因和变化规律，以便采取适当的、有针对性的措施。需连续记录 2 周，实施调整变化的方案后仍需继续记录，以便观察趋势。适用于受教育水平较高，主动性较强的患者。使用前要对患者详细解释记录睡眠日记的目的和必要性，解释各项如何简要填写，最好先做示范。

二、失眠常见的种类

（一）心理生理性失眠

由于患者心理上过分地关注睡眠问题而引起的失眠，其主要特征是生理性的高唤醒及习得性阻睡关联，患者因此无法入睡，继而引起日间功能下降。亦称为习得性失眠、条件性失眠等。患者常出现多种睡眠不足的症状，而且在白天也很难睡着。主要见于青少年和成人，女性多于男性。可能急性出现，也可能隐袭性发展。经认真询问常能发现以下特点：

①正常就寝时间或想要打盹时在床上睡不着，但是在进行其他单调的活动，没有打算睡觉时却很容易入睡。

②离开家时比在家时睡得好。

③在床上时精神兴奋，表现为闯入性思维或自觉无法停止某种阻碍睡眠的精神活动。

④上床后躯体紧张度升高，自觉不能充分放松身体好让自己入睡。

⑤对睡眠期待过高或过度关注。

心理生理性失眠中生理性的高唤醒（如心率快、发热、出汗等自主神经兴奋的表现）来源于焦虑的情绪或认知，“大脑很兴奋”，“思维停不下来”都是很典型的描述。习得性阻睡关联的核心是对睡眠的过度关注。患者越是努力想睡，就越是睡不着。按照操作性条件反射的原理，这一恶性循环如果在同样的环境中出现多次，这些本该与入睡关联的环境线索（床、卧室、卧床这一姿势等）反而与“睡不着”的焦虑感形成了条件反射，变成了阻碍睡眠的刺激。习得性阻睡关联的形成过程有两种：一种是由某种诱因（应激事件、疼痛、环境等）引起急性失眠，在此过程中形成了这种条件反射，诱因消除后失眠仍然继续；另一种是患者一贯关注睡眠，这种条件反射则逐年或逐月进展，直至最后出现临床症状。

（二）睡眠卫生习惯不良

由于某些日常生活与行为习惯所导致的睡眠障碍，这些行为对维持好的睡眠质量或日间觉醒状态不利。不良的睡眠卫生行为归为2类：引起兴奋的行为；违反睡眠生理规律的行为。可以表现为各种睡眠问题，并且与患者的行为直接相关，如吸烟、饮咖啡可引起睡眠维持困难，睡前过度激烈运动或紧张的脑力活动可以出现入睡困难或睡眠中觉醒等。扰乱睡眠规律的行为也会影响睡眠的稳定性和生物节律，如睡眠时间变化不定，白天打盹过多，或全天卧床时间过长，也会导致睡眠质量差、入睡困难等问题。各类失眠患者都可能出现某些不良睡眠卫生行为，医生要注意判断该行为与失眠的关系强弱，改变此行为后睡眠是否恢复。睡眠日记监测可以提供比较客观的证据。

（三）继发性失眠

躯体疾病或精神障碍及其治疗药物，其他精神活性物质都可能导致继发性失眠，在每一例失眠症患者都要进行鉴别。常见引起失眠的疾病见表3-6-1，常见引起失眠的物质（包括药物）见表3-6-2。

表3-6-1 常伴发失眠的精神障碍及躯体疾病

分科	常见疾病
精神障碍	心境障碍、广泛性焦虑障碍、惊恐障碍、强迫障碍、创伤后应激障碍、精神分裂症
内分泌	甲状腺功能亢进症、糖尿病、低血糖症、更年期综合征、卵巢功能失调、经前期综合征
心血管	充血性心力衰竭、冠状动脉供血不足、心律失常
代谢系统	血容量不足、酸中毒、电解质紊乱、高热
呼吸系统	哮喘、过度通气、肺炎、慢性阻塞性肺疾病
神经系统	脑卒中、癫痫、帕金森病、头痛
胃肠道疾病	肠易激综合征、消化性溃疡、胃食管反流
其他	恶性肿瘤、慢性肾功能不全、过敏、泌尿系感染

表 3-6-2 容易引起失眠的物质

种类	举例
中枢兴奋剂	可卡因、苯丙胺、哌甲酯等
抗抑郁药	安非他酮、SSRI 类、SNRI 类
抗生素	喹诺酮类
支气管扩张药	氨茶碱、皮质类固醇
抗肿瘤药	干扰素、丙卡巴肼、氟他胺
抗帕金森药	左旋多巴、金刚烷胺
植物药	紫锥花属、人参、白茅根、麻黄、育亨宾
非药物	酒精、咖啡因、烟草、各类毒品（使用及戒断状态均可能失眠）

三、临 床 处 置

（一）失眠问题的处理原则

处理失眠时特别要避免只注重用药而忽略其他方法，治疗中始终要注意充分发挥患者的主观能动性，帮助患者建立健康的睡眠习惯和信念。根据病程其治疗原则略有不同：

1. 急性失眠（<1 个月） 早期药物治疗+患者教育。

2. 亚急性失眠（1~6 个月） 早期药物治疗联合认知-行为治疗。

3. 慢性失眠（6 个月以上） 制定全程综合治疗程序，进行长期系统治疗，尽量不用药或“按需用药”。

4. 精神障碍/躯体疾病继发的失眠症 以治疗原发病为主，同时积极使用上述方法治疗失眠症状。

5. 物质使用继发的失眠症 首先停用该物质（药物）或逐渐减少用量，此后若失眠消失，则不需其他治疗。若去除物质后失眠症状仍存在，或该物质无法去除或替换，仍需合用上述治疗方法。

（二）患者教育：睡眠卫生常识

- 未感觉困倦时不要上床。
- 如果上床 20 分钟后仍然睡不着，就从床上起来。
- 形成某种惯例可以有助于夜晚上床前心态平和。
- 每天清晨按时起床，即使在周末或假期也不要赖床。
- 抛开那些带来困扰的事情，尽量少在床上思考。
- 调整作息时间，保证每晚都有充足的时间睡眠。
- 尽可能不午睡或打盹。

- 生活尽量规律。
- 不要在床上做与睡觉无关的事。
- 午餐后即不再摄入咖啡因。
- 睡前6小时内不饮酒。
- 睡前不吸烟或摄入尼古丁。
- 不要饿着肚子上床，但也不要睡前大吃大喝。
- 睡前6小时不做激烈的体育活动。
- 卧室应该安静而黑暗，温度略低。

（三）失眠的认知行为治疗

1. 认知调整 医生可以引导失眠者发现功能不良的睡眠观念，继而挑战此观念，再重建适应性睡眠观念。不良的睡眠观念主要有以下几类：①对失眠起因的错误认知。②对失眠错误归因或夸大失眠的后果。③对睡眠不现实的期望。④对睡眠控制和预测的知觉减少。⑤对助眠辅助方法的错误认识。

2. 行为技术 最常用的是睡眠刺激控制疗法，放松训练（如肌肉放松法、冥想法、腹式呼吸法等）也有辅助作用。

刺激控制法：长期失眠的患者形成了不良的条件反射，对卧室和床反射性产生警觉、焦虑、痛苦的体验。就需要通过减少卧床不睡时间和消除干扰睡眠的活动的方式，使这种反射逐渐消退，并建立睡眠环境与困倦和放松体验的条件反射。

- 只在困倦时上床。
- 卧室和床只用来睡觉，不进行其他活动。
- 如果15~20分钟内无法入睡，应该离开卧室，等有睡意后再睡。
- 如果还是不能入睡，重复第3步，若必要可多次重复。
- 每天都在固定时间起床，不管夜间睡了多久。
- 避免日间小睡。

（四）失眠的药物治疗

1. 苯二氮䓬类（BZ） 本类药物疗效明确，对内脏毒性低，使用安全，是目前常用的睡眠药物。可以迅速诱导入睡、减少夜间觉醒次数，延长睡眠时间，提高睡眠质量。但改变了睡眠结构，使慢波睡眠减少，快速眼动（rapid eye movement，REM）睡眠缩短。药物副作用主要有过度镇静、宿醉效应、认知功能下降、肌肉松弛作用、耐药性和依赖性，可能有抗胆碱作用，闭角型青光眼患者禁用。不同药物的药动学特点直接影响临床效果：半衰期越短，越容易耐药，停药后的反跳出现越早。短效药物在停药当天甚至几小时后出现，长效药物可以延后至1~3天后出现。所有苯二氮䓬类应尽量短期使用，连续用药不超过3~4周。逐渐停药以避免出现失眠反跳或撤药症状，或换用非苯二氮䓬类过渡。如药物治疗以迅速缓解症状为目的，则只需临时或间断用药。如果必须长期使用，每4~8周应再次评估患者状况。

2. 非苯二氮䓬类催眠药（如佐匹克隆、唑吡坦等） 缩短入睡时间，延长睡眠时间，不影响睡眠结构。起效快，半衰期短，不易蓄积，对白天影响微弱。很少出现停药后反跳。应提醒患者入睡前服药，不要提前服用。不良反应少见，主要与剂量及个体敏感性有关，主要为思睡、头晕、口苦、恶心和健忘等。

3. 抗精神病药 如奋乃静、氯氮平等也有较强的镇静作用，但不应单纯作为睡眠药物使用。

4. 其他药物 某些抗抑郁药有明显的助睡眠作用，如：①曲唑酮 50～100 mg/d，可能的不良反应为头痛、直立性低血压、口干、恶心、无力。②米氮平 10～15 mg/d，耐受性好，无明显抗胆碱能作用及性功能障碍，可能的不良反应为镇静、食欲和体重增加。③多塞平 3～6 mg/d，此药在抗抑郁常用剂量可能有抗胆碱能或心血管副作用，治疗失眠时剂量很低，则很少有副作用。中成药如乌灵胶囊、枣仁安神颗粒、安神补心胶囊等也可选用。

5. 用药注意事项

（1）仅有入睡困难（早段失眠）者，选用短效苯二氮䓬类或非苯二氮䓬类。

（2）醒后难以入睡者，可以在醒后服用短效药物，或使用曲唑酮等其他药物。

（3）睡眠维持障碍或早醒（中、末段失眠）者，选用中效或长效苯二氮䓬类，或使用曲唑酮等其他药物。

（4）急性失眠者，使用非苯二氮䓬类，不良反应少，患者顾虑较轻。

（5）焦虑情绪明显者，选用劳拉西泮、阿普唑仑、氯硝西泮等抗焦虑效果明显的苯二氮䓬类。

（6）肝功能异常者可以选用劳拉西泮、阿普唑仑、唑吡坦，禁用氯硝西泮。

（7）肾功能不全者可选用唑吡坦、佐匹克隆、地西泮和咪达唑仑，禁用氯硝西泮。

（8）睡眠呼吸暂停综合征及慢性阻塞性肺疾病禁用苯二氮䓬类药物，可尝试使用唑吡坦或佐匹克隆。

（9）孕妇忌用镇静催眠药物，尤其是妊娠开始 3 个月及分娩前 3 个月，特别需要时可选用唑吡坦（B 类）或佐匹克隆（C 类）。尤其艾司唑仑属 X 类（高度危险），有对胚胎损害的证据，禁用；其他苯二氮䓬类均为 D 类风险，即对人胚胎有不良影响，但对患者的潜在获益仍有其使用合理性。若必须使用时，建议用劳拉西泮，因为不通过胎儿或新生儿的肝代谢。

（10）哺乳妇女忌用，因药物可进入乳汁，对婴儿有喂养困难、镇静和体重减轻的影响。

四、其他睡眠障碍

（一）睡眠呼吸暂停综合征

睡眠呼吸暂停综合征（sleep apnea syndrome，SAS）指成人在 7 小时的夜间睡眠时间中有至少 30 次呼吸暂停，每次呼吸暂停时间成人 10 秒以上，儿童 20 秒以上，并伴有血氧饱和度下降等一系列病理生理改变。此类障碍可分为阻塞性、中枢性或混合型，多导睡眠仪（polysomography，PSG）呼吸动度的监测结合气流的监测可以区分阻塞性和中枢性呼吸暂停，前者有呼吸动作而没有气流，而后者没有呼吸动作。

最常见的是阻塞性睡眠呼吸暂停综合征（obstructive sleep apnea syndrome，OSAS），由上呼吸道阻塞性病变导致的呼吸暂停，睡眠时严重打鼾，反复发生上气道部分或完全阻塞及胸腹运动增强，可引起白天嗜睡、精神混浊，还导致神经认知和心、肺、脑血管等的并发症和某些职业工作的危险性。占成人睡眠呼吸疾患的90%以上。典型表现为患者夜间打鼾严重，且间断出现呼吸暂停甚至发绀的现象，患者本人可能不知情，由家属发现症状。临床有明显的日间嗜睡，晨起可能有口干、头痛等伴随症状，也常出现睡行、模糊觉醒等症状。常见因素包括鼻和鼻咽部阻塞、扁桃体Ⅲ度肥大、口咽狭窄、软腭和腭垂过长、肥胖导致颈咽部组织肥厚拥挤、老年性改变导致咽部松弛等。患者外貌有超重、颈部短的特征时要注意询问患者是否打鼾。

1. 评估 多导睡眠仪是诊断SAS的金标准，睡眠呼吸暂停/低通气指数（apnea-hypopnea index，AHI）即每小时睡眠中出现的呼吸暂停和低通气事件次数，AHI≥5可以诊断SAS。

2. 治疗 主要由呼吸科/耳鼻喉科治疗。

（1）行为治疗

- 减肥：节食和运动，严重肥胖者可行药物或外科手术减肥。
- 戒烟酒，避免使用迷幻剂或镇静药物。
- 体位：侧卧睡眠而非仰卧。

（2）气道内正压通气治疗（positive airway pressure，PAP）：是目前治疗SAS最有效的方法，已成为中、重度SAS首选的标准治疗。但是对PAP治疗的依从性不佳是常见现象，精神卫生工作者可以从基础心理教育、针对PAP的认知行为干预等角度帮助促进患者依从性。

（3）口腔矫治器治疗。

（4）外科手术治疗：一般适用于单纯鼾症、轻度和部分中度OSAS，尤其是有腺样体肥大、鼻中隔偏曲和扁桃体肥大者。

（5）药物治疗：目前尚无有效药物治疗OSAS。

（6）治疗基础疾病。

（二）下肢不宁综合征

1. 症状和诊断 静息状态下出现难以名状的肢体不适感，迫使患者改变静息状态，行走或移动一下肢体，则这种不适可以立即缓解，运动停止后症状再次出现。主要发生于双侧下肢（腓肠肌最多见），晚上比白天更易出现，正常情况下，并在夜间患者卧床后15~30分钟内达到最严重。这种不适感严重干扰睡眠，导致入睡困难，睡眠中醒转次数增多。可见于任何年龄，中老年较多见，病程迁延，可能有遗传倾向。多导睡眠仪检查在总睡眠时间中平均每小时腿部运动的次数≥5。主要分为原发性和继发性。原发性下肢不宁综合征（restless leg syndrome，RLS）患者往往伴有家族史。下肢不宁综合征可继发于许多疾病，包括铁缺乏、尿毒症、糖尿病、风湿性疾病、静脉功能不全等。下肢不宁综合征的诊断主要依靠临床表现，但是辅助检查可以排除一些继发性病因，主要包括血清铁蛋白、转铁蛋白、血清铁结合力、肾功能、血糖等。

2. 治疗

（1）非药物治疗

- 前述睡眠卫生的方法。
- 避免使用酒精、咖啡因及尼古丁。
- 擦抚肢体、热浴或者冷浴。

（2）药物治疗：从小剂量开始，按需逐渐增加剂量。

- 卡左双多巴缓释片（息宁）：含卡比多巴/左旋多巴，用于治疗间断性症状，25 mg/100 mg，睡前 1~2 小时服用。
- 普拉克索：为多巴胺受体激动剂，用于改善日间症状。
- 加巴喷丁可能对日间症状有效。
- 对于难治性病例可以尝试苯二氮䓬类药物。

参考文献

[1] 世界精神病协会. 世界精神病协会（WPA）抑郁障碍教育项目. 第 1 卷. 抑郁障碍概述. 于欣，司天梅，译. 北京：人民卫生出版社，2011.

[2] 江开达. 抑郁障碍防治指南. 北京：北京大学出版社，2007.

[3] 吴文源. 心身医学基本技能. 上海：同济大学出版社，2009.

[4] 吴文源. 焦虑障碍防治指南. 北京：人民卫生出版社，2010.

[5] 赵靖平. 精神药物治疗学. 北京：人民军医出版社，2005.

[6] 许又新. 精神病理学. 北京：北京大学医学出版社，2011.

[7] Jerrold F. Rosenbaum，Mark H. Pollack. Panic disorder and its treatment. 1st ed. Florida：CRC Press，1998.

[8] “医学难以解释的症状”临床实践中国专家共识. 中华内科杂志，2017，56（2）：150-156.

[9] James L. Levenson. 心身医学. 吕秋云，译. 北京：北京大学医学出版社，2010.

[10] Fritzsche，Wirsching. 心身医学与心理治疗. 台北：合记图书出版社，2009.

[11] 沈渔邨. 精神病学. 5 版. 北京：人民卫生出版社，2009.

[12] 江开达. 精神病学. 2 版. 北京：人民卫生出版社，2010.

[13] 于欣. 精神科住院医师培训手册. 北京：北京大学医学出版社，2011.

[14] David S，Roger S，Jonathan B，等. 牛津临床精神病学手册. 唐宏宇，郭延庆，姜荣环，等译. 北京：人民卫生出版社，2006.

[15] 张明园. 老年期痴呆防治指南. 北京：北京大学医学出版社，2007.

[16] Kolevzon，Stewart. 精神病病例精粹. 王学义，译. 北京：北京大学医学出版社，2010.

CME | TEXTBOOKS NATIONAL PROJECT

第二部分

开展联络会诊精神医学工作的基本技能

联络会诊精神医学基本能力及培训

第4章

第一节　联络会诊的诊断思路和评估方法

正式的联络会诊精神医学工作始于20世纪初的美国，最著名的包括在罗切斯特大学（University of Rochester）的George Engel和在麻省总医院（Massachusetts General Hospital）的Thomas Hackett。前者侧重培养精神科医生和内科医生的“联络”，强调的是联络医生的教育职能，这些医生作为临床工作团队的一员参与查房。而麻省总医院侧重对会诊的培训。显然，联络和会诊这两部分功能都是重要的。联络的医生作为医疗团队的一员常规参与临床科室的查房工作，协助临床科室医生发现、诊断和治疗心理医学问题，具有筛查作用，并使得临床服务的可及性提高，还更有助于在临床团队建立心理医学理念，提高整体的心理医学服务水平，精神科医生和其他科室的医生合作更为牢固、无缝对接。如果在相应的门诊工作中有较多的合作需要，也可以加入联络精神科医生。但联络工作需要联络会诊医生和临床科室医生都付出更多的时间和精力。而应邀会诊则聚焦于突出的个别临床问题，从针对性地解决问题的效率而言，会诊可能快于联络工作。

因而，在精神科医生固定时间的前提下，对心理医学问题常见、心理医学服务需求大的科室进行联络工作可能更为有必要和有助益。

一、联络会诊精神医学的诊断思路

精神医学与生物医学的交叉领域可以包括以下6个部分。在这些领域中，精神科医生需要发挥积极的作用。

1. 生物学疾病的精神科表现

一位老年患者在颅内手术后第3天开始出现出汗、意识混乱、激越，并伴有心动过速和血压升高。由于家属反映患者既往有长期大量饮酒史，因此医生在诊断上首先考虑是酒精戒断相关问题，并给予苯二氮䓬类药物替代治疗，但是患者的症状并没有缓解。进一步的腰椎穿刺检查提示存在单纯疱疹病毒感染，因此给予抗病毒治疗，之后症状得以改善。

2. 生物学疾病或治疗的精神科并发症

系统性红斑狼疮患者在激素冲击治疗过程中出现兴奋、话多，夜间不睡觉等症状。随着激素的减量，上述症状逐渐消失。

3. 对生物学疾病或治疗的心理反应

老年男性患者，在得知自己患肺癌后每天都沉浸在紧张和恐惧中，情绪低落，食不知味，夜间难以入睡。

4. 精神疾病的生物学表现

一位孕妇，既往有过6次人工流产史。每次流产都是因为在怀孕后出现难以忍受的疼痛而“不得不”终止妊娠。此次患者孕11周，再次出现难以忍受的腹痛，住院期间一方面反复要求“哌替啶镇痛”，另一方面为自己没有能力成为一个母亲感到自责，反复说“你们让我死吧！”尽管患者在床上哭闹躁动，但是输液的手始终保护得很好。会诊医生考虑腹痛可能是患者癔症的症状。

5. 精神疾病或治疗的生物学并发症

精神分裂症患者接受奥氮平治疗，出现肥胖、血糖升高等情况。

6. 精神疾病和生物学疾病共病

一位中年女性，精神分裂症病史20年，口服药物病情稳定，本次因胆囊结石入院接受手术治疗。

二、联络会诊精神医学的评估方法

（一）精神科访谈

1. 建立良好的医患关系

（1）在精神科访谈中，通过了解患者的患病故事获取诊断相关信息。

（2）了解患者和医生双方可能影响治疗关系的感受、想法，以及价值观。
（3）在访谈开始时，提出开放式问题，允许患者充分表达自身问题。
（4）鼓励患者讲述自己的全部关注。
（5）访谈过程中注意保持医患关系。
（6）和患者发展伙伴关系式的治疗联盟，在其中患者可以参与到治疗决策中。
（7）纳入患者的家庭和支持系统。

2. 相关信息的收集

身份信息
姓名，地址，电话号码
保险方式
年龄，性别，婚姻状态，职业，子女，宗教及种族
病史提供者，是否可靠
系统回顾
家族史
- 家族精神疾病病史
- 家族躯体疾病病史

主诉/当前问题/现病史
起病时间
何时感受到压力（困难）
症状和体征
过程和转归
对个人、社交、职业和学业功能的影响
其他精神科或躯体疾病共病
心理社会压力：个人（心理、医学），家庭，朋友，工作/学业，法律，财务状况
安全性评估：自杀或杀人的想法、计划、企图、既往尝试，以及获取工具的可能性
既往精神科病史
当前问题的既往发作
症状，病程，转归，治疗（门诊或住院）
自杀尝试或自伤行为（时间，方式，后果）
其他精神科问题
症状，病程，转归，治疗（门诊或住院）
既往躯体疾病病史
内科情况：当前和既往
外科问题：当前和既往
事故、过敏、免疫
当前用药：处方药和非处方药
其他治疗：
针灸，按摩，瑜伽，冥想
物质使用：当前和既往
孕产史：生育、流产、引产
性生活史：避孕方式，安全性行为，性传播疾病

个人史：成长和社会史
童年早期
- 发展里程碑
- 家庭关系
- 家族文化和语言

童年中期
- 学校表现
- 学习和注意问题
- 家庭关系
- 朋友
- 爱好

青少年期
- 学校表现（包括学习和注意问题）
- 朋友和同学关系
- 家庭关系
- 性心理发育
- 约会和性行为
- 工作史
- 物质滥用
- 法律问题

成年早期
- 教育
- 朋友和同事关系
- 爱好和兴趣
- 婚姻及其他亲密关系
- 职业历史
- 法律问题
- 家庭暴力（包括情感、躯体、性虐待）

中年和晚年
- 职业发展
- 婚姻和其他亲密关系
- 家庭变故与丧失
- 年龄相关：心理和躯体

3. 精神检查

（1）整体表现和行为：仪表，姿势，运动，特殊的动作和目光接触。

（2）言语：速率，流畅，连贯性，逻辑性，语调。

（3）情感：波动性，强度，稳定性。

（4）情绪：愉快，高涨，抑郁，激惹，焦虑。

（5）感知觉：错觉和幻觉。

（6）思维：形式和内容（妄想，强迫观念，牵连观念，先占观念）。

（7）安全：自杀，杀人，自伤的观念，冲动和计划。

（8）认知。

- 意识水平。
- 定向力：时间、地点、人物、处境。
- 注意力：数字广度、“100－7”、反向数字记忆、字母或数字序列。
- 记忆力：通常是3~5个单词的记忆。瞬时记忆差往往提示注意功能的损害。
- 计算力：“100－7”。
- 抽象和概括能力：成语解释，名词归类。
- 判断力：例如“木头是否可以漂浮在海里？”“一斤铁和一斤棉花哪个重？”
- 自知力：评价患者对自己的疾病和病情有足够的了解与认识。

4. 评估患者应对疾病的心理反应 从事联络会诊工作医生的中心任务是了解患者对疾病的主观体验，从而设计治疗性的干预措施来调整患者的行为或情绪反应，减少他们的痛苦，改善医疗结局。在综合医院中，患者面对疾病的情绪和行为反应存在巨大的差异。其影响因素包括患者所面临的应激水平、人格类型、应对策略、患者对患病意义的认识及防御机制等复杂因素。评估者应将上述因素整合，并放到对患病行为和情绪反应解释的中心位置，以理解患者个体的主观体验。

（1）患病和住院带来的应激：面对疾病时，患者必须面对三大挑战。①对自己和他人承认自己患病。②退化，需要依赖别人的照顾。③康复后正常功能的恢复。所有这三项任务本身都带有应激性质，患者要成功应对患病和住院治疗，就必须面对他们。这其中包括以下方面。

- 自恋性伤害：患病导致患者不得不重新审视他们对自己的看法。每一个人在健康时都有意识或无意识地认为自己即使面对严重疾病也是无坚不摧的，直到他们真正受到伤害或者生病。此时，患者可能会感到自己是“残缺的”“虚弱的”，或别人对自己的期望下降。

- 急性或慢性：急性的、没有生命威胁的疾病给个体很少的时间去适应，但它的影响是短期的。而慢性疾病需要个体更持久地改变自我观念，如身份或身体形象的改变，先前的自我观念被搅乱、动摇或者粉碎。

- 分离：生病和住院会导致患者与家人或朋友分离，会产生孤立、失去联系和应激。这可以使患者陷入对被抛弃有意识或无意识的恐惧。

- 隐私暴露：身体暴露及重复检查会让人产生不适。对于脆弱的个体来讲，这些暴露经历可以产生羞愧，因此需要临床医生非常得体和关注，以使患者感到放松，从而保持治疗的依从性。

- 侵入性操作：一些在医生看来非常重要且危害性很小的侵入性操作，如肠镜、鼻饲、气管插管，以及组织活检等，对于不熟悉的患者而言，是令人感到恐惧的。此外，每个人的恐惧可能不同，例如，反复受到躯体或者性虐待的受害者可能对这样的经历感到格外恐惧，需要医生给予比往常更多的关心和心理上的准备。
- 疼痛：即便是有着非常有效的应对方式和强大社会支持的高适应性的患者，在剧烈的疼痛的折磨下，也会感到极度的压力。精神科医生常被请来评估患者的抑郁和无望感。如果疼痛控制不足，会诊可以促进加强疼痛控制，有时单单镇痛可以完全缓解无望感和抑郁。
- 疾病导致的残疾：不论是身体受限还是心理影响，残疾可以成为新的应激源，对患者的日常活动产生深远影响。它阻碍了感受到价值和成就感的机会，使得自信心受损。
- 死亡：虽然只有很少一部分躯体疾病意味着接近死亡，使患者直接面对死亡，但轻微的疾病也会产生脆弱感和生命不再继续的感觉。

（2）人格类型：人格类型可以被视为一个存在于各种人格障碍中的连续体。并且很多患者并不只适合于一种类型，可能表现出很多人格类型的特点。在这里，我们围绕 7 种人格类型进行讨论（表 4-1-1）：①依赖型；②强迫型；③表演型；④受虐型；⑤偏执型；⑥自恋型；⑦分裂型。

这 7 种人格类型并不能涵盖每一个患者。许多患者适合多种人格类型。理解每种类型的常见特点可以帮助会诊医生。知道每种人格类型如何体验患病将增强与这些患者之间的相互合作。关注医务人员个人的反移情也可以帮助确认这个患者占主导的人格类型，例如，在自恋型人格患者面前感受到地位低下，在偏执型人格患者面前感受到攻击。了解这些人格类型可以帮助会诊医生有效告知治疗团队如何正确管理这些有挑战性的患者和帮助他们不要起反作用。并且通过了解患者的人格类型，会诊医生选择正确的干预方式，能获得快速显著的治疗效果。这些有效的干预措施对非精神科医生和其他工作人员来说是印象深刻的，显示出治疗疾病的过程中心理动力学的精神护理是重要的。

（3）应对模式：个体如何应对疾病及应对疾病时产生的问题是精神科会诊的常见原因。应对可以被定义为“对于产生苦恼的问题，人们用来处理或改变它的想法和行为（问题导向的应对），以及相应情绪反应的调整（情绪导向的应对）”。

喜欢使用的应对模式经常与不同的人格类型有关，即应对特征。因此，询问患者如何处理有压力的环境是有帮助的。因为不论策略是有效还是无效，患者当前倾向于使用的策略与以往使用的策略是相似的。此外，处于疾病的不同阶段时，患者所采用的应对模式会有变化，即应对过程。例如，初发乳腺癌时，患者可能从互联网上搜索大量的信息。后来，随着手术治疗和放化疗进行，患者可能会通过朋友和家人的支持来应对这一不确定的处境。

表 4-1-1　综合医院住院患者人格评估和管理

人格类型	主要特点	疾病含义	反移情反应	管理要点
依赖型	需求不断，强求，黏人 不能自我安慰 寻求他人的安慰	感受到被遗弃 无望感 不断增加的焦虑	有权力的、被需要的 精疲力竭，被纠缠 会逃避患者	明确界限（时间表） 寻求支持，奖励独立 避免放弃倾向
强迫型	重视细节和秩序 喜欢控制感 非常关注对错	对自我控制的威胁	敬畏 极限时：气愤—冲突	制定规范，提高控制感 提供细节和布置作业 促进合作，避免冲突
表演型	娱乐性的 夸张的 有魅力的，轻浮的	疾病是对“男子汉气概”或“女人味”的威胁	焦虑 失去耐心 发现患者很有吸引力	平衡热情和拘谨 保持界限 讨论其担心，避免对抗
受虐型	扮演自我牺牲的角色 看上去享受痛苦 感到不被认可及欣赏	疾病是应得的惩罚	气愤、怨恨 无助 自我怀疑	赞赏患者承受痛苦 将治疗作为负担承受 这样做有利于他人
偏执型	怀疑、谨慎及防御 容易感到被轻视 感到被迫害时与人争吵	疾病被感知为外部攻击 对药物干预产生怀疑 对潜在的伤害充满恐惧	气愤 感到被攻击 可能变成防御性的	不质疑其不合理担心 承认其感受，不驳斥 保持人际间距离
自恋型	傲慢的、贬低他人的 空虚的，强求的	疾病挑战自尊和优越性 引起羞愧感	气愤 反击的欲望 激活自卑感	抑制挑战欲望 采取谦逊的态度 允许患者炫耀 资格重构及适时建议
分裂型	表现为疏离 不卷入 倾向于社交隔离的职业	要和医务人员接触 被拒绝的风险	与患者联系少 很难互动	尊重患者隐私 保持耐心和兴趣 定期鼓励

组织不同应对模式的一个途径是采用问题导向，还是情绪导向。通常情况下，当患者认为情况是可以改变的或者还在他的控制范围内时，倾向于选择问题导向的应对策略，在超出控制范围之外的情况下，患者可能会选择情绪导向的应对模式。医生可以帮助患者选择更具有适应性的应对模式。例如，刚刚被诊断为癌症的患者认为疾病超出了自己的控制，可以选择逃避、否认等情绪导向的应对模式，进而可以采用积极

治疗疾病，紧密与医生合作的问题导向应对模式。

常见的 8 种应对模式，以及 8 种患病含义见表 4-1-2（并非一一对应）。

表 4-1-2　常见的患病含义及应对模式

疾病含义	应对模式
患病意味着挑战	迎难而上（采取积极的努力去改变状况）
患病是敌人	隔离（使自己在精神上远离该情况）
患病意味着惩罚	自我控制（调整感觉或行动）
患病意味着衰弱	寻求社会支持
患病意味着解脱	接受责任（认识个人在问题中的作用）
患病意味着策略	使用逃避（逃避问题）
患病意味着不能挽回的丧失或损坏	筹划问题解决
患病意味着价值	进行肯定的评价

（4）防御机制：对于防御机制的讨论，内容参见第 5 章第二节“困难的患者的识别、评估和干预”。

（5）患病的情绪反应。

愤怒：贬低性地攻击我及我的属性。

焦虑：面对不确定、对存在的威胁。

震惊：即刻的、具体的、无法抵挡的危险。

内疚：曾经违反道德准则。

羞耻：未实现自我理想。

悲伤：曾经历过不能挽回的损失。

高兴：在实现目标的道路上取得合理的进步。

嫉妒：想得到其他人拥有的东西。

宽慰：使人痛苦的、与目标不一致的情况改善了或者不存在了。

希望：害怕最坏的，但能渴望更好的。

（6）患病的行为反应：患病的行为反应变异范围很大，从适应不良到适应性反应构成一个连续谱。只有理解患者的主观体验、人格模式、防御机制和应对策略，才能制定帮助患者改变其反应的治疗干预方案，从而使其产生更多的适应行为。

适应性反应包括寻求支持，利他行为，关于生命优先权的顿悟，成为自身所患疾病的专家。而适应不良的行为往往会表现为对治疗的不依从。面对这样的患者，同事们常常期待精神科医生充当纪律的维护者、侦探和魔术师的角色，希望精神科医生的干预会对患者的依从性带来飞快的变化。但是，只有对造成不依从的潜在因素给予正确的识别和解决时，才有可能实施干预改善患者的依从性。

不依从的常见心理学动机因素包括：①可以防御耻辱。例如 HIV 感染者可能会停止每天提醒他患有这种疾病的治疗，而不是接受疾病的病耻感。②抵抗无助感。刚被诊断为糖尿病的少年有正当的获得自主权的愿望，他可能相信感觉到自主和控制感的唯一方法是与父母和照料者对抗，不使用胰岛素。③对医生、疾病或诊断的气愤或否认。④对推荐治疗的医生是否信任。此外，共病精神障碍也同样会导致对治疗的不依从。情感障碍尤其常见。抑郁患者可能没有动机、注意力和精力来全面处理治疗建议。他们甚至以停止治疗作为实现自杀企图的间接手段。躁狂患者可能相信自己不需要治疗。其他精神科情况，如精神病性障碍、焦虑障碍、物质滥用障碍和认知障碍也经常在治疗不依从上起一定作用。其他需要考虑的因素包括：①现实中的困难与问题，如治疗费用、交通困难、照顾孩子的需要，以及对药物不良反应的担心等。②缺少疾病和治疗的信息。医生应帮助患者了解他们所患疾病、治疗方法及需要治疗的原因，应尽量使用患者自己的语言，以便他们能完全听明白。③医患之间健康理念不一致。医生制定治疗方案时，需要尽量理解患者的文化、宗教背景、对于健康和疾病的信念和价值观，尝试引出患者关于疾病和治疗的解释模式，并在患者的解释模式内解释治疗方案。

增强治疗依从性的干预措施：

- 直接询问患者的依从性，保持一种非评判的态度。
- 确保患者已经被充分告知了有关其疾病和治疗的信息。
- 辨别认知缺陷。
- 发现潜在心理因素，并明确记录。
- 诊断和处理共病的精神障碍。
- 在可能情况下，将造成不依从的治疗因素最小化，比如药物副作用，费用和复杂性。
- 识别、了解和讨论造成不依从的任何文化原因。
- 避免羞辱、责骂或者吓唬患者。
- 尽可能使用正性强化促进动机。
- 纳入家庭成员。
- 关注医患关系，建立有效的治疗联盟。

（二）神经心理学和心理评估

1. 智力评估 简易智力状态检查量表（MMSE）是根据张明园修订的简易智力状态检查（Mini-Mental State Examination，MMSE）改编而成，能全面、准确、迅速地反映被试者智力状态及认知功能缺损程度，为临床心理学诊断、治疗及神经心理学的研究提供科学依据。该表简单易行，国内外广泛应用，是痴呆筛查的首选量表。该量表包括以下 7 个方面：时间定向力，地点定向力，即刻记忆，注意力及计算力，延迟记忆，语言，视空间。共 30 项题目，每项回答正确得 1 分，回答错误或答不知道评 0 分，量表总分范围为 0~30 分。测验成绩与文化水平密切相关，正常界值划分标准为：文盲>17 分，小学>20 分，初中及以上>24 分。

2. 人格评估

- 明尼苏达多项人格调查表（Minnesota Multiphasic Personality Inventory，MMPI）：主要用于病理性人格的评估，是最常用的人格量表之一。MMPI 共有 14 个分量表，其中 4 个为效度量表，10 个为临床量表。MMPI 适用于 16 岁以上，初中以上文化程度的成年人。

- 艾森克个性问卷（Eysenck Personality Questionaire，EPQ）：包括 3 个分量表和 1 个效度量表。EPQ 从人格的特质和维度的研究出发，将人格特征分为 3 个基本的维度。
- 卡特尔 16 种人格因素测验：年龄在 16 岁以上，相当于初中以上文化程度的青年、壮年和老年人都可以使用。

3. 神经心理学测验

- Bender-Gestalt 测验：测查空间能力。
- Wisconsion 卡片分类测验：测查的是抽象思维能力。
- Benton 视觉保持测验：主要用于脑损伤后视知觉、视觉记忆、视觉空间结构能力的评估。
- 快速神经学甄别试验：主要用于测量与学习有关的综合神经功能。
- Stroop 试验：用于评价注意力。
- H-R 成套神经心理测查：用于测查多方面的心理功能或能力状况，包括感知觉、运动、注意力、记忆力、抽象思维能力和言语功能等。

4. 评定量表

（1）自评量表：

- 90 项症状自评量表（SCL-90）：由 90 项组成，用于评价精神症状，评价患者症状及在治疗前后的变化。包括 10 个因子，即躯体化、强迫症状、人际关系敏感、抑郁、焦虑、敌对、恐怖、偏执、精神病性、其他。
- 抑郁自评量表（SDS）：用于患者情绪状态评定，包括 4 组特异性症状、精神情感症状、躯体症状、精神运动性症状和心理症状。
- 焦虑自评量表（SAS）：评定焦虑患者的主观感受及治疗前后的变化。
- 生活事件量表（LES）：包括家庭生活方面、工作学习方面和社交及其他方面。生活事件刺激量越高，反映个体承受的精神压力较大。
- UPPSAQ-70 个体健康自我评估系统：从生理、心理、社会功能 3 个维度，消化道功能、睡眠、性功能、疲劳、疼痛、情绪、焦虑敏感、社交焦虑、生活快乐和满意度 9 项一级指标评估个人的健康状况。与同类型评估相比，对个体健康的评估更为全面、整体。

（2）他评量表：

- 简明精神病评定量表（BPRS）：该量表是在精神科广泛应用的专业评定量表之一，共 18 项。按 5 类因子进行记分，并将量表协作组增添的 2 个项目（工作和自知力）也包括在内。BPRS 是一个评定精神病性症状严重程度的量表，适用于具有精神病性症状的大多数重性精神病患者，尤其适用于精神分裂症患者。
- 汉密尔顿抑郁量表（HAMD）：临床上评定抑郁状态时应用得最普遍的量表。由焦虑/躯体化、体重、认知障碍、日夜变化、迟缓、睡眠障碍和绝望感 7 个维度构成。
- 汉密尔顿焦虑量表（HAMA）：包括 14 个项目，临床上常将其用于焦虑症的诊断及程度划分的依据。主要用于评定神经症及其他患者的焦虑症状的严重程度。分为躯体性和精神性 2 大类因子结构。

（三）体格检查

精神科会诊过程中常用体格检查包括生命体征，瞳孔大小（戒断症状）及光反射，多汗或无汗，不自主运动（震颤、细颤、激越等），原始反射（如吸吮反射、眉心反射、掌颌反射），腱反射，肌张力。

（四）实验室检查

实验室检查有助于除外各种器质性和药物相关原因所致精神障碍的可能。可以将所有的器质性因素归纳为“VICTIMS DIE”（表 4-1-3）。

表 4-1-3 致精神障碍的器质性因素——“VICTIMS DIE”

Vascular 血管性	血管性痴呆，其他卒中综合征，高血压脑病，血管炎
Infectious 感染	泌尿系感染，艾滋病，颅内脓肿，脑膜炎，脑炎，神经梅毒，结核
Cancer 肿瘤	中枢神经系统肿瘤，内分泌肿瘤，胰腺癌，副肿瘤综合征
Trauma 创伤	颅内出血，创伤性脑损伤
Intoxication/withdrawal 中毒/戒断	酒精或其他药物，环境中的有毒物质，精神科或其他科药物（副作用或中毒剂量）
Metabolic/nutritional 代谢/营养	低氧血症，高钠/低钠血症，低血糖，酮症酸中毒，尿毒症脑病，甲状腺功能亢进/减退，甲状旁腺功能异常，库欣综合征，肝衰竭，Wilson 病，卟啉病，嗜铬细胞瘤，维生素 B_{12} 缺乏（Wernicke-Korsakoff 综合征），烟酸缺乏
Structural 结构	正常颅压脑积水
Degenerative 退行性疾病	阿尔茨海默病，帕金森病，亨廷顿病，匹克病
Immune（autoimmune） 自身免疫性疾病	系统性红斑狼疮，类风湿关节炎，干燥综合征
Epilepsy 癫痫	复杂部分性发作癫痫，颞叶癫痫，痫后/痫间状态

（五）神经影像学检查

提示需要完善神经影像学检查信息如下。

- 新发的精神病性症状。

- 新发的谵妄。
- 新发的痴呆。
- 患者年龄超过 50 岁，开始首发任何精神问题。
- 神经科查体异常。
- 存在头部创伤史。
- 电痉挛治疗（ECT）治疗前常规评估。

第二节　联络会诊的临床思路和决策过程

绝大部分的临床问题都不是细菌-感染-抗生素等那么直接的机械论、还原论可解释的，而是非常复杂的多因素共同作用的一个系统问题。现代流行病学已经明白无误地发现临床上很多疾病，例如糖尿病、高血压、抑郁障碍等，都是多种内在、外在的，生物、心理、社会、环境等因素综合作用而导致的。George Engel（1913—1999）在 1977 年提出生物-心理-社会医学模型，真正打破了生物医学中的心身二元论。在所有临床学科中，精神心理学科可能是最为主张生物-心理-社会模型的，其专业核心就是强调整体，认为需要整合地、多元地去理解患者这个人及其处境。例如，某位患者有自杀想法，现象描述可能是抑郁的精神症状；生物学解释可能是大脑神经元 5-羟色胺能水平低下；人格特征可能是结构性缺陷在面对应激时的不适当反应；在综合医院很可能发现其自杀原因是因为躯体上痛苦不堪，或者是因为心理上感受医治无望而不愿再坚持，或者因为社会支持系统不够好而孤木难支，或者其他各种难以穷尽的可能性。以上各方面可能都对患者的行为症状有作用，需要我们相应地作出判断和给予适当的处理，这自然包括药物治疗及各种途径和方式的社会心理干预。

因此，每一个现象都需要先从整体多元的角度去考察，医生需要有更开放的态度，更多的参考框架，继而给予多元整合的处理。本节将讨论综合医院联络会诊工作中的系统性思维和决策过程。

一、联络会诊中的系统概念

在家庭治疗中对于人的理解，广泛使用系统论的原理，并且对于系统对个体的影响形成了自身的理论概念。其中很多概念及其实践在联络会诊实践中都值得深入了解和借鉴。

1. 人是其所处情境的产物　个人的行为深受与其他家庭成员互动的影响。在联络会诊中除评估患者本人的症状和行为以外，其人际环境、家庭、工作、交友、外部文化环境和医疗环境都是与症状和行为有关的因素。例如：患者的主诉变化可能与某一位家庭成员的到来或离开有关，或者可能与面临出院的压力有联系。

2. 互补现象　互补现象指各种关系具有一定互惠的特点。在每种关系中，一个人的行为是和别人密切相关的，如果系统中一个人的行为改变了，其他人的行为自然会受到影响。例如在会诊中，医生抱怨患者依从性差，患者抱怨医生从不听自己说完，此时在改善医患沟通的建议中，可以通过医生的主动询问和倾听，加强患者的依从性。

3. 三角关系 在系统中最直接的关系是两人（方）直接的关系，当两人之间出现不能解决的问题时，系统存在焦虑，两人关系变得不稳定，第三个人的参与能减少两个人之间的焦虑，以维持系统的稳定，两人焦虑分散到三个人的关系中。尽管并非绝对，但人际关系中的问题常常被证实呈现为三角关系。三角关系可以减压，但持续的三角关系也会使冲突在某些方面固化。例如肿瘤患者与病房的主管医生立场不一致，造成疾病治疗的决策出现困难，病房医生请精神/心理科会诊“给患者做思想工作”，如果会诊医生迅速站到医生的角度上试图说服教育患者，很可能无法解决患者和病房之间的矛盾，甚至让患者更加抵触医生。避免和打破三角关系的关键在于避免站在某人一方，应促进双方的有效沟通。

4. 症状的功能 许多功能性的症状在患者的家庭系统中起到了维系系统表面平衡的作用，同时也使得不良的家庭关系或问题不必直接面对，维系了僵化、不适当的家庭结构。这类症状是维持家庭平衡的稳定器，通常背后隐藏着潜在的矛盾冲突——家庭中的“替罪羊”。例如青少年的功能性呕吐成为一个家庭的主要关注点，父母之间的矛盾暂时处于搁置状态，父母都不必马上面对双方间的问题了。

综上所述，把人放到其所处社会环境中并加以治疗的系统性观点，已经越来越受到广泛的认可。同样，在整个联络会诊的诊断和干预决策过程中，时刻需要考虑个体是身处于系统中的。了解这一原因，我们就能理解为什么在联络会诊决策方法中包含了很多与患者家人、主管医生的沟通和解释。这样做往往可以事半功倍。

二、决策方法

（一）与主管医生面对面沟通

会诊往往从收到会诊申请开始。根据会诊申请，有经验的医生可以形成最初的诊断假设。但是会诊医生应当格外注意的是，不要被会诊申请上的内容所误导。例如，一位内科医生在会诊申请上提到“患者情绪抑郁”，会诊医生需要考虑到“抑郁”在这位内科医生眼中意味着什么？是沉默寡言？是流泪？是拒绝检查？还是失眠？进一步明确主管医生的想法有赖于与主管医生的直接沟通。此外，与主管医生直接沟通的另一个原因是，某些会诊原因不会出现在书面会诊申请上，比如存在人格障碍的患者，可能会令病房的医务人员感到“厌烦”，而这些信息将有助于会诊医生判断患者的精神状态。

（二）回顾患者的病历

系统地回顾患者的病历可以获得很多有用的信息。例如，主管医生的记录可以帮助我们很好地了解患者的基础疾病病情变化和药物治疗的调整；护理记录中往往会详细记录患者的行为异常；某些其他科室的会诊记录会提供患者在不同时间的定向力和认知功能情况；有些时候，医学生所写的病历往往会事无巨细地描述很多患者的精神行为情况的细节。

（三）向其他相关人员收集信息

对于在综合医院工作的精神科会诊医生而言，从相关人员，如患者的家属、朋友、护理员，甚至住院前就诊的医生那里了解信息同样是非常重要的。在某些原因的影响下，如患者的精神状态异常、认知功能改变、否认的防御机制，以及做作性障碍，甚至诈病等，都会使得患者无法提供准确可信的信息。需要注意的是，来自相关人员的信息，也可能因为同样的原因而不可取信。会诊医生需要仔细分析各种信息，鉴别真伪，以便明确诊断。

（四）访谈患者并精神检查

进一步，会诊医生需要访谈患者和精神检查，还包括必要的身体检查和神经系统查体。在综合医院的精神检查与精神专科医院存在不同之处。首先，系统地评估认知功能十分必要。如果在访谈过程中，没有发现任何提示患者存在认知功能损害的线索，则只需要简单的问题以确认即可。如果在访谈中发现提示患者可能存在认知功能异常的任何迹象，就需要系统的认知功能检查。我们推荐简易智力状态检查（MMSE）或蒙特利尔认知评估（MoCA）作为初步的认知功能筛查工具。在筛查过程中发现的问题，可以通过进一步正式的神经心理测查明确。此外，需要警惕的是患者的注意力，如果患者的注意力欠佳，是无法在认知功能测查中有良好表现的。此外，躯体检查，尤其是神经系统检查非常重要。

通常，在综合医院住院的患者，除了神经科住院或神经科会诊过的患者以外，很少有能完成系统的神经检查者。精神科会诊时，需要关注的躯体和神经系统检查包括：生命体征（物质戒断、谵妄、激越状态等），瞳孔大小（戒断症状）及光反射，多汗或无汗，不自主运动（震颤、细颤、激越等），原始反射（如吸吮反射、眉心反射、掌颌反射），腱反射，锥体外系运动，肌张力。

评估环境、访谈风格及语言的使用

- 环境：精神科会诊所需要的环境和我们通常所理解的那种“正式的”“办公室中的”严肃访谈是有所不同的，一个让患者能够感到放松和被接纳的气氛是至关重要的。会诊的环境和精神科门诊也无法相提并论，患者所处的病房多数是两人间、三人间，甚至更多。房间内的摆设可能很拥挤，病房中也充满了各种干扰因素，比如清洁工的穿行、护士进行各种治疗和操作、其他患者与家属聊天，以及各种监护仪器的声音等。在这种环境下，会诊医生应努力创建私密的环境，比如将病床间的帘子拉上，或者在可能的情况下请患者去办公室的角落进行交谈。患者的家人是否参加访谈应灵活判断，如果为了更好地了解患者本人的感受和想法，我们可以请患者的家属暂时离开；如果我们想观察患者与家人或朋友的关系，了解他们之间的互动方式，我们可以邀请亲朋加入到谈话中。
- 访谈的风格：由于周围环境的不确定性，会诊医生需要尝试各种可能的方式与患者交谈，有的时候需要蜷缩在床旁，有的时候需要弯腰与患者保持水平。总之，要确保自己尽可能与患者的高度相同，避免产生过高的权威感，并减少医患之间的内心隔阂。握手也可以起到相似的效果。此外，从事会诊的精神科医生常常需要为患者进行体格检查，这也是一个帮助患者放松并建立良好医患关系的机会。患者会从医生的查体中感受到这与普通精神科的门诊或心理咨询是不同的，通常在精神科门诊和心理咨询中，与患者发生肢体接触在多数情况下是不恰当的。在访谈开始前，主动帮助患者调整坐姿，或者给患者倒一杯水等，均有利于在开始之前建立良好的信任。如果患者非常易怒和挑剔，会诊医生主动关注患者的舒适度会降低自己被赶走的风险。在访谈结束后，尽量将移动的物品放回原位，会让患者感受到自己受到尊重。
- 语言的使用：在综合医院提供精神科会诊的医生，在使用语言方面常常是灵活的、幽默的，最好使用通俗易懂的语言或者是患者自己的语言。有的时候，当患者的情绪或者其内心体验难以用常规的语言描述时，可以帮助患者用其他的方法表达，例如，医生可以一边紧握拳头，一边对一位内心充满愤怒，但是却对表达愤怒充满恐惧的患者说：“如果你能狠狠地打一下，你希望打到哪里?”在这一情境下，医生帮助患者把自己想象成了一位拳击手，使其内心的情绪有机会表达出来。

（五）形成诊断及制定治疗方案

与躯体疾病的医生一样，诊断和治疗对于精神科医生而言同样至关重要。为了明确诊断，除了获取上述信息以外，还需要进一步的实验室检查结果及心理测查的相关结果。常见的实验室检查包括以下 6 方面。①毒物筛查：血清、尿液；②感染指标：梅毒，HIV；③甲状腺功能；④叶酸和维生素 B_{12}；⑤脑电图和头颅 MRI；⑥脑脊液分析。

对于怀疑可能是躯体症状障碍（尤其是转换障碍）的患者，需要完善明尼苏达多重人格问卷（Minnesota Multiphasic Personality Inventory，MMPI）或其他人格问卷测查。

（六）病历记录、再次与主管医生沟通及规律随诊

精神科会诊记录应该条理清晰、简洁明了，并能够呈现出特定的诊断和治疗。在会诊记录中应尽量使用其他科医生可以看得懂的语言，避免使用难以理解的专业术语。并且，在会诊记录中，医生应避免预判未来，例如“这个患者在颅内感染改善后可能会恢复认知功能”。除了在病历记录中完成相关的内容外，与主管医生甚至是治疗团队的直接沟通也是非常必要的，这有助于强调某些重要的问题，如需要立即开始的治疗，或者某些不确定但是存在某种倾向的信息也可以在与医生的直接谈话中交流。

精神科会诊医生应尽可能频繁地随诊患者，这样做的好处在于：①更多地了解患者的情况，以便及时修订诊断和治疗方案。②随诊有助于与患者建立更好的医患关系，从而为患者提供更有效的支持。③有助于了解提请会诊的医生是否确实执行了会诊医生提供的治疗方案，如果没有，需要考虑原因，是医生对诊断不认可？我们的诊疗意见是否与患者的躯体疾病治疗存在冲突？④有助于了解患者对治疗的反应，如某些患者会拒绝服用抗抑郁药。

三、联络会诊短程整合心理干预的评估、诊断及思路

（一）短程整合心理治疗的评估

相对于 ICD-10 或 DSM-Ⅳ这 2 个“纯描述”疾病的症状学的诊断系统，操作化心理动力学诊断（operationalized psychodynamic diagnostics，OPD）试图将描述性特征与动力学特征结合起来，同时尊重疾病的生物学、心理动力学及心理社会因素之间的相互作用。它使临床医生更深入地理解患者，从而对患者做出适当的诊断、预后估计和治疗计划。

OPD 为一个五轴诊断系统，包括：表现的症状学特征，患者对症状的反应和治疗意向；患者人格特征和人际关系对当前疾病的影响；主要的意识和潜意识冲突；患者全面的人格结构，人格组织水平等。这些信息能帮助患者接受并参与治疗，并从治疗中获益。

> 操作化心理动力学诊断（operationalized psychodynamic diagnostics，OPD）是一个基于精神分析理论的便于操作的心理动力学诊断评估工具，有经验的心理动力性治疗医生经过 OPD 系统的培训，可以在最初的 1~3 次治疗中完成诊断评估和选择焦点，有助于提高治疗的效率。

1. 对疾病体验和治疗前提的评估　一个人对疾病的体验和处理疾病的方式会影响到治疗的适应证。在疾病背景下，体验有情感和认知两个方面。对疾病的体验是患者应对疾病的一部分，它影响到患者处理疾病的能力，而这一能力又能进而影响到疾病体验。这个部分涉及以下内容：疾病类型和严重度，主诉的体验和承受的痛苦，对治疗的期望和接受治疗的意愿，个人及社会资源。具体的内容包括：

（1）躯体症状的严重程度。

（2）精神症状的严重程度。

（3）患者的主观痛苦感受。

（4）自我感觉和自我形象：自我功能保持的程度，及疾病方面整合进人格的程度。

（5）躯体的失能程度。

（6）疾病的继发获益程度。

（7）理解和接受精神应激与症状的关系的程度。

（8）理解和接受躯体疾病与精神状态的关系的程度。

（9）患者对相关的恰当治疗方法的观点：心理治疗。
（10）患者对相关的恰当治疗方法的观点：药物治疗。
（11）心理治疗的动机。
（12）药物治疗的动机。
（13）依从性。
（14）躯体症状的表现。
（15）精神症状的表现。
（16）心理社会方面的整合。
（17）个人的资源：患者发展有效处理问题的技能的能力。
（18）社会支持。
（19）患者对疾病的主观评估。

以上这些项目的评定都分为5个等级，分别是：无、低、中、高、不适用。

2. 评估人际关系 人际行为是精神疾病产生和持续的必要因素。心理动力学诊断的核心是：人们怎样经历和体验他们的人际关系。内在的精神冲突在很大程度上会引起功能失调的人际行为，而我们可以从人际行为的发展方式来推断出冲突。患者对症状的解释和有冲突的关系之间存在着意识和潜意识的联系，我们必须注意到这种联系，这样，对于患者症状的发展，我们才能获得一个心理动力学的理解。如图4-2-1所示，患者无意识的愿望可能是获取他人的关注与爱，所恐惧的反应是他人的疏远与抛弃。因此，他在与亲密关系者的互动行为可能会是讨好的，同时对对方的冷淡与不回应非常的敏感；他的女友可能会由于他的过度敏感而感到很有压力，进而产生了抱怨的行为；而女友的抱怨会进一步加重患者害怕被抛弃的无意识恐惧。

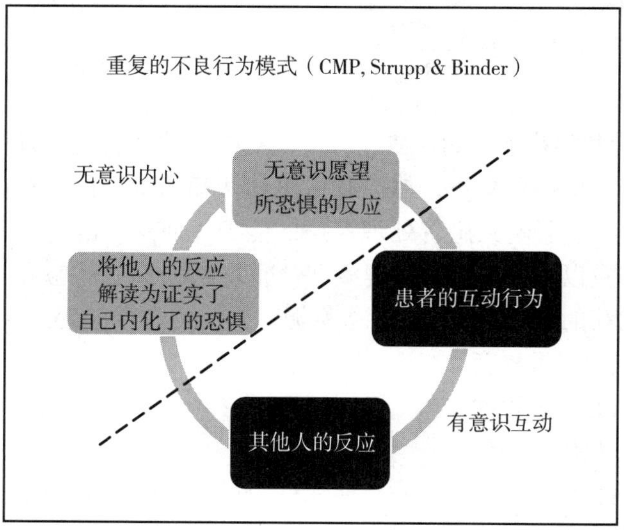

图 4-2-1　重复的不良行为模式

在初始访谈中，治疗师通过倾听患者的人际交往故事，从而获得了有关人际行为的诊断信息。而且在治疗师自己与患者的关系中，治疗师的体验也会提供信息。在临床设置中，患者潜意识的行为会被体验和观察到（移情）。治疗师观察自己的反应并推断出他人会对患者有怎样的感受和行为（反移情）。这些可被用于人际诊断。因而对于习惯性的人际行为的诊断有两个维度：患者怎样看待自己？他人怎样看待患者？这个部分强调移情和反移情之间的相互作用。因此，一个冲突性的人际模式由两部分组成，即：

（1）患者特定的习惯性人际行为。“患者长期以他的方式体验到他自己是……？”及“患者长期以他的方式体验到他人是……？”

（2）他人对此的典型反应方式。“他人，包括治疗师长期体验到患者是……？”及“他人，包括治疗师在他们自己与患者的交往中长期体验到他们自己是……？”

3. 评估基本情感需求—冲突 心理动力学的冲突是内在的、潜意识的。它在引起精神和心身疾病中扮演了重要的角色。然而，如果外在的冲突和内在意识的冲突达到了一定的强度和持续一定的时间，也会导致疾病。常见的内在、长期冲突类型及外在冲突包括：

（1）依赖—自主：寻找显著依赖的关系；或建立一种压抑愿望的情感独立（家庭/伴侣/职业）。疾病产生了“受欢迎的”依赖或是存在的威胁。

（2）顺从—控制：服从/屈从—控制/抵抗决定了人际关系和内在的体验。疾病是“战斗”或是一种必须忍受的屈从于医生的命运。

（3）渴望照顾—自给自足：希望照顾和庇护导致了强烈的依赖；或以避开来自我满足和非狂妄自负（基本的利他态度）。生病时这样的人消极地黏附或拒绝帮助。

（4）自我价值冲突（自恋冲突，自体价值—客体价值）：自我价值感是虚弱的、顺从的、被放弃的；或是代偿性地努力保持着受威胁的感觉（假性自我确定）。疾病导致了自我价值感危机，但可恢复自我形象。

（5）内疚感冲突（自私—重社会趋势）：内疚是易于被承认的，且几乎到了受虐性屈从的程度，明显的自我责备；或根本无内疚感，将疾病的责任归咎于他人。

（6）俄底浦斯期冲突：对性缺少理解、洞察力和感觉；或是性决定了生活的所有方面却又未获得满足。排除其他原因的一般的性功能障碍。

（7）身份冲突：有足够的自我功能（同一性紊乱），但自体领域有冲突（身份不和谐），如性身份，角色身份，父母/孩子身份，宗教和文化身份。对身份缺少的解释是代偿性努力展示不安全感和破坏感。

基本情感需求包括：

（1）身体和情感的亲密：你有权坐得跟别人更近一些，坦率地向他们表达你的情感。

（2）依恋：你有权与一位在情感上对你很重要的人建立安全、持久和负有责任的关系。在感情关系中，你们都有权给对方安全感。

（3）自主权：你有权做你自己，表达你的情感、需求和目标。如果你的需求和目标与别人矛盾，你有权通过谈判来达成折中方案，以确保你和别人的需求和目标都得到保障。

（4）自尊：你有权觉得自己是可爱的，不必为爱你的人变得完美。

（5）职业身份。

（6）心理性身份（对自身性别角色的认可）。

（7）身体健康。

（8）生命意义和灵性（知道自己生命的意义与价值）。

医生可以邀请患者思考自己一生中最好状态及最差状态下基本情感需求的满足程度，从−4到+4（−4满足的最差，+4满足的最好），来评价自己在当时各个基本情感需求的满足程度（图4−2−2）。

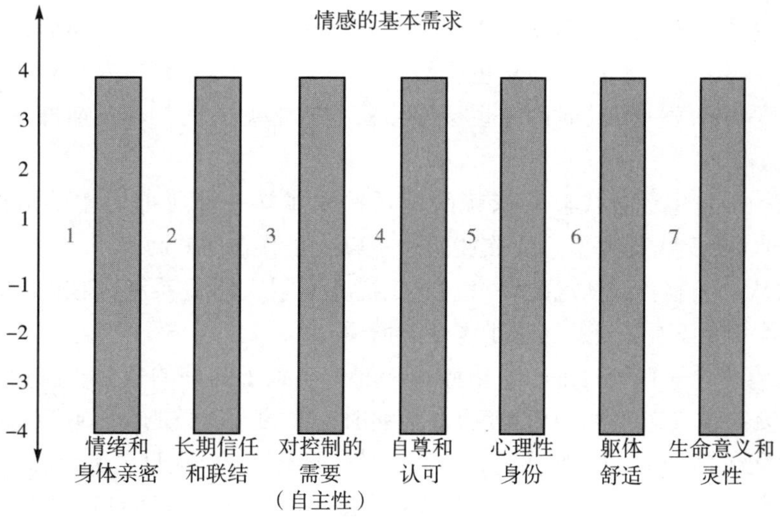

图4−2−2 基本情感需求的满足程度

4. 评估人格结构 对于个人的体验和行为来说，精神结构是一个典型的特性。在与他人的交往中，结构会显示出来，是可见的。评估者直接体验了患者结构中的某些东西，并从患者的日常生活和个人史中得出了一个图像。对于结构的诊断评估，更需要关注潜在的结构框架，不能从急性病理状态出发，退行和危机状态不能决定结构的诊断，但它是结构框架的指示剂。

结构方面的评估需要一个诊断性的访谈，在访谈中就有关系的诊断。这意味着访谈中不能从一个方向上进行询问（例如症状），而是让患者在这种关系中描述自己。为了思考和解释这种相互影响，评估者必须能在观察和内省之间进行转换；他必须熟悉人格理论，从有督导的访谈中获得诊断的体验，并且要有自我体验。反移情对理解患者的结构非常重要，它使评估者了解到患者因为他们的结构而在关系中放置了一些东西。从下面6个评估维度来描述自体与他人的关系：

（1）自体−感知：获得关于自己形象的能力，且对自己的性身份和社会身份长期保持清晰和固定不变，这包括理解自己内心（尤其是情感）的能力（情感内省）。

（2）自体-调节：调节本能驱力、情感、自尊的能力；忍受广泛的情感变化的能力，尤其是负性的和矛盾的情感；能否预期自己的情感。所有这些取决于处理防御下的冲突的能力。整合的自体能够发动令人满意的行动，指导和整合个体的需要和感受，承受应激和恢复平衡。尤其重要的是在现实水平评估自尊的能力及调节自尊波动的能力。自我调节是双极化的：如调节过度，则行动的能力和与人交流的能力受限；如调节不足，则情感、冲动的整合不充分，引起缺乏情感和驱力的冲动性行为。

（3）防御：在面对内在、外在应激或冲突时，用某些方法（防御机制）来保持或恢复平衡。防御与其他结构的维度有关系。如果防御是内部的，用于调节冲动、愿望、情感，那么它是自我调节的一个方面；如果防御是人际间的，为了调节精神平衡，在心理社会方面涉及他人，则它影响到依恋及客体关系这个维度。决定防御水平的标准包括目标、成果、稳定性、弹性、形式五个方面。

（4）客体感知：形成另一个形象，并将它与自己区分开来的能力。个体必须能全面地感知他人形象的各个方面，并保持这个形象的清晰和固定不变。如，现实中父母对自己的支持和鼓励，就会以客体感知的方式被内化为支持性的父母。而且个体必须先强调他人的内心过程，尤其是他人的不同感觉（共情、直觉、理解）。有了区分内在和外在现实的能力后，个体才能够共情他人，才能理解他人是有他们自己的目标、权力、矛盾的。

（5）交流：考虑他人的情感，传递自己的愿望、幻想、感觉等内容给别人，理解和区分各种精神过程，并对这些信息进行解码的能力。从情感上接近他人，与他人交流，理解他人的情感信号。这些需要个体进行共情和调整人际距离。

（6）依恋：指人际关系的强度和变化性，即变化模式。有障碍的依恋是两极化的：无效的努力联结会导致负性的、痛苦的体验；缺少联结则会体验到孤独。依恋的维度包括以下分类：内化；客体不变性；客体关系的多样性；依恋/独立，关系破坏后有悲伤的能力；创造规则来保护人际关系。能够通过与重要伴侣发展交往规则并遵从来保护联结。

以上这些方面在逻辑上不能互相分隔开，而且从不同的观点看，它们代表了结构的某个方面，从而在各种联结中理解复杂的功能模式。在发展心理学中，成人的结构来自于区分和整合能力的逐步成熟，尤其是精神方面的成长。这关系到外部客体的内在代表、自体的体验和态度（自体代表和相互作用）。为了建立和保持令人满意的人际关系，个体也能在内部进行调节。结构是高度个体性的，不仅因为它的有限性和弱点，也因为个体发展的资源和力量。

结构障碍可能是某些结构的区分和整合没有发展好（发展缺陷），自体既不能自动地、充分地组织自己，也不能思考自己：与支持性父母的可靠联结没有建立。某些结构上易感的人，虽然他们的结构得到了发展，但不够稳定，以至于在内、外应激状态下会出现退行，且原有的功能丧失，而紧张感及分解感则变得活跃。

鉴别诊断时，我们必须根据显著的特征来区分习惯性的结构和结构障碍，这些特征可能在急性危机时出现。如合并吸食催眠药、尼古丁、药物、毒品、过多饮酒时，在引起情感应激的冲突中，会造成退行，这会使结构更明显（如自体调节感和自我价值调整的丧失，怀疑身份，交流障碍，在自体和客体之间的投射性混合等）。这应被认为是异常的（急性的、危机相关的结构问题），除了这个，还应考虑持续1~2年的长期的有问题的结构类型。

为了标记结构障碍的程度和性质，我们区分了4个结构的整合水平，即好的整合、中等程度整合、低程度整合、未整合。在成熟结构至精神病性结构这个连续谱（从好的整合到未整合）中，4个等级看起来分得太粗了，因为这会漏掉许多中间状态的案例。然而，在6个评估维度上的4个等级充分抓住了结构障碍的严重度，并提供了质方面的标识。并且在最后还有一个全面的结构整合水平的评估。

（二）心理动力学诊断

在上述评估的基础上，临床医生可以给出患者的心理动力学诊断，包括：①主要的内心冲突，哪些愿望或需求与外部现实的冲突；②创伤，创伤事件、创伤程度及对于功能的影响；③人格缺陷，强烈的创伤事件削弱自我功能。

根据结构的维度判断，可以分为：①高水平的结构整合（如健康人）；②中水平的结构整合（如神经症性障碍）；③低水平的结构整合（如人格障碍）；④失衡水平的结构整合（如精神病性障碍）。

（三）整合干预决策思路

从前面的讨论中，我们可以理解，当患者面对患病和住院这一应激事件的时候，由于人格特征、应对模式和防御机制等方面的差异，患者会呈现不同的情绪和行为反应。在联络会诊的精神心理科医生尝试帮助患者改善情绪，减少适应不良性行为，增加适应性行为的过程中，需要对患者的稳定性做出准确的判断。也就是说，会诊医生首先应明确患者的心理力量和易感性。在充分获得上述信息之后，会诊医生才能有效地帮助患者面对问题，并且指导主管医生和护理团队更好地为患者提供服务。

如果患者所面临的应激事件较为严重，比如威胁生命的躯体疾病，或者患者自身的人格存在明显结构性的问题，如边缘型人格障碍，此时患者可能会出现很多适应不良性的应对行为，以及强烈的情绪体验。在这种情况下，资源取向的，或者支持性的心理治疗会更有可能帮助到患者。相反，当危险警报解除，患者需要认真面对自己在决策时的内心冲突时，可能更需要冲突取向的心理治疗。

综合医院精神卫生服务作为精神科的一个亚专科，其内涵已远远超出普通精神科。从理论、实践到工作方法都给精神科医生提出了新的要求和挑战，需要医生更加以生物-心理-社会-文化等维度多元整合地去理解症状、患者、医患关系，需要能提出相应多元整合的治疗，需要以多种方法、多种角色参与到临床工作中去。显然这是有难度的，但这些是值得追求的：综合医院精神卫生服务应远不止解决具体的谵妄、抑郁等精神症状，还在于人本主义关怀、促进患者的整体疾病应对能力、提高医患关系品质、提高治疗依从性，最终改善患者临床结局，提高临床医生工作满意度和成就感。这是将精神科融入所有医疗活动的大医学。

（四）个体化、路径化的综合干预思路

联络会诊中需要针对患者的情况个体化综合干预，个体化方案的制定不仅需要联络会诊的整体思路和丰富的临床经验，更需要规范化的临床路径。北京协和医院心理医学科通过长期实践摸索出个体化、路径化的综合干预思路，基本原则是路径化的评估，每一个评估结果对应不同治疗方案中的一项，通过一系列评估制定出高度个体化的干预方案“套餐”。其优势在于，借助于规范化的临床路径和评估手段，对于患者的临床治疗进行清晰的个体化定位，避免经验性制定治疗方案时医生个体差异和主观偏好的影响。个体化、路径化的综合干预是建立在生物-心理-社会综合评估基础上的，评估涵盖第 4 章所列各种评估内容和方法。在制定治疗方案前以评估结果为依据进行综合判断，保障综合治疗方案不仅提高临床治疗的可及和可依从性，而且提高个案的可管理性，而且提高临床药物治疗的科学性和心理治疗的可操作性。

以躯体形式障碍或躯体症状障碍为例，个体化、路径化的综合治疗方案之一是先从患者疾病观念中的疾病归因入手，将治疗方案分为三类：以生物医学归因为主、以心理社会和生物因素多重归因、以心理社会归因为主。每一类方案各有对应下一步的个体化治疗方案，流程示意图见图 4-2-3。

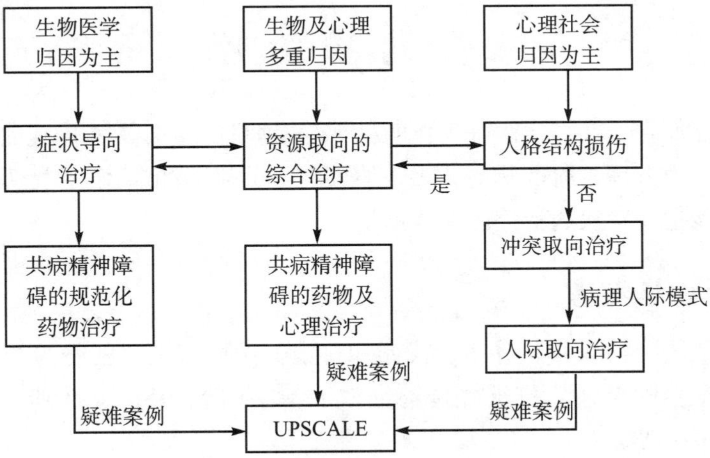

图 4-2-3　个体化、路径化的综合治疗方案流程示意图

对于生物医学归因为主的患者，进行症状导向的治疗及共病精神障碍的规范化药物治疗，并可在症状导向治疗的基础上采用资源取向治疗。

对于生物及心理多重归因的患者，进行资源取向和症状导向的综合治疗、共病精神障碍的药物及心理治疗，并可在资源取向的综合治疗的基础上进一步评估人格结构损伤，对于没有明显人格结构问题的患者，可以在综合治疗中整合进冲突取向和（或）人际取向治疗的方法。

对于心理社会归因为主的患者，进一步评估人格结构损伤：有人格结构损伤的患

者采用资源取向的心理治疗；以内心冲突为主的患者，根据其主要冲突分析基本情感需求，在现有的资源基础上平衡不一致的需求；以人际冲突为主的患者，通过移情和反移情分析重复的人际模式，在医患关系和现实人际关系中创造互动新体验……通过不同维度的评估，建立患者在该维度上干预的选项，综合所有维度评估和干预，形成高度个体化治疗方案。

进入各路径综合治疗的患者，如诊治疑难，均可接受 UPSCALE 查房（具体见第 4 章第四节“联络会诊的常用工作及培训方法”）进行进一步评估并制定更为个性化的治疗方案。

第三节 联络会诊精神医学治疗学

在联络会诊精神医学治疗领域，对精神和行为异常的干预也需要从生物-心理-社会模式的不同角度考虑。从临床实践来讲，需要循证医学支持的、患者个体特异化的多元整合治疗的临床实践。

针对各种精神障碍，已经有了药物治疗-心理治疗相结合的治疗方式及循证依据。而对于联络会诊的治疗学，则有着更鲜明的综合医院特色。

一、药物治疗

就药物治疗而言，在综合医院工作的精神/心理科医生需要了解其他科室的疾病及药物治疗知识，处方精神科药物时需要从药动学、药物间相互作用及药物副作用方面充分考虑，才能把握对疾病治疗的整体框架。

（一）药动学考虑

药动学包括药物的吸收、分布、代谢和排泄。简而言之，就是指身体如何处理药物。有多种因素会影响到某种药物的药动学，包括年龄、基因、性别、饮食、疾病状态及合并用药情况等。

1. 吸收 在综合医院住院患者中，药物的吸收问题有时就会难倒会诊医生。常常有患者不能经口服药，或拒绝经口服药，因此需要考虑口崩片剂型、鼻饲给药、静脉给药、肌内注射给药，甚至栓剂等；还有的患者因为消化系统（尤其是作为药物吸收最重要的小肠上段）的疾病、手术，导致不能很好地吸收药物。

2. 分布 药物随着系统循环分布到各个组织。最终作用于受体的药物数量由多种因素决定，包括：①血浆中游离药物的浓度（即药物与血浆蛋白结合的情况，通常未结合的药物具有药理作用）。氟西汀、地西泮等是具有高度蛋白结合的药物，而文拉法辛、锂盐、加巴喷丁等蛋白结合力较低，蛋白结合力较低的药物通过蛋白结合竞争产生药物间相互作用的风险较低。②局部血流情况。③药物的理化特性（例如药物的亲脂性或者化学结构等）。

3. 代谢　药物的代谢是指一种药物经过生物转化成另一种化学结构的物质，药物在体内可能会有多个生物转化过程，每个产物可能会呈现出不同的药理特点。这一过程通常需要酶的参与。大多数精神科药物需要通过 P450 同工酶进行代谢。

4. 排泄　绝大多数精神科药物需要经肝代谢和肾排出，因此肝肾功能的损害将会增加母体化合物及药物活性代谢产物的浓度。此外，考虑到躯体疾病患者的自身病情及药物相互作用等因素，在使用精神科药物时，需要从低剂量开始，缓慢加量。

（二）药物–药物相互作用考虑

药物相互作用本质上是药效学的或者是药动学的。药效学相互作用包括药物反应的改变，可以是相加、协同或者拮抗。这些相互作用可能通过改变药物与受体位点的结合而直接发生，也可能通过其他机制间接发生。药动学相互作用包括改变吸收、分布、代谢或排泄，并且能够导致组织中药物浓度的改变。大多数精神科药物需要通过肝细胞色素 P450 同工酶系统进行代谢。在服用多种药物的患者体内，药物间可能会诱导，或者抑制代谢酶的活性，从而影响药物的代谢。例如，吸烟可能诱导多种药物的代谢，患者在住院期间停止吸烟，会导致部分药物（如氯氮平）的血药浓度增加，从而导致不良反应增加。常见抑制或诱导其他药物肝代谢的药物或物质见表 4–3–1。

表 4–3–1　常见抑制或诱导其他药物肝代谢的药物或物质

抑制剂	诱导剂
抗真菌药	巴比妥类
大环内酯类抗生素	奥卡西平
喹诺酮类	苯妥英
异烟肼	利福平
抗逆转录病毒药物	扑米酮
选择性 5-羟色胺再摄取抑制药（SSRI）	烟草
β 受体阻滞药	酒精（慢性）
奎尼丁	十字花科蔬菜，如花椰菜
丙戊酸盐	圣约翰草
甲氰米胍	
钙通道阻滞药	
葡萄柚	
酒精（急性）	

（三）药物副作用的考虑

在联络会诊工作中，对药物副作用的关注因人群不同而有所差异。比如，门诊患者往往比较关心口干、过度镇静等副作用；而心肌梗死急性期的患者，尤其要重视心脏传导相关的副作用；刚做完肠道手术的患者，影响胃肠道蠕动、便秘相关的副作用会更加显著；而冠心病、脑血管病、糖尿病等患者，会对影响代谢相关副作用更加关注。

（四）初始化治疗

初始治疗药物的选择是建立在正确的诊断基础之上的。原则上讲，药物治疗最好在明确诊断之后开始，然而，要想建立一个准确的精神科诊断，常常需要较长的时间对病情进行评估，甚至对药物治疗的反应进行评估。但是，很多精神症状可能会因为其他医学情况的影响而变得复杂，短时间难以分辨，并且，在紧急情况下，往往也不能推迟药物治疗的时间。在这种情况下，首先需要识别一系列目标症状作为治疗前的基线，以便监测之后所采取的治疗是否成功。这些症状可能包括愤怒与攻击行为，失眠，快感缺乏，关系妄想，幻觉，或者频繁且强烈的自杀观念等。想要识别出目标症状，需要关注那些可能导致危险后果的症状，如死亡、致残，或者无法依从于治疗。除了关注目标症状以外，评估患者当前的功能水平和生活质量，并在治疗中不断评估其变化，也有助于获得让人满意的治疗效果。例如，在门诊，可以帮助患者改善工作或学习能力、家庭及其他社会关系，更好地利用时间等；对住院患者，可能帮助其减少依赖、疼痛和改善夜间睡眠会非常的重要。在治疗中，药物治疗和非药物治疗的关系十分密切。即使目前的药物有了更好的安全性和耐受性，例如选择性 5-羟色胺再摄取抑制剂（SSRI），但是作为会诊医生仍应尽可能探索非药物治疗的可能性；而对于有着明确社会心理因素的患者，也并不表明应当放弃药物治疗的选择。

患者教育并提供治疗相关的必要信息是法律伦理的基本要求。如果考虑患者没有能力做出决定，则需要与其家庭成员或法定监护人沟通。需要告知的内容包括诊断信息，药物的名称，类型，种类，剂量，主要的副作用（例如口干、恶心、震颤、头晕、性功能障碍，以及体重增加）等需要和患者一起讨论；而某些副作用虽然并不常见，但是可能会造成严重后果的（如单胺氧化酶抑制剂的高血压危象，抗精神病药物的肌张力障碍，拉莫三嗪的急性进展性皮疹等）也应告知患者；此外，患者需要知道如果突然停药会有哪些不良反应。

（五）药物选择和治疗过程中的管理

幸运的是，绝大多数的精神障碍都有多种药物治疗选择。选择合适的药物需要考虑既往的治疗情况，以及患者当下的情况，如经济能力、耐受性、合并用药情况等。抗胆碱能作用、低血压影响及药物的镇静效果必须慎重考虑，尤其是面对老年患者的时候。一旦一种药物被选择，目标就是实现足够治疗剂量和疗程。在诊断正确的患者中，剂量和疗程不足是治疗失败的最主要原因。在治疗过程中，应该记录患者的治疗是成功或失败，需要简短列出失败的原因，例如诊断不准确，药物副作用，较差的治疗依从性，或药物滥用。

药物的剂量调整目标是最小有效剂量和尽可能简单用药。有许多因素会对此产生影响，包括治疗反应、药物血浆浓度、副作用、毒性等。通常，老年患者应当比年轻患者的起始剂量更低，并且剂量调整的时间间隔更长。对于出现急性或严重精神障碍的患者，药物剂量的滴定速度应加快，或在早期合并其他药物治疗。对于此类情况，密切随诊并在病情稳定后适当回调药物剂量十分必要。

对药物治疗的副作用管理非常重要。虽然某些严重不良反应应及时停药，比如 5-羟色胺综合征，但是大多数副作用可以通过减低剂量，随着治疗时间延长，调整给药时间或方式（如晨药调整为睡前，药物和食物同服等），生活方式的管理等克服。

（六）如何处理治疗失败

症状无明显改善，甚至恶化，或新出现了不曾预料的症状，就需要重新考虑诊断、药物种类、剂量，以及其他破坏因素。某些患者需要合并用药。

1. 诊断　即使有了正确的诊断，仍有至少 1/3 的患者无法从初始治疗中获益。但是，面对治疗效果不理想，我们首先要做的仍是回顾病史、主诉、症状和各种鉴别诊断的可能。例如，一个抑郁且恶病质的老人，经过充分的抗抑郁治疗无效，可能会发现其存在精神病性症状、早期的痴呆、恶性肿瘤或额叶肿瘤。而一个呈现出强迫症状的青少年，经过 SSRI 治疗后出现怪异的行为，最后诊断为双相情感障碍。

2. 剂量　如果再次确认了诊断，就需要评估患者是否得到了充足剂量的治疗。必要时，血药浓度的检查将帮助评价患者是否达到了充足的治疗剂量。如果患者的处方药物剂量充足，但是却没有达到有效的血浆浓度或临床反应，医生就需要考虑相关因素，首先，患者是否遵照医嘱服药，其次是影响药物代谢的因素，例如吸烟、长期饮酒或者其他药物的使用等。

3. 药物　其他药物也可能影响到治疗效果。例如，曾有报道，一名惊恐障碍患者，在接受高剂量的苯二氮䓬类药物治疗后仍不能控制症状发作，系统回顾用药史，发现其长期吸入 β 受体激动剂控制哮喘；而一位双相情感障碍患者，在长期锂盐治疗下病情稳定，最近突然进入到轻躁狂状态，发现其自行购买了激素治疗自己的炎症性肠病；草药的影响近来也得到了更多的关注，例如目前发现圣约翰草可以参与到多种药物相互作用中。

4. 生活事件的影响　在治疗过程中，不良生活事件的出现，可能会对治疗效果产生影响。酗酒的配偶，精神分裂症的家属都可能会影响到抑郁患者的药物治疗效果。

（七）药物治疗的终止

药物治疗的终止和开始一样需要认真处理。对于病情复杂的患者，系统地回顾其剂量调整的历史，并给予尽可能标准化的停药流程十分重要。可以说，成功地停药有赖于对患者病史信息的充分熟悉及密切的随诊观察。对于患者停药过程的评估分为短期和长期，短期评估的目的是防范症状反弹和药物戒断反应，长期评估在于观察疾病的复发和再现。症状的反弹指的是停药过程中，原本已经消失的症状再次出现，例如失眠或者焦虑；而戒断反应往往是在停药过程中出现新发的症状，例如高剂量苯二氮䓬类药物突然停用后出现的癫痫发作。

如果想要做出准确的判断，评价是否需要恢复原有的药物治疗，就要很好地区分反弹、戒断反应和疾病复燃。相对于反弹和戒断，疾病的复燃是一个稳定的状态，意味着主要的临床症状由于治疗不充分而再次出现，其出现的时间可能比前两者晚。例如，惊恐障碍患者在症状消失几个月之后又开始出现发作性的心悸、胸闷和濒死体验。此外，某些疾病，如抑郁发作，会呈现阶段性发作的特点。疾病复发就是描述此类情况，往往指原有疾病达到完全缓解至少4~6个月或结束治疗之后，再次出现原有疾病相关的显著临床症状。面对复燃或者疾病复发，往往需要重新进行药物治疗，可能是原方案，或根据实际情况调整。

二、心理及社会干预

联络会诊过程中的每一个临床现象都需要先从整体多元的角度去考察，医生需要有更开放的态度，更多的参考框架，继而给予多元整合的处理。即使对于临床上最常见的症状，仅给予单纯的药物治疗显然也是不足的，例如谵妄这样一个以生物学因素为主的临床问题，也需要考虑到各种生物学以外的干预措施，如陪伴、帮助定向、视听设备辅助等。即使实行心理治疗也不能囿于单独的某一学派、方法，而更应按照每个患者具体的主要矛盾和次要矛盾，在先后及侧重上有所不同。例如，对焦虑抑郁障碍患者伴随非特异不适至内科就诊，和对糖尿病患者伴有焦虑抑郁情绪，或者对肿瘤患者伴有焦虑抑郁情绪，其相应的药物治疗、具体的心理治疗态度和方法可能有不同考虑。本节将讨论心理治疗在综合医院应用的一些原则和方法。

（一）心理治疗的需求

在综合医院住院的全部患者当中，约40%的患者需要短期的心理干预，例如诊断性的访谈，约10%的患者可能需要持续性的心理治疗（图4-3-1）。最常见的需要心理干预的适应证包括：急性情绪障碍，如焦虑障碍，抑郁症状；医学难以解释的躯体症

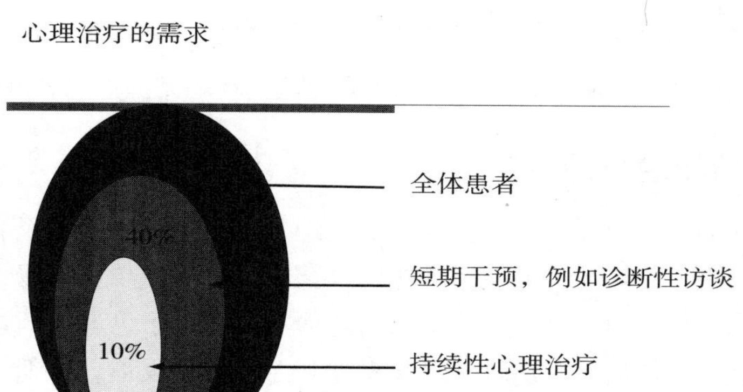

图4-3-1 心理治疗的需求

状；重要他人的情绪障碍，夫妻冲突；不合作的患者，例如依从性差。联络会诊的医生通常需要以下知识和技能：评估和管理精神和心身障碍/状态（例如：自杀/自伤，躯体化，慢性疼痛和精神障碍，躯体疾病患者的异常疾病行为）；适合躯体疾病患者的危机干预和心理治疗方法；与严重躯体疾病患者、终末期患者及医疗团队沟通；多学科协作，提高诊疗复杂患者的能力。

就心理治疗而言，越来越多的精神/心理工作者开始采用整合目前主要流派的精神动力学治疗、认知-行为治疗、人本主义治疗、家庭治疗、存在主义治疗等的心理治疗。其具体方法可能有技术折中（混合各种干预技术），理论整合（将现有理论归入一个新的理论框架），共同因素途径（结合所有心理治疗中共同的核心元素），吸收整合（以一个学派为主，兼收其他学派）等。这本身就反映出一个问题常常需要多样干预的事实。综合医院所需要的心理治疗亦是如此——多元整合。

（二）短程整合心理治疗

短程整合心理治疗适合特定诊断学和适应证标准，对治疗性联盟和治疗目标的具体约定（治疗师和患者之间的知情同意），聚焦患者的核心问题（例如，冲突或者适应不良的关系），在治疗中治疗师的角色更为积极（治疗进程的清晰构架，更直接的干预）。

短程整合心理治疗以精神动力学框架为基础，整合的治疗元素包括精神动力学治疗、认知行为治疗、系统式（家庭）心理治疗、来访者为中心的心理治疗等，由治疗者根据治疗的焦点选择治疗技术。

短程整合心理治疗的进程一般为 10~15 次，典型的治疗阶段包括：起始阶段（3 次左右），诊断，形成聚焦，达成治疗目标；工作阶段（约 5~9 次），采用整合式技术逐步达到治疗目标；后期阶段（2~3 次），总结，与治疗师分离。治疗进程可以根据具体案例灵活调整。

整合心理治疗的治疗框架和技术详述如下。

（三）心理动力性心理治疗

1. 基本理论（精神分析学说）

（1）意识与无意识的概念：神经症的主要心理过程是无意识的。

（2）精神结构学说：Freud 将人从精神功能上分为 3 个部分，即本我、自我及超我。冲突是在自我与本我，或超我与本我之间产生的。当一个人出现了两种对立的愿望或要求，并必须作出抉择时，所产生的矛盾心理状态即为冲突。对冲突不恰当的或失败的处理，可导致神经症的形成。

（3）人格发展理论：幼年阶段不利的心理发展或挫折对人格特性及成年后心理疾病形成重要影响。其中俄狄浦斯期与神经症的形成关系最密切，这是指 3~4 岁以后，儿童发现了自己和别人的性标志，儿童开始经历三人的交往及冲突，此时期出现问题则容易出现神经症的症状。

（4）冲突的防御机制：神经症患者采用不成熟的或神经症性的防御机制，或僵化、过分地防御，导致症状固定下来，例如转换障碍多为压抑、否认的模式，惊恐障碍多为回避的模式等。

（5）自我心理学：自恋现象是其研究的重要内容。婴儿出生后，最初将注意力只集中在自己身上，把自己当作“爱的对象”，这种现象被称为原发自恋。当儿童与周围的人（首先是父母）建立了联系时，爱的对象就转向了他人。以后如果对爱感到失望或受到挫折时，爱的对象又可重新转向自身（称为继发自恋）：如果别人不爱我，我自己必须爱我。这一发展过程受阻也与神经症的形成有关。

（6）精神分析理论对神经症的理解：未能解决的幼年时期的冲突（作为潜在的根源）→现实冲突→焦虑→退行到幼年的某种体验或行为方式中→幼年冲突的现实化→冲突性焦虑加重→不恰当的防御→在冲突的双方之间达成“妥协”→最终以症状的形式表现出来。

“幼年冲突”主要指人与人关系方面的挫折（首先是与父母）或教育上的失误，如依赖性强、超我过强等。作为诱因的“现实冲突”未必真的很严重，但此时的焦虑唤起了本我与超我、自我之间的冲突，在退行中，患者试图用童年时冲突状态下采取的幼稚、不成熟或幻想的方法解决现实的冲突，必然是不成功的。妥协是防御性的，为了保护自己、防止陷入更大的困境，冲突的双方相互让步：以症状为代价来缓和内在的冲突，由内部的、对冲突的焦虑转为表面的、对症状的焦虑。

尽管这是一个不好的解决冲突的办法，患者必须忍受症状带来的痛苦，但它却能减轻内在的焦虑，使患者避开现实、避开较强的超我或本能欲望带来的压力感。通过神经症症状的形成使原发性冲突得到一定程度的缓解，带来了“好处”，因此被称为“原发性获益”。“继发性获益”是指因病而带来的客观上的益处，如受到关注和照顾等。如果这种内在的和外在的“获益”较大时，则难于治疗。

综上所述，无法解决的内在冲突通过现实的生活事件而再现（现实化），失败的解决冲突的尝试导致症状的产生。

2. 心理动力性心理治疗的常用技术

（1）建立和维持治疗性的医患关系，保持中立但鼓励患者的心理成熟。

（2）借助移情和反移情帮助医生理解冲突，理解患者的潜意识动机。

（3）聚焦无意识冲突，对冲突进行工作，使之浮现于意识当中，重新加以体验和修通。

（4）利用患者过去的体验与“此时此地”的体验，达到修通的目的，从而改变患者现在的症状或行为模式。

（四）资源取向心理治疗

资源是指一个人在任何处境下的内在品质、能力、力量等。对于医生而言，可能会面对3种情况：①患者清楚意识到的资源（容易工作）；②患者不知道的资源，但是有经验的观察者能够注意到（较难）；③没有可见的资源（很难）。

但是，我们应该知道的是：“每个人在内心都有应对他所面对的任何问题时必需的所有资源。”从世界各国的谚语当中，我们可以发现，在各种文化背景下，都有从困难的处境中发现资源的能力，如“祸兮福所倚”“每一块牛粪都终有一天会化成肥料”

“否极泰来”“面向太阳，阴影便会被甩在身后”。帮助人们发现或者重新发现他的资源永远是可能的、有用的、有助的和美好的。

常用的资源取向心理治疗技术包括：

（1）使用想象来发展健康的想法、感受和行为。

（2）询问，资源取向问题医生可以在良好的医患关系基础上，通过以下问题探索患者的资源。

- 你以前处理过这样的情况吗？
- 你从早期的类似经历中学到了什么？
- 如果情况再次出现，你现在会做什么？
- 你需要哪些资源去解决问题？
- 其他人如何应对这种情况？
- 如果更进一步，你可以从他们那儿学到什么？
- 是什么让你一天一天地走下去？
- 想象一下你有你需要的所有资源！
- 你如何帮助其他在这种情况下的人？

（3）询问特殊的情况，当患者深陷于困难之中时，可能会感到缺乏资源去克服自己的问题，询问某些特殊时期——其状态相对较好的时期，有助于帮助患者发现资源。

- 询问特殊时期，即问题变得不明显或更好，这段时间有什么是不同的。
- 哪里发生了变化？
- 这个问题多久发生一次？
- 是如何变好的？

（4）奇迹提问，和患者一起，想象如果问题消失了，生活会发生什么样的变化，周围的人会发生什么样的变化，以及哪些变化是可以在当下发生的。

- 如果问题会在一夜之间奇迹般地消失……清晨，你会做的第一件不一样的事是什么？第二件是什么？
- 谁会先发现它？基于什么？
- 接着，你周围的人会做什么不同的事？

（5）资源清单（图 4-3-2），包括两个部分，资源的可及性和有效性的评价。对于有些患者而言，游泳或许是一个非常有效的资源（有效性高），但是目前的情况（手术后）无法游泳。这一工具可以帮助患者发现当下最适合及被忽视的资源。

资源清单中尽量涵盖多个维度的资源，例如躯体资源、认知资源、情绪资源、关系资源、社会资源、物质资源、想象资源、审美资源、灵性资源等。

（6）目标阶梯（图 4-3-3），分解大的目标为小的步骤，可以减少患者的实际困难，增加行为动机。

可以说，资源取向是贯穿整个心理干预过程的，并不存在明确的禁忌，因此需要医生在临床工作中敏锐地观察和评估患者。当发现患者在治疗过程中遇到阻力和困难时，就可以积极使用资源取向干预。

资源清单

(Schiepek & Honermann 1998)

姓名:　　　　出生日期:　　　　日期:

我的资源……

目前不能实现（0）　目前部分实现（5）　与我自身想法一致（10）　重要性（1~7）

我的资源……	0	1	2	3	4	5	6	7	8	9	10	重要性 (1~7)
1)												
2)												
3)												
4)												
5)												
6)												
7)												
8)												
9)												
10)												
11)												
12)												

这项资源目前　不重要　非常重要

1	2	3	4	5	6	7

图 4-3-2　资源清单

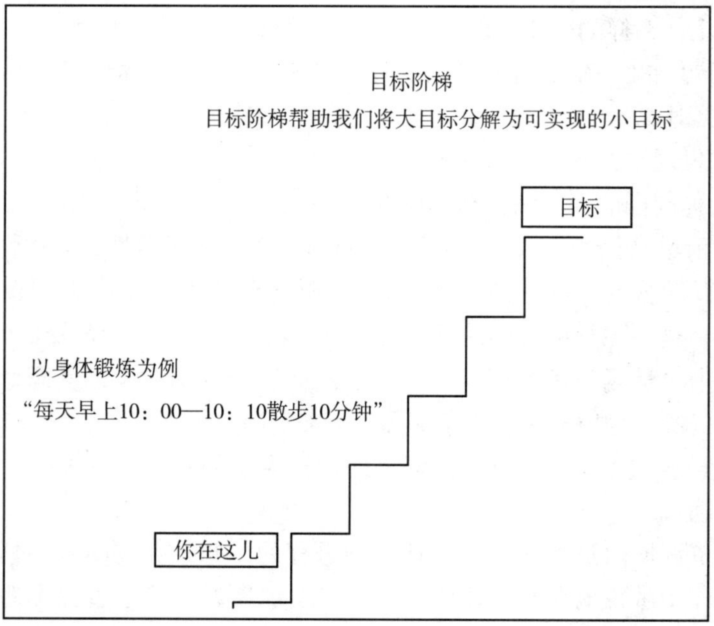

图 4-3-3　目标阶梯

（五）认知行为治疗（CBT）

1. 基本原理

（1）认知理论：认知是情感和行为的中介，引起人们情绪和行为问题的原因不是事件本身，而是人们对事件的解释；认知和情感、行为互相关联，互相影响。负性认知和情绪、行为障碍互相加强，形成恶性循环。情绪障碍者常存在认知歪曲，通过识别和矫正其歪曲的认知，其问题可以得到改善。

（2）行为理论

学习理论：人类复杂行为也是学习的结果，任何行为可以习得，也可以丢弃。

条件反射理论：信号和行为的联系是经过条件反射形成的，行为的后果直接影响该行为的增加或减少。因此，让患者在一些活动中获得良好的体验和感觉，可以重建新的认知和行为模式。

社会学习理论：个体成长过程中认知、行为和环境是交互作用的，个体需要在社会环境中学习，从而形成和发展他的个性特点。

2. 认知重建的主要概念　认知行为治疗的主要目的是找出患者功能不良的认知，由较现实、适应性较强的认知方式替代。认知重建的主要概念包括以下方面。

（1）病理性自动思维：某种情境下先于情绪，自动浮现于脑海的一些想法，反映了患者症状的主体内容。这种想法常是片段性的，没有逻辑判断基础，但患者不假思索便信以为真，甚至不能注意到这一过程。

（2）功能失调性假设（或态度、规则）：这类认知较自动思维深入，是患者多年来形成的一系列信念，患者一贯依据它们行动，认为是理所应当的。要注意患者原有的信念仍有很多是适应性的，要选择与其症状最相关的功能失调性假设进行工作。这类信念可能是不符合一般经验，完全不合理的；也可能信念本身合理，但患者的理解僵化、过分普遍化和极端，不能根据不同情况调整。因此它们阻碍目标的实现，而不是起促进作用（功能失调的）。功能失调性假设可以归为三类：①成就，包括高标准，追求成功等，如“我必须做到最好”；②接受，包括受人欢迎，被人爱，如“得不到另一个人的爱，我就不会幸福”；③控制要掌控事物的变化，要成为强者，要了解事实等，如“我必须准备好应付最糟糕的结果”。

3. 常用技术

（1）心理教育：帮助患者正确理解其症状相关的认知、躯体和行为因素，如自动思维的特点，焦虑情绪是人的本能并有积极作用，焦虑可以自然缓解，情绪影响躯体症状的机制，强迫动作与焦虑情绪的关系等。

（2）打分法：询问患者情绪的强烈程度及对自己想法的确信程度，并用 0~100（0 为完全没有，100 为非常强烈）的分值来估测，可以与思维日记结合使用。患者可以通过这一方法学会比较客观量化地自我监测，更重要的是提示患者，他的想法可能随情境和情绪变化，并非是固定不变的。

（3）思维日记：一般用表格形式，简明记录。可以借助思维日记，指导患者寻找其想法的证据和反证，将其一一列出，发现原有想法的不恰当之处，再协助患者找出较为现实的替换的想法（注意不是盲目的乐观想法）。让患者对想法变化后的情绪打分。

（4）苏格拉底提问：有的想法比较牢固或错误不明显，需要医生依靠自己的逻辑思维，通过系统而敏锐的提问挑战患者的想法，寻找比较积极和现实的替代想法，而不是直接纠正患者的想法。可以由如下几个角度提问：这样想的证据是什么？有无可供选择的其他不同看法？这样想有什么好处和坏处？这样想在逻辑上是否有什么错误？如果换作别人，你会怎么想？如果大家都这样想，会出现什么状况？

（5）活动监测表（行为激活技术）：有抑郁情绪的患者常有活动减少，继而自责，加重抑郁情绪。帮助患者设计每日的计划表，并要求患者自行监测、记录完成情况。

（6）行为试验：行为试验帮助患者直接检验患者的假设，是一项重要的技术。医生要帮患者设计可行而有针对性的试验，与患者讨论完成该试验的意义，可能出现的障碍及解决办法。有的行为试验可以在治疗中完成，有的需要患者自行完成，则更需要给患者足够的激励。医生必须认识到行为试验的目的不是“消除”患者的假设（假设也确有发生的可能），而是给患者提供现实检验的机会。如：患者假设“大家都不喜欢和我交往”，则行为试验可以设计为在同事聚会上主动与 5 个同事聊天，但跟患者讨论可以发现一旦受到冷遇（即使不是 5 个人都如此），患者就会产生强烈的挫败感，因此要在实施行为试验前对相关的自动思维进行讨论。

（7）安全行为阻止法：患者经常发展出一些行为来避免遭遇让自己产生焦虑的情境，这类行为当然能带来焦虑的暂时减轻，但实质上对焦虑起着负强化的作用，同时也使患者没有机会验证自己的担忧，继而发现不支持的证据。典型的安全行为是广场恐惧症患者的回避行为。其他安全行为包括经常给正在工作的家人打电话、拒绝看报纸上的负面信息、尽量不剧烈活动等。患者自己可能无法觉察这些行为对于维持焦虑的作用，甚至认为这些行为真的非常必要。但医生要对这类安全行为保持敏感，向患者解释停止这类安全行为的必要性，有时需要设计方案来逐步阻止安全行为。

（8）问题解决法：患者在进行问题解决的时候通常面临的困难：用一种泛泛的、模糊的、灾难化的方式看待问题，因此不能找到任何有效的解决方式。这种情况下要是指导患者先把问题明确化，再把问题分解为多个可以掌握的小问题来解决。第二个困难是持续使用僵化的应对办法。这种情况下要引导患者以头脑风暴的方法来解决，即协助患者找出尽可能多的解决办法，再根据情况选择合适的解决办法。在协助患者解决问题的同时，提醒患者注意这种解决问题的思路，并鼓励患者在治疗之外的生活中主动应用，患者掌握了这种有结构的问题解决方法后，可以减轻日常压力引起的焦虑。

第四节　联络会诊的常用工作及培训方法

联络会诊医生在工作中可能需要承担面对患者时的精神科医生和心理治疗师、面对其他科室医生时的会诊医生、心身医学教育者、情感支持者，以及协助医患沟通的联络者等角色。具体案例可能会有不同侧重。好的工作方法有助于案例的解决和医生的培养。

此节重点介绍北京协和医院心理医学科开展联络会诊工作常用的工作和培训方法：面对疑难患者的 UPSCALE 多学科联合查房工作模型，帮助医生减压、提高职业化医患关系能力的巴林特小组工作技术，以及联络会诊案例讨论的方法。

一、UPSCALE 查房模型

UPSCALE（Union Psycho-Somatic Clinical Approach with Learning Exchange）多学科联合查房是北京协和医院心理医学科魏镜教授针对复杂的躯体疾病合并精神心理问题或心身障碍患者设计发展的一个多学科综合查房模型，相应躯体问题的科室和精神心理科医生共同从生物-心理-社会医学模式整体理解患者的症状和问题，共同综合考虑多层面的诊断和治疗，患者同时面对躯体科室和精神心理科医生，得到整体的医学回应。医生更多了解患者，患者更多了解医生，彼此相互学习新的信息、观点和思考方法；同时，参与查房的各专业学科医生之间相互学习新的知识、信息，相互交流新的技能、方法，相互借鉴对患者更多的理解视角，为患者的心身需求找到更切实获益的资源。

案例可由临床某科室（如内科、外科等）的医生或者心理医学科的医生提出，由相应的临床科室医生和心理医学科医生共同查房。查房的程序包括问诊、给患者及家属的反馈小组、医生团队讨论。

以下通过一个具体的案例展示具体的查房工作进程和方法。这是由消化科医生所提出的一例“排便困难”案例：中年女性患者，在消化科多次就诊后仍主诉症状改善不多，对治疗要求高，令医生感到困扰。消化科医生和心理医学科医生共同查房。

（一）访谈

访谈的理念为生物-心理-社会模型，具体的内容至少包括患者的躯体症状和疾病状况，躯体问题对患者的影响，患者对躯体问题的认知和归因、情绪感受、应对策略，患者目前的生活状况、家庭状况、工作状况，患者的性格特点、个人成长史，患者家人对患者、症状的看法和态度，患者的期待、计划等。访谈主要采取以患者为中心的沟通方式，以开放性问题了解患者的主诉、症状的主观体验、患者对症状的归因、患者目前的治疗需求等，对重要的医学信息通过半封闭式、封闭式问题进行核实。整个访谈过程中应注意对患者给予适当的理解、认可、支持、共情。

（二）案例访谈过程

简述医生任务（以下简称医）：医生在与患者进行简单问候后，介绍查房在场人员和查房目的，开放式询问患者的就诊愿望。

患者表述（以下简称患）：患者愿意接受访谈，表示对躯体症状感觉十分烦恼，主动述及近 4 年出现“排便困难”症状，每次排便半小时以上，仍有排不尽感。大便成形。消化科检查有肛门括约肌反射收缩，做过生物反馈治疗，但觉得症状无改善。其余器质性检查均正常。患者用过很多药物治疗，但排便困难没有任何改善。患者强烈希望医生能给自己一个有效的治疗。

医：以上对消化科症状的问诊可主要由消化科医生完成。此时医生们可能已有初步判断：患者症状可能有较多功能性成分在内。但医生并不急于此时就给患者这些反馈，而是接着从生物-心理-社会维度更整体去理解症状与患者这个人的关系。医生可以肯定患者就医的辛苦和求治的愿望，接着开放性地询问患者症状给其带来的影响。

患：患者述因排便不尽而腹胀不适，继而经常感到心烦意乱，不能集中注意力做事情，甚至不愿从事人际交往，不愿承担工作任务，因为“经常需要去厕所”。虽然知道排不出便，但仍认为不去厕所会憋得更难受。为此常常使用开塞露。

医：此时医生进一步了解到患者对症状关注过多，并且治疗依从性欠佳，同时还伴随着情绪问题。精神心理科医生应注意在访谈中完成对情绪问题性质及严重程度等信息的进一步澄清。此外，医生还应了解患者平时的生活状态、性格和成长史等个体信息。

患：诉既往性格外向，做事认真，但急躁，追求完美。做服装生意，近两年工作不顺心，甚至赔钱举债。称家人对自己“都挺好的”，但觉得丈夫不够理解自己，孩子“也不太听话”。希望寻求良药能够达到彻底的排便通畅。

医：在对患者有了充分了解之后，如果患者家属陪同就诊，可以邀请患者家属对患者的病情进行补充反馈，询问患者家属如何看待患者的病情、诊治及未来生活。通过家属的反馈，一则可以补充和证实病史信息，二则可以让医生更丰富地了解患者，三则探索患者的家庭社会状况，了解患者能从家属处获得的支持来源、可能的困难来源，四则有可能让患者和家属彼此有相互了解、倾听的机会。

患者家属：患者丈夫认可患者，称平时确实也觉得妻子的症状可能跟生活压力有关系，之前太辛苦了，也希望妻子能够放下关于工作和生意的那些担心，其实家里的经济状况没有妻子担心的那么严重，虽然自己挣钱不如妻子多，但一家人好好生活还是能负担的。至于孩子，可能是妻子太过挑剔了，近两年总是容易对孩子发脾气，孩子因而比较逆反。对治疗方面，患者丈夫也觉得很困难，跑了多家医院，总也没有一个明确的而且持续有效的治疗方案。

至此，通过患者的叙事，患者作为一个普通人的形象鲜活生动起来，不再只是一个纠结于排便问题、不断抱怨、不听医嘱而给医生不断带来压力的患者，而是一个虽然强势但同时认真努力的普通女人，只是她的强势和执着用在非要解决“排便困难”上，因而只会陷入情绪烦恼—功能症状加重的恶性循环中。医生看到了这一点后，会有更强的动机去帮助患者，也会更能看到患者治疗结局乐观的可能性。而患者也会感受到医生的帮助动机，也更愿意信任医生。

而访谈的医生一般并不直接告知患者具体的治疗意见，而是接着会邀请患者倾听反馈小组讨论。

反馈小组：反馈小组由在场的其他医生、护士或医学生组成，形式是医疗团队内部的相互讨论，访谈的医生会邀请患者作为旁听者认真去听反馈小组的讨论，可谓

"言者有意，听者有心"。反馈小组的讨论总体应该是积极的、支持性的、资源取向的。反馈小组的作用包括给予患者情感支持、认可，帮助患者发现其家庭支持系统资源、社会系统资源、个人能力资源、知识资源、情感资源、既往经验资源、医疗资源、信仰资源等方面的资源，对于某些适当的患者，可能还可以尝试帮助患者及家人发现盲点，寻找更有效的疾病应对策略。

反馈小组简述：

从医生的角度：反馈小组的医生们认可患者既往的认真、负责、事业心，希望能够帮助患者；认可患者既往做事和解决问题的能力；认可患者的家庭支持，丈夫对妻子的关心，妻子可以试着相信丈夫，放松对经济状况的担忧；认可患者的痛苦感，同时指出目前的检查足够令人放心；认可患者想要解决问题的愿望，但提出临床上有些症状不一定能够"除恶务尽"，需要能够接受和包容，提出目前患者对排便不尽的难以耐受远超过"排便不尽"给其他患者带来的困扰；并且有反馈小组成员提出患者目前的排便困难也许不是她遇到过最困难的问题，患者找到自己的能力后，在家人的支持下，能够走出现实的困难，在医生的帮助下也能够走出身体的苦恼。

从患者的角度：在倾听过程中，患者表情能够放松了，对某些小组医生的发言点头认可。在反馈小组后，访谈者会邀请患者对所听到的内容进行反馈。患者述感到医生能够理解她的感受，同意能相信目前的身体状况没有大的问题，相信消化科医生的判断，感谢医生团队的时间和关注。可以注意到，患者对反馈小组的很多心理社会层面意见并未作回应，此时访谈者不必再追问，可能对患者还不习惯表达自己的内心情绪体验，也可能目前患者比较先占的观念还是排便症状和治疗。但医生的反馈如果被患者带着信任的态度听进去了，会在患者内心"发酵"，对患者产生影响。

接着，访谈者会结束与患者的访谈，约定下次随诊时间，并告知患者，医生们会在此次访谈后继续综合讨论其诊断治疗。

医生团队讨论：医生团队讨论的内容可以包括患者的诊断、鉴别诊断、治疗难点或要点，也可以包括对医患关系的讨论。与反馈小组类似，不同医生可能带进不同的视角，因而有助于对患者形成更为全面、综合的认识，给医生的治疗带来更多的启发和帮助。

医生团队讨论简述：消化科医生表达了最初对患者的不理解，其他功能性便秘患者对症状的耐受性比这位患者好，并且能更好地遵医嘱，不会反复用开塞露，因而觉得与这位患者的关系困难；但在听到了患者的性格和生活处境后，对患者有了更好的共情；从消化科角度可以对患者进行什么样的药物和非药物治疗。心理医学科医生则还讨论了对患者的诊断和治疗，例如强迫关注、焦虑伴随的躯体敏感性提高、疑病、躯体化症状、表演夸大特征、从症状的获益、内心冲突等，以及相应的具体可以采用什么样的心理治疗和药物治疗。消化科和心理医学科医生听到彼此对患者的看法后能够相互补足，消除自身固有的盲点。拓展了对患者的整体认识之后，能够更加理解患者和患者的真正需求，更好地与患者建立关系，患者有更好的治疗依从性。

二、巴林特小组

巴林特小组由巴林特医生在和全科医生讨论医患关系的小组工作发展而来，适用于所有临床工作者，有助于减少医生执业压力，提高对医患关系的认识，提高医生自我觉察，甚至促进医生自身人格“细微但显著的变化”。

巴林特小组综合了精神分析、团体治疗等元素，通过不同医生从不同角度对医生、患者、医患关系的观察、理解、共情，使医生得到支持，提高对医患关系的觉察。设置上，巴林特小组包括6~12名小组成员，1~2名组长，每次工作讨论1个案例，时间1~1.5小时。小组强调安全、保密、尊重，针对案例中的医患关系进行讨论，不是对案例提供者进行督导，更不是心理治疗，案例讨论局限于小组中，对患者和医生的隐私都绝对保护，尊重每个小组成员的独立性和贡献，尊重每个人的观点。小组工作大致分邀请和提出案例，事实性提问，小组针对案例进行讨论，和案例提供者最终反馈几个环节。下面结合一个真实的巴林特小组工作案例（为保护隐私，具体人物和细节已模糊化处理）演示巴林特小组的具体过程。

（一）邀请和提出案例

组长邀请小组成员自愿提出令自己困扰的临床案例。案例提供者叙述与患者互动的整个经历并提出自己的难处，案例不仅是患者的躯体疾病的“医学”诊治情况，同样重要的是各个人的故事，患者是什么样的人，经历了什么，医生又经历了什么，整个图景以叙述方式展开和呈现，所有的小组成员都“倾听”了这一案例。

案例工作：一名年轻男医生提出一个案例，内科急诊夜班时，一名60岁左右的老年女性因急性短暂胸痛来诊，患者既往有高血压、冠心病史，急诊医生检查并请心内科医生会诊排除心肌梗死，给予相应处理后建议留观，白天上班后转入心内科病房继续完善诊治。患者由儿子伴诊。次日上午刚一上班，患者的儿子就来问急诊医生什么时候能够转走。医生第一次回应是心内科还没上班，第二次回应是要等上级医生早查房看完患者并在病历上签字，患者的儿子开始不满。第三次时正在查房，医生回应“我们正在查房，查完你母亲那张床，就给你们办出院”。患者的儿子突然暴怒，抓着医生的白大褂，把医生拉到患者床旁，呵斥“你现在就给我妈查房，查完立刻给我办出院”。医生感觉气愤、沮丧、羞辱，也为当时同事没有帮自己拦住家属而觉得难过。

（二）事实性问题提问

小组成员提出关于案例的事实性问题，例如患者的长相、工作，医生清早是否已经看过患者等，这一过程继续丰富小组成员包括案例提供者自己对案例中各个“主体”及其互动的理解和反思。

案例工作：患者为退休干部，之前都住特需病房，在急诊时一般情况可，意识良好，但是话不多。医生主要是和患者的儿子交流诊治情况。患者儿子30多岁，很强壮，看起来衣着得体，最初与医生接触时还很客气，在心内科医生说转内科病房后，就嘟囔对急诊住院情况不满，抽烟多。患者儿子夜间除了抽烟就是陪在患者床旁。患者情况稳定，一直有心电监护，护士和其他医生去看过患者，案例提供者没有再去看过患者。

（三）小组讨论

案例提供者不再发言，“倾听”其他小组成员对案例的讨论。小组成员从各个角度对案例进行工作，可以表达自己在听案例时的情绪感受，可以表达自己对案例中医生、患者、家属、医生同事等主体及他们之间互动过程等内容的感受、想法甚至幻想。组长在需要时进行干预，例如小组对某个话题共同回避时。

案例工作：讨论开始后，很多小组成员表达了愤怒，“我不相信患者对儿子的行为一无所知”“太功利了，觉得用不着急诊医生了”“他们肯定是平时趾高气扬惯了”。很多小组成员对医生作了共情，“我听到医生被打时，我觉得特别难过，特别心痛”（医生体会到被共情、支持）；还有小组成员表示“这样的案例我以前也遇到过，但直到今天好像也还是想不到特别好的办法，和患者家属吵架不合适，不据理力争又觉得自己特别窝囊”“我可能很想去帮着拉住那两个患者，但是可能又会把问题扩大，还是跟着确保同事安全最适当”“作为一个弱女子，我的第一反应是去打电话叫保安”（案例提供者和小组成员都能体会到与同事一起工作，因而并不孤独）。小组似乎不愿意去体会患者和患者儿子的感受，组长提出“我们能不能设想一下患者对陪伴在旁的儿子的感受”“儿子不停抽烟可能代表什么”，有些小组成员提出了对患者、家属的共情性反馈，“我的想象中，患者儿子一早来让医生办出院时可能就已经很着急了，医生一再拒绝时，儿子就会越来越生气，你不办也给个理由啊，就这么拖着算什么，觉得在母亲那里没个交代”（这可能能够帮助案例提供者和小组成员对患者的共情）。

（四）案例提供者反馈总结

案例提供者可以表达对小组成员的感谢，表达自己在听到小组讨论时自己的感受、引发的思考等，也可以选择什么都不表达。

案例工作：案例提供者表达了对小组的感谢，称现在感觉轻松多了，觉得同事还是理解和接纳自己的，仍觉得患者儿子的做法很恶劣，但回想当时对患者家属的态度可能确实有些故意怠慢。

在小组工作整个过程中，所有小组成员都学习“倾听”，倾听医患关系中的患者、家属和医生，丰富了对各个“人”的理解，倾听现场小组中其他成员与自己相同或者很不相同的各种想法，培养了接受和包容的能力；在同事们叙述自己的立场时，案例提供者通过其他人对自己或者案例中各个人的情绪反馈，体会到了被同事共情和对患者及家属共情。在自身情绪得到支持、对患者和家属产生一定共情的基础上，案例提供者和小组成员就有可能产生对医患互动中新的反思：患者之前一直入住特需，儿子“强壮”“趾高气扬”，这可能会让一个文弱的医生感觉和患者这家子“不是一个世界的人”；加上对患者和患者儿子（可能是事实，也很可能不是）的“功利”“趾高气扬”等认知，使得案例发生时的医生难以对患者的儿子和患者有共情，甚至可能对患者儿子的转科请求下意识拖延。这一个案例一定还会让每个小组成员联想到自己曾经有过的医患关系经历，对自己产生启发。

三、联络会诊案例讨论

联络会诊案例讨论始于美国麻省总医院，年轻的住院医师每周2次聚在一起，在主任的带领下对有困难的案例进行讨论。案例提供者提出自己认为困难的案例。提供案例的过程并非全面地将案例汇报给参与讨论者，而是逐步地展开。其顺序通常与实际工作中医生面对案例的过程是一致的，即会诊申请，复习患者病历，与主管医生沟通会诊目的，患者访谈及精神检查，与患者家属沟通并补充了解相关信息，再次与主管医生交流患者的精神科诊断和处理意见，随诊过程中的重要信息。参与讨论的医生在每一个阶段展开头脑风暴，去思考自己如果是会诊医生，会有哪些猜测、联想，并会进一步去采集哪些信息，采取哪些处理，同时，会对困扰案例提供者的问题尝试解答。

北京协和医院心理医学科从2015年开始使用这一方法，对联络会诊工作中的疑难案例进行讨论。现以实际案例的形式将这一工作方法介绍如下，希望对从事联络会诊工作的医生有所助益。

（一）案例的提出

案例提供者：这是一个来自心内科的会诊申请，会诊申请的内容如下：“患者老年女性，因风湿性心脏病，二尖瓣关闭不全，拟行手术治疗收入我病房。原计划明日手术，患者昨日夜间突然表示拒绝手术治疗，要求出院回家。经家属和医生反复劝说无效。请贵科会诊，评估患者心理状态，安抚患者焦虑情绪，谢谢！”

主持人：好的。各位医生，如果您是会诊医生，在面对这样一个会诊申请时，您会有什么考虑？

医生A：如果我是会诊医生，当我看到这个会诊申请的时候，会感到有些惊讶。我的考虑是，患者突然改变对手术的态度，并要求出院，可能与患者近几日在住院期间接触了较多术后患者有关。部分患者术后状态可能让患者感到害怕、紧张，因此想放弃手术。

医生B：我同意A的看法，我会有进一步的猜测，患者平素性格可能是内向的、胆小怕事的。如果我是会诊医生，我会进一步和患者家属确认患者的性格特点。

医生C：我的想法与上两位医生不同，我认为可能是经济原因促使患者放弃了原本的治疗计划，或者是患者的文化程度不高，难以理解心脏手术对自己的必要性。因此，在会诊过程中，应请患者自己描述自己对手术的理解，并在良好医患关系基础上，请患者讲述自己放弃手术的原因。

主持人：我注意到大家分享了自己在面对会诊申请时的“直觉”，我鼓励大家从更全面的角度，即“生物-心理-社会”多维度，全面考虑案例。

医生D：通过会诊申请，我的初步印象是“不依从”。不依从的常见原因包括：

①耻感；②抵抗无助感或失去自主性；③对医生、疾病或诊断的气愤或否认；④对推荐治疗的医生是否信任。此外，共病精神障碍也同样会导致对治疗的不依从。如抑郁、躁狂、精神病性障碍、物质滥用，以及认知功能减退等，都会影响到患者的治疗依从性。其他需要考虑的因素包括：①现实中的困难与问题，如经济压力、家人需要照顾，以及对手术并发症的担心等；②缺少疾病和治疗的信息；③医患之间健康理念不一致，比如患者很相信中医治疗，对手术治疗不接受等。在这一案例中，心脏疾病往往不会导致患者出现耻感，并且对于自主性的需求往往多见于青少年患者，所以这两点可能性相对较小。在进一步的工作中，应进一步澄清其他相关问题：①生物性因素，有无合并精神障碍；②心理因素，是否理解了疾病和治疗相关信息；③社会环境方面，家庭经济情况及社会支持系统是否健全；④医患关系问题。

（二）复习病历，与主管医生沟通

案例提供者：患者的病历提示，她 67 岁，病史并不复杂，近两年开始出现活动耐量下降，既往身体健康。是外省的农民家庭，无业。

主持人：病历中的信息相对有限，或许你可以进一步提供和主管医生沟通的情况。

案例提供者：主管医生介绍：患者和丈夫是外省的农民，没怎么上过学，这次老伴也陪着来看病了。家里有两个孩子，都是本市的公务员，丈夫就住在大儿子家。此次入院过程顺利，在告知病情和手术谈话过程中没有提出任何异议，在子女的协助下完成手术签字。住院这几日，一直挺平稳的，和医生不冷不热，但也没有什么冲突。昨日夜间突然说，不想做手术了，要求出院。医生和家人反复劝说，患者就是不同意做手术了。因此，想请心理医学科会诊，评价一下患者的情绪，并帮我们劝劝患者。

主持人：我们获得了更多的信息，大家有什么新的想法？

医生 B：从主管医生的介绍来看，患者的家庭经济条件和支持体系是相对良好的，2 个孩子在政府部门工作，有稳定的收入，丈夫也陪在身边，因此家里面应该没有太多的事情惦记。但是，患者的情绪反应会引起我的注意。从主管医生的诉求来看，“帮我们劝劝患者”，似乎能体会主管医生认为患者是“担心、想不开”，但是患者入院后似乎情绪“过于平稳”，对医生“不冷不热”，这种行为似乎不太符合一位“担心”的患者。如果我是一个“担心”的人，当我感到害怕的时候，我至少会“缠着”医生问一问我的情况。因此，我会倾向于在近期有了突然性事件影响了患者对手术的态度，比如和丈夫吵架，赌气等；此外，患者的精神状态也令我不放心，我会对患者进行认真的精神检查，评价她是否存在认知方面的问题或其他精神问题。

医生 D：我同意 B 医生的观点。但是，尽管主管医生描述医生和患者之间并“没有发生冲突”，但我对医患关系并不放心。患者过于被动的行为，比如对医生“不冷不热”，除了与精神状态有关，也可能与其人格特征有关。请家属进一步补充相关信息如人际关系、交往方式等是十分必要的。

（三）患者访谈、精神检查

案例提供者：当我进入病房的时候，患者坐在病床上，看上去很平静。地上放着收拾好的行李，一位农民形象的老年男性坐在她病床旁的椅子上，猜测是她的丈夫。另一位患者外出做检查，这使得病房成了一个很好的交流场所。

主持人：好的。我们或许可以暂停一下，在和患者交谈前，会诊医生的观察能给我们带来什么样的思考？

医生A：患者“看上去很平静”，这让我感到困惑。从常理看，当我原本接受，但又放弃一个对于我的健康很重要的治疗时，这是一个重大的决定，我内心会是非常焦虑的。患者的平静，的确非同寻常。

医生C：的确，结合患者之前与医生接触时的“不冷不热”，更让我关注患者的精神状态的评估。

案例提供者：我走到患者床旁，“我是心理医学科的××医生，我来的目的是，您的主管医生告诉我，您想放弃心脏手术，因此希望我来和您谈谈，了解一下是什么影响了您的决定。我可以坐下和您谈谈么？”患者友好地点了点头，在我坐下后就开始讲述。在开始的时候，患者支支吾吾地说，不想做手术的原因就是担心“花钱太多”，这时她的丈夫大声说：“这有什么可担心的，家里又不缺钱！”随后，患者开始讲：“做了手术也没什么用……”我进一步询问：“为什么这么说呢？”随后患者打开了话匣子，描述了自己认为由于当地“公检法的迫害，导致自己患上了心脏病”，自己的“一举一动都被当地的政府部门监视”，包括在医院里和医生的交谈，都是“被窃听的”。就算是“做了手术，治好了，回去之后还是会受到进一步的迫害，因此治好了也没有用……”我进一步向患者询问：“在您看来，为什么会受到迫害？”患者的回答是“在20年前，我失业了，向当地政府申请失业补助，就得罪了他们，于是就开始迫害我……”患者在交谈过程中，神志是清楚的，并且知道自己在哪里，现在是什么时间，以及很好地辨认了身边的亲人和医务人员。患者文化水平较低，对于“100-7”的计算是困难的，但是对于20以内的加减法可以准确地进行。患者在描述上述事件的时候，情绪很平稳，与“遭受迫害”这样的重大事件并不协调。并否认持久的情绪低落，有的时候会“听”到一些声音，有“嗡嗡的声音”，是“监听的设备”，也有“说话的声音”，会是“几个人议论自己”。否认有命令性的幻听，否认长期用药史，否认有冲动、自伤、自杀的想法和冲动。

主持人：好的。我们对患者的访谈和精神检查有了一定的了解，大家有什么进一步的想法么？

医生C：患者有如此丰富的精神症状，但是在其病历中并没有描述。我的想法是，首先患者的家属可能并不知道患者存在这样的问题，这提示患者症状出现的时间并不长，加之患者的子女长期在本市工作，不与父母生活在一起，所以可能并不知情。对于进入老年期开始出现的精神症状，首先应考虑器质性因素所致，应完善MMSE评估，以及神经系统的相关检查，如头颅MRI和脑电图，并向患者家属进一步确认是否存在药物使用；其次，患者的家属可能是知情的，但是有意隐瞒了患者的病史，我的猜测是担心患者的精神疾病会影响到外科医生为患者进行治疗的意愿，如果是这样，我们可以向患者及家属解释相关法规和政策，打消患者家属的疑虑；第三，作为患者家属，担心精神障碍会影响外科医生的治疗意愿，并非没有道理的，毕竟，外科医生需要尽可能确保手术的安全性，否则对患者、医院和医生都会造成不利的影响。因此，我们需要配合外科医生管理好患者的精神症状，促进患者得到应有的、安全的、有效的治疗。

案例提供者：与患者交谈结束后，患者的长子刚好赶到医院。我和他做了进一步的交流。他介绍，患者在他很小的时候就开始出现了“精神问题”，总是怀疑“当地政府部门迫害自己，监视自己”，年轻的时候总是到当地的“法院、检察院讨说法”，这几年开始“稳定了”“能在家里待着了”，只是遇到有压力的事情，才会又提起“被迫害的事”。曾想带她去医院看病，但是一说看病就哭闹，家人只得“不了了之”。本次入院，原本以为病情挺平稳的，因此就想不告诉大夫这些问题了，确实“怕影响医生，不愿意给患者进行手术治疗”。

（四）与主管医生进一步交流，并确定处理方案

案例提供者：我把上述情况和主管医生及其主刀医生进行了交流。他们理解患者家属的担心，但是确实对隐瞒病史一事感到不快，“这些隐瞒会造成手术的风险增加！”尽管如此，主刀医生仍然表示愿意为患者进行手术治疗，但是希望能够和心理医学科合作，尽可能确保手术的安全性。主刀医生考虑到术后需要患者配合治疗，包括服药、定期监测相关指标等，担心患者的精神状态是否会影响到进一步治疗的依从性，否则会难以收到良好的疗效。作为会诊医生，我该如何回应外科医生的担心呢？

主持人：对于会诊医生的问题，如果你面临这一两难处境，会如何处理？

医生 A：作为会诊医生，要确保精神障碍患者可以和其他患者一样，享有获得医疗服务的权利，我会向外科医生解释，患者的精神障碍已经趋于稳定，患者又拥有较好的家庭支持体系，这对于患者术后的治疗安排是有利的。

医生 C：我并没有这么乐观。因为患者长期存在精神障碍，并且行为异常，严重影响社会功能，但患者家属并不能及时送患者去就医，因此，作为会诊医生，对于术后家属能够管理好患者的治疗，我是没有信心的。

医生 D：我同意上述两位医生的意见。我认为在这个案例中，确保患者像其他患者一样，获得相应的治疗，以及确保患者在术后能够依从相应的治疗，对于患者的利益都是至关重要的。如果我是会诊医生，我会选择进行一次主刀医生、患者、患者家属及精神科会诊医生共同参与的访谈，共同商讨最适合患者利益的治疗方案。

案例提供者：谢谢大家的意见，我倾向于进行一次医生、患者及其家庭共同参与的访谈，在访谈中，或许我会得到最好的解决办法。

（五）在后续的案例讨论中提供随诊信息

案例提供者：我今天向大家汇报一下上周案例的进一步情况。按照大家的反馈，我邀请主刀医生、患者及其家属进行了一次访谈。首先，主刀医生就患者的病情发表了自己的看法，他介绍，患者的手术是必要的，但是可以择期进行，患者的精神状态有可能影响到患者的术后治疗，他希望能够在精神科医生和患者家属的帮助下更好地管理患者的精神症状。患者家属询问了如何做能够有效地改善患者的精神症状，我推

荐了精神科药物治疗，但是希望患者家属能够劝说患者接受治疗。患者家属经过考虑后表示，能够理解优先控制好患者的精神症状可以减少患者的手术风险，并愿意积极促成患者接受药物治疗。主刀医生也表示，请患者2~3个月后，当精神症状有了明显改善后，再进一步行手术治疗。

上述案例的讨论暂时告一段落。在案例的讨论过程中，每一位参与者都将自己设定在会诊医生的位置上，将自己对案例的思考贡献给案例提供者。同时，分享也是对自身知识和处理方法的一次检验，可以发现自身在思考案例过程中的局限与盲点。这样的讨论在生物、心理、社会，以及医患关系等各个维度展开，帮助住院医师深刻地理解案例，即每一位医生处理问题的能力尽可能达到科室的水平。同时，这样的工作方法，可以使得一位医生经历过的困难案例，成为团队的经验，即个体的经验尽可能成为科室的经验。

参考文献

[1] 魏镜，唐宏宇. 综合医院精神卫生服务基本技能. 北京：中华医学电子音像出版社，2014.

[2] Stern MD，Theodore A. Massachusetts General Hospital Handbook of General Hospital Psychiatry. Philadelphia：Saunders Elsevier Powered，2010.

[3] 利文森. 心身医学. 吕秋云，译. 北京：北京大学医学出版社，2010.

[4] 曹锦亚，魏镜，洪霞，等. 综合医院多元整合精神卫生服务. 协和医学杂志，2016，7（6）：436-438.

[5] 蒋文晖，肖泽萍. 心理动力性心理治疗在焦虑症中的应用. 上海精神医学，2008，20（2）：110-111.

[6] Samuel M. Turner. Behavioral theories and treatment of anxiety. New York：Plenum Press，1984.

[7] Jerrold F. Rosenbaum，Mark H. Pollack. Panic disorder and its treatment. 1st ed. Florida：CRC Press，1998.

[8] Alan Stoudemire，Barry S. Fogel，Donna B. Greenberg. Psychiatric care of the medical patient. New York：Oxford University Press，1993.

[9] 曹锦亚，魏镜，朱丽明，等. 综合医院精神卫生实践方法之UPSCALE查房模型. 医学与哲学，2016，（10B）：70-72.

[10] 曹锦亚，魏镜，史丽丽，等. 医学活动中的共情及困难——巴林特工作对促进共情的作用. 医学与哲学，2015，（4B）：4-7.

[11] 蒋文晖，王婋，肖泽萍. 操作性心理动力学诊断简介. 上海精神医学，2007，19（4）：242-244.

联络会诊精神医学的常见临床问题

第5章

第一节 适应障碍的识别、评估和处理

一、联络会诊中的心身医学理念和实践

传统意义上所谓心身疾病指的则是在疾病的发生和发展过程中，心理因素起较大作用的临床疾病或问题，例如：

- 心脏神经官能症、高血压、冠心病。
- 高通气综合征、哮喘。
- 功能性胃肠病、胃十二指肠溃疡、炎性肠病。
- 进食障碍。
- 性功能障碍。
- 纤维肌痛。
- 过敏、皮炎。
- 失眠、头晕、耳鸣。

……

而心身医学概念则远远超出对心身疾病的治疗，指的是在生物-心理-社会医学理念的框架下对患者整个人的理解，注意到在疾病发生、发展，以及患者应对疾病和受其折磨过程中，躯体、情绪和社会因素的相互作用。医生的任务不仅是识别器质性成分，还要识别和考虑到疾病中包括的心理社会因素。而医生只有在心理社会史的框架下才能澄清是否存在心理社会压力。

在心身医学中，以下几方面重要经历有助于去了解一个人的心理状况，以决定如何给患者提供更适当的帮助。

1. 依恋经历 在健康的发育过程中，依恋和探索行为之间总是平衡的。依恋行为

在感到不适和有压力的情况下被激活，而探索行为在感到舒适健康的情况下被激活。依恋相关研究证实了早年经历对一个人躯体和情绪健康的重要性。不确定的和受损的早年依恋关系决定了一个人能承受强大的压力（弹性）还是会生病（脆性）。生命最初的3年时间对依恋体验有决定性作用。

如果婴儿或小孩子的母亲或其他主要照料者能通过迅速而适宜的模仿和姿势敏锐地对孩子的行为给予回应，孩子会分泌催产素，这将有助于他们体验社交互动，而且他们参与其中的感受是愉快的。安全的依恋行为就是这样建立的。而大脑，尤其是杏仁核、海马和前额叶皮质，将得到保护，不受到在应激情况下所分泌的过量糖皮质激素的伤害。安全依恋模式有助于提高应激的阈值，并弱化应激反应。而另一方面，如果母亲拒绝孩子的依恋需求，就造成孩子不安全-回避型依恋模式。如果母亲对孩子所发出信号的回应是矛盾的和难以预测的，孩子则会形成所谓不安全-矛盾型依恋模式。

2. 心理社会应激 母亲如果在产后患有严重抑郁，就不能对孩子的依恋需求给予充分反应或足够重视。这种敏锐性的缺失将损伤压力应对系统的发育。促肾上腺皮质激素释放激素（corticotropin-releasing hormone，CRH）分泌增多或抑制机制减少将激活下丘脑-垂体-肾上腺（hypothalamus-pituitary-adrenal，HPA）轴，进而导致皮质醇增多和对海马的损伤。受到严重躯体或情绪创伤的孩子们HPA轴和蓝斑-去甲肾上腺素轴（locus coeruleus-norepinephrine，LC-NE）是高反应的。童年的心理社会应激可能导致压力应对系统的功能失调，在冲突情境下的脆性升高。

应激意味着生物内环境稳态受到威胁的状态，而躯体损伤和心理社会负担都能引起应激。应激反应是身体试图通过神经和内分泌水平及行为的改变和适应过程来恢复生物内环境稳态的过程。当应激结束之后，适应过程会再度怠化（McEwen 1998）。

3. 精神和免疫系统 生活伴侣的去世、分离或离异带来短暂的孤独感、抑郁和焦虑，这些因素作为应激源影响到免疫系统。免疫系统通过细胞因子反馈给神经系统。这一过程造成疾病过程中乏力、疼痛、没有食欲及全身酸痛等常见感受。

整体上，应激可以促进、也可以抑制免疫系统。短期的应激反应提高内在免疫反应。良好的人际关系、躯体健康和个人价值可以加强免疫系统。失业或失去重要亲人、带来长期影响的意外事故、慢性愤怒或慢性疾病等持续的应激反应则造成T淋巴细胞减少，自然杀伤细胞、单核细胞和巨噬细胞活性下降。

4. 学习经历和认知 在认知方面，一个人对自己和世界的基本信念和假设是尤其重要的。每个人都有一些基本信念，也就是所谓的模式。这些模式起源于童年早期关系体验，并在后期由文化和家庭的影响及个人经历进一步塑造。认知理论的核心假设在于，患者的信念对他的行为、情绪及躯体反应来说是很重要的。

例如：学习“压抑情绪”，很多患者在不表达情绪和冲突，甚至意识不到愤怒、暴怒、失望和悲伤的家庭氛围中学习。这些影响“向内”，它们激活了伴随的心理生理反应，但患者似乎表面看上去是冷淡的和沉默的。然而这一心理生理反应会激活HPA轴，使皮质醇分泌增加，免疫系统受到抑制，并激活了它与中枢神经系统的反馈过程。压抑情绪体验和避免冲突有着短暂的解脱效果，然而长期来看，它促进了焦虑和抑郁，没有器质性原因的躯体不适，以及慢性疼痛状态等的发生。

5. 健康机制和弹性　一个人是否会生病取决于压力因素和保护因素之间的交互作用（图 5-1-1）。保护因素能抵消发育过程中的负性体验，强化情绪的弹性。在研究健康的发育（健康机制）时，Antonovsky（1987）发现即使在一些困难的生活处境中，如亲密的人去世、意外事故或情感危机，一个人也能保持躯体和心理的健康或重获健康。通过研究大屠杀幸存者，Antonovsky 坚信健康机制依赖于心理一致感，也就是说，有压力的生活事件可以被理解和管理，并变得有意义。Antonovsky 认为心理一致感是一种基本的、保护生命的资源，这是人们在应对和克服困难过程中发展出来的。资源的激活是指患者在掌控自己生活和人际关系中积极的个性、能力和动机。

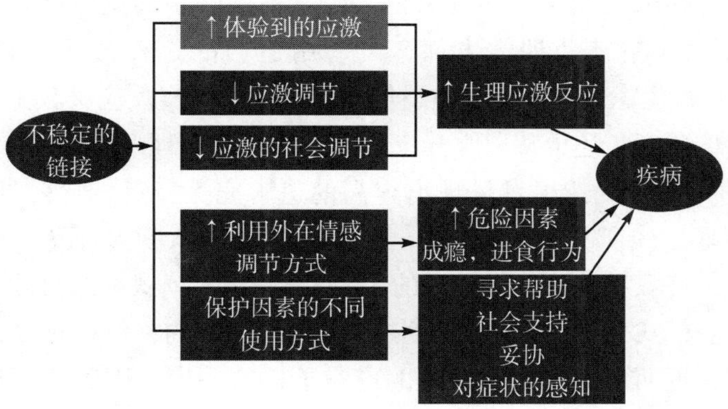

图 5-1-1　人对应激的调节

二、心身医学干预

因而，心身医学中相应的一些重要干预方法包括以下方面。

（1）精神动力学治疗：人有着复杂的本能内心需求，例如被爱、依恋、独立、自尊等，这些内心需求又只能在人际关系中得到满足。精神动力学理念有助于通过了解患者成长过程的依恋经历，结合当前所呈现的精神检查、现病史，进而去理解患者的内心需求满足模式，患者的自我功能和人格结构整合水平，患者的内心冲突。针对人格结构整合水平较好的患者可以考虑内心冲突取向的治疗，而针对人格结构整合水平较低的患者则应首先通过资源取向心理治疗帮助患者稳定人格结构。

（2）认知行为治疗：认知包括想象、幻想、记忆、学习、思考、判断等精神活动，认知可能诱发情绪和行为，而认知、情绪、行为三者之间又两两相互反馈。认知行为治疗有助于帮助患者澄清和改善认知和行为模式，例如抑郁患者中的习得性无助模式，焦虑患者中的灾难化想象-回避模式，医学无法解释的症状（MUS）患者中的焦虑-求医受挫模式。

（3）家庭访谈：有助于从家庭整体角度了解症状的形成和发展，症状对家庭的影响，激活家庭资源。

（4）资源取向心理治疗：对人格结构整合水平较差的患者，以及处于重大应激（包括患重大疾病）或创伤而自我功能受到重大影响的患者，更适合采取资源取向的心理治疗，帮助患者发现其内在资源、外在资源和人际资源。个人内部资源包括技巧、愿景、目标、利益、态度、知识、表现、记忆；外部资源包括工作、健康、经济稳定、兴趣。人际资源包括伴侣和家庭成员、朋友、治疗关系。

以第4章第四节所列举患者为例，现病史表现为排便不适的躯体症状，对排便过分关注，情绪焦虑、烦躁、低落；患者性格外向，追求完美，目前家庭支持系统良好；近两年做生意不顺利（虽然患者丈夫认为目前经济状况尚可）；患者抱怨家人不够理解自己，对丈夫和孩子要求高，较为挑剔；患者对医生的治疗也较多不满，经常更换医生，自我治疗。从临床症状学的角度来讲，医学不能解释的躯体症状、焦虑、抑郁都可作出临床诊断。在精神药理学方面，可选用适当的选择性5-羟色胺再摄取抑制药（SSRI）（最好有焦虑、抑郁、强迫适应证，而便秘不良反应又较少）治疗。而在心身医学实践的整体角度，还可从以下几个角度对患者进行理解和治疗。

（1）精神动力学角度：患者呈现出很高的追求完美特点，觉得自己不够被理解，不够被爱（与现场访谈所见并不相符），从内心需求的角度去理解，推测患者有需要爱，害怕失去爱——只有完美才能被爱的内心需要-满足模式。在既往现实中做生意顺利的状况下，这一模式也恰好能让患者觉得自己是优秀的，值得被爱的，并感受到是被爱的。但在遇到近两年做生意不顺利的应激下，这一模式则激活了患者很强的无能感和不安感：自己不是最优秀的，自己就是无能的，不值得被爱的，周围人会忽视和离开自己。继而，由于患者容易感受到周围人对自己的忽视，在人际互动层面上，患者更对周围人挑剔和指责，而周围人继而可能对患者变得疏远，于是更加强了患者的内心不安，形成了恶性循环的模式。在内心冲突层面，患者对担心失去爱的这一失控感的防御又表现为对排便的控制，对周围人的高要求（包括对医生的高要求，对儿子的高要求，对丈夫的高要求）。在人格结构整合水平上，患者对自我情绪的感知、对人际关系的调节能力均不足。在治疗过程中，医生与患者之间人与人的关系是治疗的基础。在此例中，医患关系尤为重要，首先需要的是包容、稳定的医患关系让患者有新的、良好的人际体验，进而才是帮助患者发现、认可和满足其内心情感和需求。

（2）认知行为层面：患者对排便症状的过分关注会加强焦虑体验，而焦虑又会增强躯体不适感，对不适感的不接受导致患者的过度就医和过度治疗，而在行为层面上的过度治疗更加重肠道功能紊乱，进而患者对排便仍不改善的关注和焦虑体验就会更强。因而，在认知上充分告知患者其症状的功能性，减少对症状的过度关注（转移注意），降低焦虑体验（放松技巧），行为层面上减少不适当治疗，都是很重要的治疗内容。

（3）家庭访谈：采用包括家庭成员的家庭访谈可以有机会帮助患者和家属对症状形成一致的认识和治疗态度，例如，在了解患者及家属对症状的理解后，可以向患者及家属解释症状是真实的（减少病耻感），但其机制不是器质性问题，而是功能性的（减少过度担心）；在治疗的较深入阶段，还帮助家庭成员了解彼此的内心需求，达成良性的沟通模式。

（4）资源取向心理治疗：患者既往有成功的工作经验，很多的解决问题的经验，性格外向，愿意求助，有很强的改善动机，有稳定的经济基础，有稳定和良好的家庭支持系统，这些都是值得加强的资源，鼓励患者在治疗过程中利用这些资源获得更好的自我掌控感、自我效能感。

三、对疾病的心理反应（急性应激反应或适应障碍）

大部分人能够建设性地应对躯体疾病，适当寻求医疗建议和接受治疗，使得自己康复的可能性最大化。在慢性疾病中，生活方式可能发生改变以适应疾病。应对是一个动态过程，大部分人能够灵活地在不同时间应用不同的应对机制，例如有时通过寻找信息、求医问药、积极参与治疗来应对疾病，有时通过大而化小的策略来减少疾病对自己的影响。但也有一些人无法有效应对疾病，出现持续的明显的焦虑、抑郁等问题，而这些情绪问题又可以加重躯体疾病的症状，加重患者的不良应对，最终使得预后更差。例如研究显示心肌梗死后抑郁的患者比无抑郁者的心肌梗死再发风险和死亡风险更高。这些患者的疾病诊断可以归入急性应激障碍或适应障碍。对这些患者的支持、资源取向心理治疗是进一步治疗的基础，也是联络会诊医生在访谈中需要完成的重要工作。

（一）不同防御机制/人格特点的人对疾病的反应

1. 焦虑　习惯焦虑的人对其躯体疾病也会焦虑更多，甚至焦虑本身比躯体疾病更成问题，例如一个萎缩性胃炎患者，其躯体问题只需规律消化科内镜随诊就好，但是其担心会“癌变”而寝食难安，出现比萎缩性胃炎本身多得多的躯体症状。对这样的患者，信任的医患关系和适当的保证让患者安心是非常重要的。

2. 否认　习惯将任何负面事件或感受都忽略的患者，可能在面对疾病时不够依从治疗，甚至拒绝就医，例如坚持认为糖尿病、高血压只需要锻炼、食疗而不接受药物治疗。对这样的患者，在尊重平等的基础上，肯定患者的努力，但同时与患者讨论其对疾病和治疗的理解、治疗期待，让患者发现其目前行为与其治疗期待之间的差异，促动其更积极配合治疗。

3. 偏执　具有偏执特质的人倾向于把自己的疾病归因于其他人，例如家属、单位、医生等等，认为家人不够关心自己、给自己太多气受，单位给自己太大压力，医生给自己误诊误治、拖延治疗，用药副作用等等。对这样的患者需要相对中性的态度，就事论事地解决其质疑，不去争执，也不被激怒，给予一致的、清晰的、坚定的信息，尽量详细、客观地向患者解释病情、诊治计划、预后。

4. 攻击　有攻击特点的人冲动，有攻击性，缺乏责任心，漠视他人。对这样的患者需要坚定、非评价的态度，向其解释清楚合作对于治疗的重要性，对患者的不合理要求应清晰拒绝，如果有违规行为，应向行政管理机构报告。

5. 自恋　自恋的人性格傲慢，对医生居高临下，“挑刺儿”以获得优越感，要求最好的教授查房，最快的检查，最好的药物，药到就要病除。医生要有“雅量”，允许患者感觉良好，但不必唯唯诺诺，应保持自信，让患者相信他在接受好的治疗。

（二）对癌症等重大疾病的心身医学联络会诊工作

严重的、快速进展的疾病伴随的心理反应会伴随更为严重的心理反应。癌症的应激程度超出绝大部分患者和家庭的应对能力，并影响到患者的精神状态和社交关系。根据疾病和治疗阶段不同，30%~50%诊断为癌症的患者有这一需求。至少在刚刚得知诊断后，这些患者表现出明显的精神障碍临床症状，常常是焦虑和抑郁症状，伴思维反刍和睡眠障碍，和（或）放化疗期间的躯体不适，如疼痛、恶心和乏力。在这些患者中，心理社会支持是合理和必要的。

对主治医生、护士和家属而言，重要的是意识到大多数患者并不是原发的精神障碍，他们的精神问题主要是情绪反应，如对癌症诊断的焦虑、抑郁、怨恨和愤怒（表5-1-1）。这些症状在获知诊断的前几周不断蓄积，此后会逐渐减少。少数患者可能持续一两年。

表 5-1-1　癌症病程中的情绪反应和任务

疾病阶段	情绪反应	患者需要处理的任务
诊断	震惊，恐惧	接受诊断，应对强烈的情绪 对治疗做出决策 通知身边的人 接受疾病和治疗
主要治疗阶段	不相信、绝望、抑郁、愤怒 焦虑、抑郁、失去控制和自主性 失去躯体完整性 孤独、丧失亲密和性接触	应对治疗的不良反应 与治疗团队建立良好的关系
缓解	释放、感激 害怕复发和转移 对身体的意识增加	重获精神和躯体的自尊 回归日常生活，活在不确定中 建立新的人生观，回归工作
复发	震惊、焦虑、抑郁、否认 丧失希望和信任 脆弱感增加 寻找意义，愧疚感	接受未来的不确定性 接受疾病的进展和死亡的可能性 让人生观适应新的环境
终末期	害怕死亡、抑郁、低落 否认 丧失控制感 害怕孤独 对医护人员依赖增加 退缩 愤怒和怨恨	处理死亡和临终，为丧失而哀伤 接受自己的死亡 接受身体日益衰弱和预后 安排家庭事务和法律程序，与家人和朋友告别 回顾自己的一生，处理灵性事务

尤其在获知诊断或复发消息后前几周，30%~50%的患者表现出情绪压力的症状。

通常是急性应激反应，有焦虑和抑郁的症状。严格意义上的精神病性障碍很少见。

1. 起病和病程　在获知诊断或复发时，精神失代偿的危险因素包括既往或目前的精神问题（尤其是抑郁、酒精成瘾、既往自杀企图），缺乏社会融入感和支持，目前有分离和（或）死亡体验、婚姻和家庭问题、经济和职业问题、疾病负性体验、难以控制的疼痛、预后不良、晚期肿瘤及躯体和精神耗竭。

癌症中精神健康情况取决于患者可用的应对机制。发现以下应对方式是有益的。

- 积极面对疾病，拼搏精神。
- 寻求意义和灵性。
- 良好的人际关系和社会支持。
- 信任医生。

而不利的应对方式包括：

- 被动接受，听之任之。
- 社会退缩和孤立。
- 无助和无望感。

有一系列可利用的疾病应对策略并根据情境有目标地使用它们，较之于仅存在一种应对方式，使患者能更好适应疾病过程。

2. 基本治疗态度　在保持希望和接受现实之间的平衡很关键。保持希望作为一种积极的期盼，能促进心理神经免疫系统，但是如果不能接受现实，可能导致焦虑的态度和负性的策略，最终希望也会以悲剧的方式消失殆尽。

接受残疾和死亡的现实在罹患癌症的情况中是一种人本和存在主义观点，但是如果没有希望，可能会导致消极和宿命论的态度。

即使患者不想接受自己疾病的事实，医生也要接纳患者。医生不能被患者的冷漠、轻视和沉默而误导，患者潜在地有着强大的内心情感参与。恐惧、失望、忧伤、退缩、生气和愤怒都是对诊断的合理反应。治疗目标是让患者能更好地应对疾病。患者重获了对自己思想、感受和行为的控制，并发展出整体上积极的、以解决问题为取向的态度。

3. 基本干预措施

（1）告知信息和会诊（心理教育）：第一阶段包括对患者及其家属进行疾病和相应治疗方法的信息告知和咨询，以减少其因缺少相关知识带来的无助感和不确定感。

- 鼓励患者提问题。
- 表达对癌症发展和疾病预后的想象（疾病主观理论），并谈论不安的想法和感受。
- 应提供给患者获知癌症诊断的相关信息，无论以个体咨询的方式还是作为团体咨询项目的一部分。

（2）对疼痛、疲劳、恶心和呕吐的特定措施，有一系列干预措施可供选择：

- 渐进性肌肉放松。
- 自我暗示训练。
- 催眠。

- 深呼吸。
- 冥想。
- 生物反馈。

化疗中另一个常见问题是预期性呕吐和恶心。这些副作用符合经典条件反射理论，也能受脱敏治疗的影响。对症治疗的主要目标是发展出积极的观念和愉快的身体感受。所使用的技巧也能加强精神应对技巧和自我控制。联合使用渐进性肌肉放松和想象技巧显示能有效减轻口腔黏膜炎的疼痛。

（三）对心肌梗死的情绪处理

1. 急性应激反应 急性心肌梗死后前几天的情绪压力很常见，包括焦虑和抑郁。

（1）焦虑：焦虑是急性期最突出的心理症状。焦虑甚至可以达到惊恐的程度，伴濒死感。焦虑本身表现为声音发抖、恐惧的面部表情、黏人的行为、反复寻求确认和多疑的控制行为。焦虑由持续的心绞痛症状、对心肌梗死病因和结局威胁性的想象、控制感丧失、依靠医疗器械、害怕永久的破坏和损伤等引起。

（2）抑郁：总体而言，抑郁患者似乎反应更迟缓，缺少兴趣，并常自我封闭。无助感甚至自暴自弃，隐藏在难以觉察的沉默背后。这些症状在熙熙攘攘的急症处理医院通常不会被注意到。除了对疾病非特异反应以外，抑郁症状主要由无助感、被压抑的攻击冲动（如指向自己的愤怒和悲伤）、既往对工作和（或）个人的怨恨或抑郁型人格结构引起。

急性心肌梗死后前几天和几周内，约30%的患者有焦虑和抑郁状态的症状。

2. 基本治疗态度 医生通过获取生物心理社会史来更好地了解患者的想法和行为。医生得知患者对疾病的概念并识别其适应不良的应对策略。除了发现既往心理社会压力以外，病房的医生还需提供规律的简短谈话。医生持续的关注、关心和情感支持能帮助患者在因丧失躯体功能、自恋受到打击而觉得羞辱时体验到和医生平等。目的是给患者提供安全感，减少恐惧感，并强化他对医学治疗的信任。

3. 基本干预措施

（1）急性期：在急性期，患者处于既希望独立又有疑病的恐惧之间的矛盾状态。其焦虑的一面和退行的愿望通过主导和自大的行为方式隐藏，从而不失去“控制”。

医生通过反馈给患者这两方面，来尝试理解和接受患者情感上的矛盾。

- “您一直都习惯于控制自己的生活，自己做决定。现在您需要依靠医生、护士和机器，可能在人生中第一次您有一些恐惧和无助的感觉。如果您愿意，可以跟我多说说您现在的想法和感受。”
- “当您得知自己是心脏病发作时，情绪上有什么感受？我能想象，也从别的患者那里听说，起初这真的挺让人震惊的。”

医生告知患者治疗目标和计划，以及改善缺乏信心和焦虑的技巧。根据患者对信息的需求，可以讨论引起心脏病的可能原因：

- “心脏病发作很少真的是突如其来的。您最近几个月都有过什么必须面对的事情？”

（2）心肌梗死后期：很多患者认为心肌梗死后需要休息和逐步缓慢恢复工作能力是消极的和难以承受的。他们的生活原本是执行能力带来的自我肯定而决定的，不能容忍长期卧床休息或“娇生惯养”。因此，这些患者很快展示出重新回到以往生活和工作模式的倾向，如吸烟、不健康饮食、加班。

预防和治疗冠心病的方法单纯强调改变生活方式（如对饮食的建议、指导体育活动、戒烟训练等），在很多情况下可能还是不够的。在某种意义上，也应该考虑治疗早期心理社会应激造成的心理“瘢痕”。通过这种方式，治疗性的医患关系提供了重要的场所让患者发现其适应不良的人际关系模式及所带来情绪压力，并可能做出改变。

适应不良的应对策略，如否认心脏病发作，伴随着以下后果：

- 求助医生过迟。
- 未识别或严肃对待心绞痛症状。
- 不遵从卧床休息的医嘱。
- 仅仅选择性地理解冠心病起病和随后治疗、康复的信息。

由于否认带来的短期情绪改善往往在 1 年后付出代价，如患者依从性差、更频繁住院治疗和病死率增加。

（3）抗抑郁药：冠心病急性或慢性阶段的中重度抑郁发作患者能从抗抑郁药获益，应该考虑到个体药物在冠心病整体治疗中的安全性和有效性。

第二节　困难的患者的识别、评估和干预

本节中“困难”的患者指的是那些让医生们感到难以建立有效的或舒适的医患关系的患者。这种困难的医患关系可以存在于特定的状态下（比如，有成瘾问题的患者）；也可能存在于疾病过程的特殊时期（比如，刚刚得知自己罹患重病的患者）；也有可能是患者本身持续存在的人际关系问题的延伸（比如，人格障碍的患者）。对于综合医院的其他专科医生来说，面对困难的患者时，常常需要精神科联络会诊的帮助，尤其是其中的“联络”部分。

一、识　别

识别困难的患者有赖于会诊医生从接到会诊单起对相关的线索保持敏感，与请会诊医生交流和患者的接触过程均可能为我们提供线索和评估的依据。精神科联络会诊中，以下两方面对于识别困难的患者有提示作用。

（1）患者的问题行为，包括：

- 对于病房中医务或非医务人员的语言或行为攻击。
- 自伤自杀的姿态或行为。
- 不依从诊疗安排，比如拒绝出院。

• 被动，或需要医务人员不断地给予保证。

• 要求多，在医疗活动中，表现得自私、缺乏同理心，甚至于损害其他患者的利益。

（2）医务人员的反移情：请会诊医生及相关医务人员向会诊医生“抱怨”患者。他们对患者的言行感到困惑、不理解、有负面的体验，包括“要求太多”“过于挑剔”“不可理喻”“害怕”“难对付”等。

二、评　　估

（一）患者的疾病诊断与鉴别诊断

1. 人格障碍　这类患者由于其在认知、情感、人际关系和冲动控制等方面存在持久的广泛的缺乏弹性的偏离文化预期的模式，尤其是以边缘型人格障碍为代表的B类人格障碍，在住院期间容易成为困难的患者。各类人格障碍的特点如下。

A类人格障碍　①偏执型人格障碍：对他人普遍的不信任和猜疑。
②分裂样人格障碍：冷淡、疏离，脱离社会的行为模式。
③分裂型人格障碍：认知扭曲、行为古怪，难以建立亲密关系。

B类人格障碍　①反社会型人格障碍：漠视和侵犯他人的权利。
②边缘型人格障碍：人际关系、自我形象和情感不稳定，明显的冲动性。
③表演型人格障碍：过度情绪化，追求他人注意。
④自恋型人格障碍：自大，需要他人尊崇，缺乏共情。

C类人格障碍　①回避型人格障碍：自卑，对负面评价敏感，回避社交。
②依赖型人格障碍：过度需要他人照顾，顺从、依赖，害怕分离。
③强迫型人格障碍：沉迷于秩序、完美和控制，缺乏灵活、开放和效率。

A类人格障碍的患者通常与医护人员保持比较一致的疏离，C类人格障碍通常也可以与医护人员建立信任关系。

以边缘型人格障碍为代表的B类人格障碍，由于其普遍的不稳定性，更容易使得医护人员感到困扰。因此，掌握对边缘型人格障碍的评估，了解这类患者常见的认知和人际关系模式，可以帮助会诊医生和相关医务人员更好地理解和应对这类患者。边缘型人格障碍的具体诊断标准参见ICD-10及DSM-5。

采集病史时注意：

（1）需要向患者及知情人了解其青少年时期起的认知、情感、行为和人际模式，尤其需要关注其自伤自杀和攻击行为的次数、方式和常见的诱因。

（2）由于患者对焦虑的耐受性不佳，易怒，了解其近期可能的应激来源，比如疾病、新环境等，有助于做好相应的准备和干预。

（3）了解患者对目前的照顾者和医务人员的看法。他们很有可能将照顾者和医务人员分成“好人”和“坏人”。将整合的信息传递给请会诊的医务人员，有助于形成一致的应对方式。

（4）边缘型人格障碍的患者容易伴发情感障碍及物质滥用，因此，在评估过程中，仍然不能忽视对情感障碍、物质滥用等精神障碍的共病的评估。

（5）非适应性防御方式：退行、否认、投射、投射认同等。

2. 有物质滥用问题的患者　物质滥用的患者常表现出人格障碍的一些行为特点。当成瘾行为被纠正后，有相当部分患者之前表现出的问题行为也会有相应的改变。

询问有成瘾行为患者的病史时，最常遇到的困难是患者的“否认”。否认存在成瘾行为，否认成瘾行为带来的危害。这与患者对成瘾行为强烈的耻感和缺乏改变的动机有关。可靠的病史常常需要家属协助提供；询问患者时需要注意使用专业的态度，保护他们的隐私和自尊，让患者感到我们是在询问一种疾病，而非在询问他的“缺点”。

3. 影响躯体疾病的其他心理因素（原始防御）　某些患者可能并不符合人格障碍的诊断，但使用原始的防御方式，比如退行、否认等，对疾病的治疗产生了不良影响，比如在上消化道大出血的情况下，因为害怕不适而拒绝胃镜止血。

采集病史时，逐步了解患者对疾病及治疗的理解，避免面质患者，从而失去深入交谈的机会。

4. 情感障碍　情感障碍是精神科常见疾病，可能导致患者的自杀观念和行为，也可能在激越状态下，导致患者的攻击行为；或者通过不依从治疗达到“消极”自杀的目的。其诊断及评估参见本书相关章节。

5. 焦虑障碍　罹患焦虑的住院患者容易使医务人员感到“烦人”，“问题太多”，“啰唆”。烦躁不安也使得患者容易与医务人员发生言语或行为冲突。其诊断和评估参见相关章节。

6. 精神病性障碍　患者可能出现“怪异”的言行。攻击、自杀及不依从均有可能发生。

7. 认知功能损害　认知功能损害可能使患者的现实检验能力受损，从而影响诊疗过程中沟通和依从的有效性。

（二）医生的反移情与医患关系

充分了解医生在医患关系中的感受、想法和急需解决的问题。面对困难的患者，医生可能会感到无助、急于摆脱，甚至想报复。这些反应可以看作是医生的“退行”，即从医生的职业角色中退出，使用更“本色”的应对方式。

了解医患关系的冲突主要聚焦于怎样的临床问题中：对于医疗现实的认知差异，攻击与反攻击，对人际关系距离的期待不同。具体参见表 5-2-1。

表 5-2-1 防御方式的机制、对患病状态的影响和医务人员的应对

防御方式	机制	对患病状态的影响	医务人员的应对	
			鼓励	避免
否认	消除了首先意识到的内容，以相反的内容取而代之。或者以一个强烈的愿望来抵消现实中残酷的，与愿望相反的那方面	适当的否认帮助患者减少痛苦的应激反应。过度的否认导致患者不依从必要的治疗	资源取向：反馈情感，促进患者对自身资源和能力的认识	面质
退行	放弃已学会的成熟的应对方式，重新使用在早期生活阶段所采用的幼稚的方式来应付	适当的退行使患者放弃部分自主性，依从治疗，使医生获得被信赖的正性体验。过度的退行，会让医生感到患者“孩子气”“不能忍受普通的身体不适”“需求过多”；不喜欢承担“保姆”角色	资源取向：赋权，强化资源与自身能力，使患者获得掌控感	面质
分裂	将两种相反的想法及相关感受完全分开。无法耐受矛盾感受的共存。下述“理想化”及“全能和贬低”均与“分裂”有关	医务人员被分为“好人”和“坏人”。患者与医务人员相处时，认知与情绪反应两极分化	医务人员就患者的人际模式达成统一的认识，以一致的方式进行回应	认同
全能与贬低	在“好人”身上投射出“强大”“无所不能”（理想化），一旦失望，便迅速将投射转换为“无能的”“坏人”	认为全能的医务人员应该给予患者完美的照顾，以保护患者免受疾病的伤害。而当事实并不如此时，医务人员被看作是无能的、可恶的	理解，并为两极化的认知转变做好准备，耐受贬低	认同
投射认同	认为自己是“不好”的，将此投射给他人，并通过行动，使得他人在无意识中以“不好”的方式对待自己	患者自我感受“不好”，就倾向于这样来看待医务人员。患者会基于以下逻辑来行动：我是“不好的”，而你照顾我，意味着你和我同样堕落，否则你不可能照顾我。患者的行动会使得医护人员以“不好”的方式对待患者	在讨论会中，可以以语言的方式表达出负面的情绪，在实际行动中，以中立和职业的态度应对，避免以行动表达不满	认同

（三）资源评估

患者在有较多规则和限制的医院中，面对疾病及治疗的压力，容易激发出非适应性的反应，因此，探索资源的过程既是评估，也是资源取向治疗的一部分，借此帮助患者认识和确认相关的资源。这些资源包括但不限于自身的资源、家庭、社会的资源，同样包括相关的法律资源，这一点对于医务人员同样适用。

（四）风险评估

1. 攻击风险　患者的性别、年龄、婚姻状态、工作和居住状态为患者的攻击风险评估提供了间接的非特异的信息。患者的人格特质、认知功能状态、是否存在命令性幻听或关系妄想、是否存在物质滥用史及暴力攻击史为评估提供了更进一步的信息。在当下的医疗环境中，有一些信息可以为攻击风险的评估提供更直接的预警信号：患者突然提出很多要求；患者愤怒的频率和强度增加；焦虑与偏执在持续升温。相关医务人员的不安和恐惧，也是攻击风险的重要线索，而这些线索常常在会诊医生接触到患者之前就呈现出来，为及时做好应对暴力攻击的准备工作打下基础。

2. 自杀风险　见相关章节。

3. 不依从相关的治疗风险　当患者不依从治疗时，会诊医生需与请会诊医生共同商议选择或不选择该治疗对患者生命安全、生活质量将造成怎样的影响；是否有相关的备选方案。这些信息使会诊医生更好地理解医疗现状，在恰当的时机下，激发患者动机，帮助患者积极地参与到治疗决策中来，并承担必要的责任和后果。

三、干　　预

情感障碍、焦虑障碍、精神病性障碍及认知功能损害的相关症状导致的人际关系困难不在本节讨论范围内，具体干预参见相关章节。

（一）会诊医生的准备和工作框架

作为精神科医生，在与患者相处的过程中，即便是面对“困难的患者”，保持积极关注、共情和中立，常常相对容易做到。

与请会诊医生交流时，对请会诊医生在医患关系中遇到的困难和不愉快的反移情体验，同样需要积极关注、共情和中立。

除了这些基本的态度以外，在与困难的患者有关的会诊中，还需要对请会诊医生给予额外的“保护”。在以请会诊医生为导向的会诊模型中，患者和医生被视作一个整体。这个整体的一部分是困难的患者，他们在应激状态下使用非适应性的防御方式，有非适应性的行为；这个整体的另一部分是“相对健康”的医生。在这个整体中，加强与健康部分的互动是非常重要的。而这些与困难的患者密切工作的医务人员，其部分自尊已经在这个整体中受到损害，因此会诊医生不应通过陈述请会诊医生的不当行为来加剧这一损害。

会诊医生的工作框架包括如下几点：

（1）快速评估精神科问题，对于存在失控、暴力和自伤冲动的患者给予必要的身体或社会约束。

（2）进行鉴别诊断，在生物心理社会模式下明确最突出的冲突和应激。

（3）澄清医生和患者之间的不一致之处，制定可行的应对计划。

（4）给出治疗推荐，包括心理治疗和药物治疗，长程的治疗和短程的治疗。

（5）不做旁观者，以积极的态度参与但并不接管患者所有的心理护理工作。

（6）随诊，并制定患者出院后的精神心理科诊疗计划。

（二）以请会诊医生为导向的干预方法

困难的患者相关的问题通常难以反映在会诊单上，因此，会诊医生需要首先与请会诊医生进行直接沟通，了解问题所在；如有可能，向护士了解患者的日常表现；仔细阅读相关的医疗记录和医嘱；在此基础上，带着一些假设再对患者进行检查。

在此过程中，会诊医生通常需要为以下 3 个问题做好准备：①患者会将会诊医生判断为“全好”或“全坏”；②请会诊医生盼望会诊医生全权接管患者；③无论是请会诊的医生还是患者都尚且无法理解发生了什么，他们期盼的是从痛苦中解脱出来，轻松一下。

会诊要解决的核心问题是检查医生和患者在医疗水平和关系水平上的认知和供求差异，在会诊纪录中澄清差异所在，并帮助请会诊医生及相关医务人员应对。

与其他会诊不同，在以请会诊医生为导向的会诊中，与请会诊医生工作的时间应长于与患者面谈的时间；与请会诊医生的工作联盟比与患者的治疗关系更为重要。影响工作联盟的因素包括既往与会诊医生共同工作的经验，是否及时应答会诊要求，会诊意见是否有意义等。

与请会诊医生工作的前提是，需要把他们负面的反移情逐渐从患者身上引开，在“联络”过程中将其“代谢”掉。

单独与请会诊医生沟通时，创造氛围鼓励医生释放对患者的负面体验，给予真诚的，伙伴式的共情回应，比如“没错，谁遇到这样的人都会讨厌他，我也这样”。

接下来，会诊医生以积极的态度，为请会诊医生提供一份可以实行的“处方”，给予精神心理专科的帮助。具体内容包括：如何与患者和相关医务人员进行清晰的交流；患者需要医务人员给予具有一致性的反馈，可以通过每天简短的医务人员碰头会，如早晚交班，来反馈患者的表现，形成一致的应对内容和态度；避免面质某些“必需的防御”，保护患者适当的“自恋”；对患者的依赖、操纵、愤怒和自伤行为给予清晰的限制；当患者提出过分甚至有害的要求时，医务人员在沟通中，可以强调医务人员的治疗决策是基于患者权利来制定的，避免进行逻辑辩论，比如，“是的，您的确应当获得最好的医疗，正是基于这一点，我们根据目前的医疗现状和经验，仍然建议您进行这样的治疗”等。这些内容必须清晰地记录在会诊记录中。

会诊医生不必“接管”患者，具体做法：只在初期会诊中带着特定的目标与患者面谈。告知医生，在随诊中会将更多的时间用于与请会诊医生一起工作，不常规访视患者。只有当请会诊医生觉得会诊医生无法理解自己所忍受的折磨时，或需要会诊医生示范如何实施关于设立限制和进行现实检验的医疗建议时才再去与患者面谈。

巴林特小组工作是帮助医生处理困难医患关系的另一种有力武器。邀请医生带着这个案例参加巴林特小组活动，可能使医生在收获充分的共情的同时，对患者的作为一个“人”的整体有更全面的理解。巴林特小组具体的工作方法参见相关章节。

（三）对患者使用的短程心理治疗

与患者接触的过程中，完成精神科诊断、评估是会诊的基本目标。对于困难的患者，精神心理科会诊医生与他们建立治疗关系也并非易事，帮助患者认识现状，设定清晰的界限是常用的干预方式。因此，在会诊中对患者的人格相关问题进行心理治疗常常不是我们主要的工作目标。

但某些患者的患病过程会促进他们通过疾病体验反思人生的意义，帮助他们获得更好的共情能力。当患者在交谈中不再仅仅询问“为什么是我”，而开始抛出“我是谁”这类更深刻的问题时，是会诊医生进行进一步干预的机会，患者可能会讲述他们患病的故事，也可能会讲述他们人生的故事，我们要做的是接纳患者的情绪，帮助患者构建疾病乃至人生的新的意义。当患者的话题重新回到关于疾病的某个具体的医疗要求中来时，便是这次干预结束的信号。因此，这样的短程干预是由患者来决定何时开始及何时结束的。

当患者需要且条件允许时，可以考虑使用一些针对人格障碍中特定问题的心理治疗方式，如针对自杀或冲动行为问题的行为疗法，针对非适应性认知的认知行为疗法或图示聚焦疗法等。

当患者处于退行或否认状态时，给予足够的情感支持，使用资源取向的访谈，将会帮助患者逐渐面对当前的问题并承担起责任。

当患者出现不依从相关的问题时，首先需要检查患者对疾病及治疗的认知是否与医生存在不一致之处，是否有机会通过认知纠正行为偏差。在此过程中，可以使用动机访谈来促进患者的治疗动机。

（四）风险管理

1. 自杀风险管理　参见相关章节。

2. 攻击风险管理　寻找患者愤怒或恐惧的来源，在保证安全的前提下，可以通过接触、耐受患者的情绪，逐渐过渡到协商解决问题的出路。

- 利用家庭资源应对：家人看护、安抚。
- 利用医院资源应对：提前联系保安，避免恶性事件发生时再仓促进行；上报风险，进行备案。
- 利用医疗资源应对：药物控制（见下）；必要的身体约束和保护。
- 利用法律资源应对：并非所有的攻击问题都可以在家庭和医疗的框架下解决，当患者或家属使用武器或者蓄意伤害时，需要司法介入。

四、药　　物

虽然药物疗效对于困难的患者来说并不确定，但对于某些症状群，可以考虑选择药物干预。

- 处于危机中的愤怒或自伤行为：使用抗精神病药物达到镇静的作用。

- 冲动攻击行为：SSRI 为一线治疗，情绪稳定剂、锂盐的使用仍有争议。
- 情绪不稳：SSRI 为一线治疗。
- 偏执或疏离：低剂量抗精神病药物。

第三节 风险行为的识别、评估和处理

在综合医院的临床实践过程中，应注意防范患者的相关风险，主要包括攻击和暴力、蓄意自伤、自杀等。这些风险均有可能演变成难以处理的医疗纠纷和诉讼，给临床工作造成极大的困扰。

早期识别与尽力防范是处理的基本原则。绝大多数造成后果的临床危险情况都或多或少的有预兆征象，有些还具有规律性的早期表现。需要指出的是，针对具体患者的评估和防范不可能做到百分之百的准确和有效，早期识别和防范的目标，是从整体上降低风险演变成危险事实的发生率。

时刻保持风险意识应当成为处理精神症状相关风险的重要原则。风险评估与防范应开始于资料收集的最初阶段，并贯穿于临床处理的整个过程。同时需要注意的是，风险防范不能成为妨碍以患者为中心的服务的借口，为了防范风险而违背基本伦理准则，对患者采取消极的治疗方案。

一、攻击和暴力风险的评估与防范

攻击和暴力在人类社会普遍存在，是一种内驱力的社会表达，与生存需要密切相连。对于在综合医院中工作的医务人员，最令人担忧同时也是最为棘手的一项工作便是处理具有攻击和暴力风险的患者。相当多比例的医务人员遭遇过攻击和暴力行为，在美国加利福尼亚州一项针对急诊医疗服务人员的研究显示，61%的医务人员报告曾经被攻击（其中有25%导致员工受伤），而另一项同样针对急诊医疗服务人员的研究显示，80%的攻击行为直接指向医生和护士，而不是服务机构中的其他工作人员，并且90%的攻击行为来自于患者本人，10%来自于患者的家属或陪同人员。

暴力常见于精神障碍患者，在美国一项国家精神卫生流行病学调查研究中，过去1年内有暴力行为的应答者中55.5%有精神科诊断。但是，希望大家不要被误导，会认为“精神障碍患者都是危险分子”，因为大多数精神疾病患者是没有暴力行为的。在综合医院中，小部分患者是因为他们的激越、攻击和暴力行为而被送到急诊，但多数情况下在初始时并没有激越和攻击，威胁和暴力行为可能是急性状态或者其他因素发展的结果。

（一）导致攻击和暴力行为的常见因素

经验证据将攻击和暴力分为冲动性和有预谋的。冲动攻击往往与认知损害、学习障碍、低言语技巧、脑损害、大脑的糖代谢模式异常联系在一起。冲动攻击相对是无

计划的、自发的行为，有时是爆发性的（如发生在前额叶损害的患者）。相比较之下，有预谋的攻击常常是故意的掠夺（为了某种物质利益或者权利）或者病理行为（对错误感觉、幻觉、妄想的反应）。资料收集的过程中，应当高度重视一些与攻击和暴力行为密切相关的因素，并对这些因素进行综合评估，并优先对待最可能导致不良后果的因素。暴力风险相关因素可以分为人口学与成长环境、人格与智商因素、疾病相关因素、既往暴力因素及其他心理社会因素等。

（1）人口学与成长环境：不良的围生期和养育经历（如儿童期被忽视或者虐待），基因的遗传和倾向性，父母角色模式不当，不良教育，负性文化影响因素和同伴的影响。

（2）人格与智商因素：各种人格障碍，如反社会型人格障碍、边缘型人格障碍、偏执型人格障碍、自恋型人格障碍，各种导致智能受损的问题，如痴呆等。

（3）环境因素：包括工作人员因素，如不礼貌、麻木不仁、训练不当；就诊环境因素，如高噪声、过分拥挤、不舒适的候诊空间；整个医疗系统导致的，如患者人数过多、过长的等待和处置时间、安全管理人员不足、处置敌意和攻击患者时缺乏正规训练或正规训练不足。

（4）疾病因素：精神病，如躁狂、抑郁、精神分裂症、妄想性障碍；物质使用障碍，如酒精、兴奋剂、可卡因；癫痫、谵妄等。

（5）既往暴力因素及其他心理社会因素等。

（二）攻击和暴力行为的理解

我们可以通过“宿主-病原体-环境”的概念来理解攻击和暴力行为。患者的人生经历、遗传特点、受教育方式、获得性的疾病等因素导致个体（宿主）具有攻击行为的易感性，它与特殊的诱发因素（病原体）相互作用，在某些情况（环境）下产生攻击行为。“病原体”包括被他人威胁、错误感知觉、争吵或者躯体不适。“环境”是背景因素，如过于密切（或者疏远）的人际关系、丧失或者躯体疾病住院，这些通常说明患者在特定易感素质存在的前提下，环境适应不良。这样描述帮助我们去理解导致攻击行为的各种事件的前因和后果，并且将这些事件放在特殊的状态和患者的心理社会评价中。

典型情况下，综合医院里一次争斗和暴力的发生，是从特定的临床状态——系列事件的不断累积—最后的攻击行为。因此，对攻击和暴力行为的评估，就是要尝试澄清环境条件—继发事件—结局整个过程，包括描述特殊的攻击行为，之前事件的进展，以及可能影响暴力表达的症状和因素（图 5-3-1）。

（三）攻击和暴力风险的评估

出于临床评估的可操作性，按照方便评估和处理的原则分为前期评估和后续评估。前者是在初次接触患者时，为了防范可能立即发生的暴力风险而进行的快速、必要的评估；后者是在随后的临床处理中，通过深入了解病史和家庭社会因素，评估更为潜在的暴力促发因素。

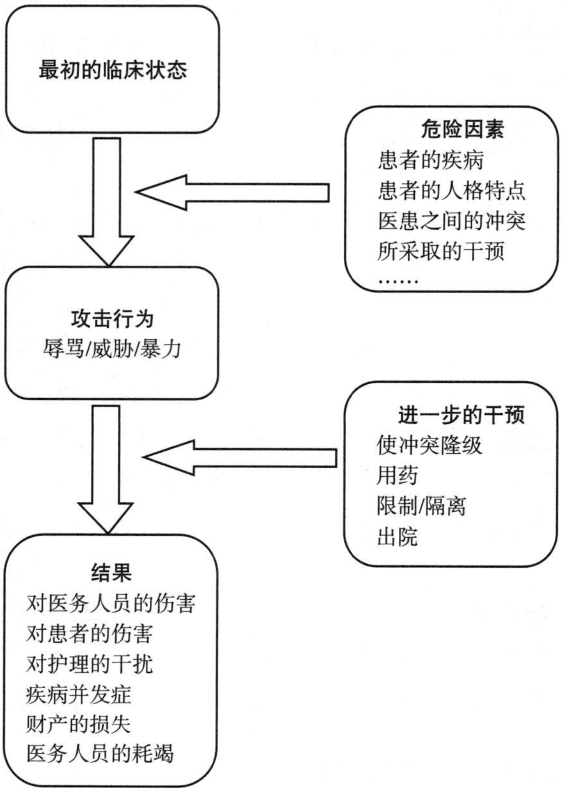

图 5-3-1　综合医院中攻击行为的临床进程

1. 前期评估

（1）严重的精神病状态：当前处于精神运动性兴奋状态、谵妄状态、被害妄想、命令性幻听等。要注意评估精神病性症状中与暴力密切相关的内容，如声音命令患者去伤害别人或者自身。

（2）合并酒精滥用、药物滥用：尤其是当前有醉酒，或者正在使用药物，或处于戒断反应状态等。

（3）身边有武器：指任何可能造成人员伤亡和财物损毁的物品，尤其是当这些物品能够被患者轻易拿到并移动时危险性更大。

（4）有明确的伤害对象：患者的言语和行为反映有明确的暴力针对对象。如果当前正在发生危害行为则需紧急干预。

（5）不合作：存在针对医务人员的明显敌意、猜疑，对治疗的对抗或不依从。

（6）性别：一般来说，男性的暴力倾向更明显，如美国暴力行为男女性别比为 10∶1。

（7）年龄：青少年和中年女性比其他年龄段更容易出现暴力行为。

2. 后续评估

（1）人格缺陷：反社会型、边缘型和冲动型人格等，以及器质性人格改变，尤其注意癫痫性人格改变。

（2）以前有过暴力行为。

（3）低智商：低智商者对自己行为的判断和控制能力较差，而且容易被激惹，或受他人唆使产生暴力行为。

（4）离婚、单身，或关系异常的家庭。

（5）工作和居住不稳定。

（四）攻击和暴力风险的防范与处理

1. 非治疗性措施

（1）早期防范在诊疗开始前，将保证安全作为最重要的准备。

（2）注意预示日后攻击的早期现象（如不安、凝视、踱步）和行为干预，包括言语的冲突降级技术，没有威胁的方法，包括冷静的讲话、使用温柔的眼神接触、使用问题解决立场、知道何时放弃。

（3）牢记一般原则：

- 与对方保持一定的距离。
- 要有安全的逃离通道。
- 不要随便打断患者的言语。
- 及时发现愤怒和攻击的迹象。
- 走在患者的后面或者有安全距离的平行位置。
- 不要单独与危险患者相处。

（4）被暴力威胁时的处理：

- 保持冷静。
- 尽量避免与患者肢体冲突。
- 必要的屈服姿态。
- 尽量减少目光接触。
- 不要激惹患者。
- 保持一般性的谈话。
- 安慰患者。
- 同时寻求救援。

（5）心理干预措施：使用支持性和解释性言语来缓解患者的愤怒情绪，劝说患者停止冲动行为。

（6）保护性约束：在心理干预或其他非强制性措施无效的情况下，为了及时控制和制止危害行为发生或者升级，有必要对患者实施保护性约束措施。约束不能成为惩罚患者的借口。要有医嘱，要遵照规定的程序进行，尽量避免造成患者身体伤害，保证被约束患者的安全。

言语性冲突降级技术

沟通

非言语：保持安全的距离，保持中立的姿态，不要逼视（目光的接触要传递诚意），不要碰触患者，与患者保持同样的高度，避免突然的移动。

言语：使用冷静清晰的语调，采用个人对个人的态度，避免对质，提供解决办法。

策略

暴露问题：认可患者的情绪，认可患者的挫折，将焦点转移到讨论如何解决问题。

强调目标：强调共同的立场，关注总体情况，寻找办法促成一系列小的让步。

监控：敏锐地关注进展，知道何时放弃，不坚持非要有最终的发言权。

2. 保护性约束 保护性约束是一把双刃剑：一方面，它有可能保护患者免于受到疾病影响，从而防范某些冲动、攻击行为给自己和他人带来的危险，另一方面，保护性约束本身又有可能给患者带来身体和心理方面的影响。因此，在使用保护性约束时不能作为惩罚而滥用，必须出于医疗需要，如保证治疗、保护患者或他人的安全等。为了确保保护性约束得以恰当使用，应做到以下几点。

- 必须在实行前尽最大努力劝说和避免，即所有的非保护性约束措施均不能有效地控制患者因疾病所导致的冲动、攻击风险时，才可以使用保护性约束。
- 在执行保护性约束前，必须向患者本人及其法定监护人履行告知义务，帮助患者本人或监护人理解执行保护性约束的必要性，并签署知情同意书。
- 在执行保护性约束时必须有医嘱，执行人员应受过相应训练，并采用必要的安全护具，保证执行者和被执行者的安全，并在病历上记录约束的理由和过程。
- 在执行保护性约束之后，应尽快对因对症处理患者疾病，帮助患者精神行为恢复至正常，或恢复至可控、安全的状态，以便尽早结束保护性约束。

3. 药物干预措施 采用药物快速镇静以控制患者的冲动情绪和行为经常作为首选。一般使用抗精神病药物，如氟哌啶醇、氯丙嗪等药物镇静或肌内注射，也可用苯二氮䓬类药物，如氯硝西泮、劳拉西泮等快速镇静。用药后应注意观察药物不良反应。

4. 转诊精神专科治疗 如患者躯体情况许可，对于严重的精神运动性兴奋，反复、强烈的冲动和暴力行为，以及药物镇静效果不佳者，可转入精神专科治疗。

二、蓄意自伤风险的评估与防范

蓄意自伤者，可能有，也可能没有死亡的动机。Kreitman（1977 年）将这一行为定义为“一种非致死性的行动，个体在此行动中蓄意自伤或服用超过任何处方或一般认为是治疗剂量的药物”。自杀行为与蓄意自伤行为存在重叠，有些并无死亡意愿的人死于服药过量，另外一些打算死去的却又存活下来。重要的是，很多患者当时都很矛盾，不能肯定自己是希望死亡还是生存下来。应记住：蓄意自伤的患者中，随后 12 个月的自杀率大约是普通人群的 100 倍，而且高自杀率保持很多年。

在英国，综合医院的蓄意自伤者中 90% 都涉及药物过量，大多数都不对生命构成严重威胁。而自我损伤者约占英国综合医院所有蓄意自伤者的 10%，最常见的方法是划伤，常在前臂和腕部。蓄意自我划伤有 3 种形式：①有严重自杀意愿的很深、很危险的伤口，常见于男性；②精神分裂症患者或有严重学习困难者的自残（精神分裂症患者自残常为对幻听的反应）；③不危及生命的表浅伤口，常见于女性。通常，自我划伤行为之前存在不断增加的紧张和易激惹，行动后得到减轻。行动以后，患者常感到羞愧、厌恶。一些患者说划伤是在他们感觉与周围环境脱离的状态下发生的，几乎感觉不到任何疼痛。划伤常为多处，用玻璃或剃须刀片划伤前臂或腕部。一些患者也用其他方式自伤，如香烟烫伤或撞伤。

（一）蓄意自伤的流行病学

蓄意自伤在年轻人中相当常见，中年以后其发生率急剧下降。女性与男性的比约为 2∶1。对两性来说，12 岁以下的发生率都很低。蓄意自伤在低社会阶层更为普遍。婚姻状况也有影响，两性中自伤率最高的是离婚者，单身男女的自伤率也很高。

在老年群体中，蓄意自伤者的特点与自杀者相当类似，而不同于年轻自伤者。

高失业率、过度拥挤、照料很多小孩及社会流动性大的地区蓄意自伤率高。

（二）蓄意自伤的原因

1. 诱发因素　同普通人群相比，蓄意自伤者在行动前 6 个月内所经历的应激性生活事件要多 4 倍。其中与配偶争吵最为常见，其他事件包括与性伴侣分居或遭其拒绝、家庭成员患病、个人最近患躯体疾病和出庭。

2. 易感因素　家庭和成长因素是蓄意自伤的易感因素。一些证据表明，在蓄意自伤者中，有早年父母丧失或被父母遗弃或虐待史。

（1）人格障碍：如边缘型人格障碍、焦虑型人格障碍、强迫型人格障碍等。其次，解决人际关系问题技巧差、冲突也是蓄意自伤的易感因素。

（2）与配偶的长期矛盾。

（3）经济和社会环境：在失业者中，蓄意自伤率是很高的。

（4）不良健康状况者蓄意自伤也很常见。

3. 精神障碍　在医院就诊的蓄意自伤患者中，90%有精神障碍。其中抑郁障碍最常见，在男性第 2 位是酒精和药物依赖或有害使用，在女性第 2 位是焦虑障碍。

蓄意自伤的原因

- 想死
- 逃避不能忍受的痛苦
- 得到解脱
- 改变他人的行为
- 逃避某种环境
- 表示对其他人的绝望
- 报复别人或使别人感到痛苦
- 寻求帮助

（三）蓄意自伤的结局

1. 反复自伤

（1）1 年内大约 1/6 的人再次蓄意自伤。

（2）4 年内大约 1/4 的人再次蓄意自伤。

反复蓄意自伤的有关因素

- 既往曾有自杀未遂
- 人格障碍
- 酒精或药物滥用
- 曾经接受精神疾病治疗
- 失业
- 低社会阶层
- 有犯罪记录
- 有暴力史
- 年龄 25~54 岁
- 单身、离异或分居

2. 蓄意自伤后自杀

（1）1 年内 5‰~25‰的人发生自杀。

（2）9 年或 9 年以上大约 1/15 的人发生自杀。

（四）处理

自伤的处理包括躯体治疗和精神科治疗两方面。

（1）躯体治疗处理自伤所致的外伤及其并发症。

（2）精神科治疗针对不同的病因给予相应的药物治疗，包括抗精神病药物、抗抑郁药、抗癫痫药。

（3）谵妄状态对因治疗。

（4）精神发育迟滞和痴呆患者的自伤行为主要加强对患者的监护，精神发育迟滞者使用锂盐、丙戊酸钠和卡马西平。

（5）痴呆患者可用益智药改善痴呆症状。

（6）人格障碍以心理治疗为主，辅助药物治疗。

（7）有自杀企图的蓄意自伤者，需要预防患者再次自杀的发生。

（8）对于躯体情况许可的患者，必要时可转入精神科治疗。

三、自杀风险的评估与防范

自杀是一种蓄意的、有致命性后果的行为，实施者知道或希望通过这样的行为导致自己死亡。相对于自杀死亡，自杀未遂和自杀意念更为常见。在综合医院，其他科医生要求精神科医生评估和干预患者的自杀风险是请求会诊的常见原因。尽管针对自杀的流行病学研究很多，也确认了很多危险因素，但是，评估患者的自杀风险必须依靠仔细的精神科检查和临床判断。因此，精神科医生需要非常熟悉自杀行为的特征和预防自杀的策略。

1990 年全球自杀死亡人数达 140 万，占该年总死亡人数的 1.6%，而自杀或因意外死亡导致的伤残调整生命年（disability-adjusted life years，DALYs）损失为 15.9%。1993 年中国年自杀率为 22.2/10 万。中国的自杀具有本土特点：①年轻女性自杀死亡率高于男性，并主要在农村；②农村自杀死亡率高于城市（3~4 倍）；③年龄分布具有 2 个高峰，20~35 岁的农村年轻妇女（年自杀率为 26/10 万~67/10 万）和 60 岁以上的农村老年人，特别是随着年龄的递增，农村男性老人的自杀率可达 140/10 万~160/10 万。

抑郁障碍是最常见、最重要的与自杀关系最为密切的精神疾患，绝大多数的自杀患者在自杀死亡前有抑郁症状存在，其中约 60% 的患者可诊断为抑郁症。美国资料估计，抑郁障碍患者的年自杀率约为 85.3/10 万，约是普通人群年自杀率（11.2/10 万）的 8 倍。上海的研究显示，抑郁障碍患者的年自杀率估计约 100/10 万。综合国内有关自杀的研究资料，自杀者常用的自杀方法为服农药中毒或大量吞服药物（34%~66%）、自缢（8%~44%）和溺水（3%~14%）等。

（一）关于自杀评估的误解

关于自杀在人们心目中存在许多误解，没有受过培训的医生也受到这些误解的影响。最著名的有以下几个常见的说法。

误解一：询问患者关于自杀的问题会增加他自杀的风险。这是导致医生们经常不敢询问自杀的最大顾虑。事实是，询问自杀想法并不会让没有自杀观念的人产生自杀想法，对于已经存在自杀念头的人，被人直接询问可以让他感觉被理解，并知道自杀想法是可以拿出来讨论的，而不仅是默默思考和计划。

误解二：真正想自杀的人不会告诉任何人他的想法。当个体在考虑自杀时，他常常会给出一些与此意图相关的信息。因此，有效解读这些语言与非语言信息至关重要。

误解三：有自我伤害行为的人不过是想引起别人的注意，不见得存在自杀的风险。错误！尽管有一部分人确实是希望通过这样的行为引起别人关注，但这一方式本身就提示该个体的自杀风险高于其他人。医生们必须认真对待这样的言语或行为，需要花时间去讨论自杀相关的想法和行为，还应该请其亲属参与进来。

误解四：一个人自杀未遂后，就会“想开了”。一部分自杀未遂的人非常后悔自己行为失败，甚至处在极度不稳定的情绪当中，很有可能再次采取自杀的行为。

误解五：下决心自杀的人都是坚决想死的。自杀者的认知状态通常充满矛盾和冲突，想死与不想死的念头反复斗争。这时，来自外界的帮助可以给他巨大的支持；反之，一个小小的打击也可能成为自杀行为的一个重要扳机点。

（二）非精神科临床对自杀的识别与评估

1. 了解自杀沟通的四种类型

（1）直接的言语沟通：直截了当地表达关于自杀的想法和计划。

（2）间接的言语沟通：不那么清楚明白地表达自杀的想法，如“我不能像这样下去了”。

（3）直接的非言语沟通：如买催眠药。

（4）间接的非言语沟通：如突然地、没有合理理由地采取行动，如写遗嘱或安排保险等。

直接的沟通信息不难识别，如果信息是间接的，医生需要特别注意患者周围的其他人提供的报告。例如，这个人最近有没有行为或者习惯的改变？是否有整理证件或财务，同时暗示死亡可能是他解决问题的途径？只有那些与个体关系密切的人才能提供有关这类话题的信息。

2. 评估自杀风险

（1）自杀前综合征——示警信号：

- 感知变窄。
- 低自尊。
- 人际活动变少。

（2）自杀观念三部曲：

- 死亡的想法，没有计划、企图或行为。
- 有计划的自杀观念，但没有企图或行为。
- 潜在致命性的自杀企图，或者带有强烈企图的持续性自杀观念，或者自杀预演。

（3）对自杀的探寻：

- 你最近是否想过自杀？
- 经常吗？
- 你是否尽管没打算去想，但却控制不住？
- 自杀的想法会涌入你的脑海么？
- 你能抛开这些想法么？
- 对于如何去做，你是否有具体的想法或计划呢？

（4）自杀的危险因素和保护性因素：见表 5-3-1。

表 5-3-1　自杀的危险因素和保护性因素

危险因素	保护性因素
自杀行为	内因
当前/既往精神障碍	应对压力的能力
关键症状（快感缺乏，易冲动，无望感，焦虑/惊恐，失眠，命令性幻听）	宗教信仰
家族史	挫折耐受力
应激源	外因
治疗改变	对孩子和所爱宠物的责任
能获取武器	积极的治疗关系
	社会支持

探索危险因素和保护性因素：

- 你做好准备了么？
- 有哪些因素促使你活下去？

- 你和什么人讨论过你自杀的企图么？
- 你尝试过自杀么？
- 你的家人、朋友或认识的人，曾自杀身亡过么？

（三）沟通、不自杀协议和转诊策略

案　例

女性，24 岁，因自杀未遂，被 3 位朋友带到医院。她强行割伤了自己的前臂，并流血大约 500 ml。血红蛋白水平降到53 g/L。由于有逃跑的风险，她被约束在床上。经过最初的犹豫，这位体重很轻、贫血的女士谈到，昨天她发现自己的女朋友想要离开自己去国外。她不能想象没有她自己该怎么生活。感到非常的绝望，并且喝了很多酒，流了许多血。她经常这样做，这能让自己感到不那么紧张。在失去意识之前，她打电话给自己的女朋友说再见。经过调查，这位女士已经承受巨大的情绪波动几年了，并且常常在感到巨大压力的时候割伤自己。她想立刻回家，因为她的女朋友已经同意继续这份关系了。

自杀的个体往往倾向于退回心理脆弱的状态，他们对拒绝及其他重要人物的态度不明过分敏感。因此，这些重要人物需要注意并认真对待他们的自杀沟通。医生需要告知患者周围的人，并对他们进行教育，教会他们如何应对患者，如何使情况冷静下来而非使之加剧等。

因此，在与存在自杀风险的患者沟通前，应注意：

- 营造温暖、友好的氛围。
- 保持眼神交流。
- 仔细倾听、观察。

医生：你好，我能坐下么？
患者：可以。
医生：我是心理医学科的李医生，您的主管医生邀请我过来，可以和您聊一聊么？
患者：可以。
医生：能和我讲讲发生了什么事情么？
患者：（停顿）我不想来，是我的朋友把我送来的。
医生：为什么？能多说一些么？
患者：我的朋友在洗手间里发现了血，她们吓坏了。
医生：在洗手间里发生了什么？
患者：我很愤怒！不知道该怎么做……

敞开心扉地讨论自杀是很重要的。如果患者感到这是个禁忌的话题，其自杀观念会不加限制和不被质疑地继续存在于他们的生活中。相反，和患者一起坐下来，认真对待他，并讨论这些事情，这会传达给患者一种被重视的感觉，而这是他平时周围的环境中感受不到的。在谈话过程中保持共情和支持非常重要。

医生：你很生气。
患者：是的。
医生：有什么原因么？
患者：我的女朋友决定离开我出国。
医生：她下午告诉你的？
患者：是的，我们为此发生了争执。她一气之下就走了，把我一个人扔在了家里。
医生：她在你毫无准备的情况下告诉你想离开。
患者：是的。
医生：这让你感到绝望、孤独，甚至是愤怒。
患者：是的。

在进一步的交谈中，医生应维护患者的隐私，避免与患者发生争执，并保持稳定而有逻辑性的交谈内容，进一步深入了解患者的体验与想法，以便更多更全面获得患者的信息。

医生：你用伤害自己的方式来缓解自己的情绪？
患者：是的。
医生：你感觉好些么？
患者：好一点，但是很累。
医生：这是你第一次这样做么？
患者：不是，以前也这样做过。尤其是在压力大的时候。
医生：你的朋友们吓坏了？
患者：我躺在卫生间里，她们认为我要自杀，其实不是。
医生：你是想释放压力。
患者：是的。
医生：我理解。

医生应该利用患者不采取行动的理由作为起点，去强化他生存下去的意愿。并一起讨论当他陷入无助绝望时可以寻求帮助的方式。

医生：听你的主管医生说，你想回去。
患者：是的。
医生：回去之后，你是否还会出现这样的情况？
患者：（犹豫）我可能不会这样做了，我不知道。
医生：我不放心让你回去。
患者：为什么？
医生：我很担心你的身体及心理状况。

可以与患者共同协商治疗方案，并制定“不自杀协议”。此外，告知患者亲属并转诊到精神科接受评估和治疗是必要的，强调家属监护和防范自杀的必要性。

医生：你的行为可以在短时间内帮你释放情绪，但是从长远看是有危险的，这种行为像疾病一样影响你的生活。但这是可以治疗的，如果你愿意。

患者：如何治疗？

医生：首先，你需要和一位这方面的专家谈谈，我可以帮你约个时间。

患者：好的，我愿意。

医生：我们可以让你先回家，但是咱们要达成一个协议。

患者：什么协议？

医生：协议是：在下一次会面之前，如果你感到压力巨大，比如你的女朋友想要离你而去，或者你感到绝望、愤怒的时候，你首先给朋友打电话，并对她说“我感到生气、绝望，你能否和我聊聊”；如果你的朋友帮不上你，请你打这个电话（危机干预电话号码）。

患者：好的，我同意。

综上所述，自杀是一个复杂的精神科问题，背后可能有明显的精神障碍，甚至是多种精神障碍，抑郁是其中最为常见的病因。转诊时要特别注意强调，转诊是为了获取更有效的帮助，是非精神科与精神科医生合作的一种形式。对于紧急的案例，一定要强调尽快就诊的必要性，直接使用“现在”、“今天”、“立刻”这样的词汇敦促患者和家属。

参考文献

[1] 魏镜，唐宏宇. 综合医院精神卫生服务基本技能. 北京：中华医学电子音像出版社，2014.

[2] 世界精神病协会. 世界精神病协会（WPA）抑郁障碍教育项目. 第 1 卷. 抑郁障碍概述. 于欣，司天梅，译. 北京：人民卫生出版社，2011.

[3] 吴文源. 心身医学基本技能. 上海：同济大学出版社，2009.

[4] “医学难以解释的症状”临床实践中国专家共识. 中华内科杂志，2017，56（2）：150-156.

[5] 于欣. 精神科住院医师培训手册. 北京：北京大学医学出版社，2011.

CME TEXTBOOKS NATIONAL PROJECT

特殊疾病人群的联络会诊

第 6 章

第一节 神经系统疾病患者常见精神障碍

一、神经系统症状和精神症状的关系

按照神经系统症状与精神症状之间的关系，大体可以分为三类。

（1）神经科疾病导致神经系统受损导致感知、思维、情绪、行为异常，表现出经典的精神科综合征，但实际上是神经系统器质性疾病所致。例如 Broca 区受损导致的表达性失语、前额叶受损导致的人格改变、颞叶癫痫导致的各种幻觉等。

（2）存在神经科疾病，同时伴有明显的精神科问题，但不是直接的病因学因果关系，机制上更为复杂、综合。例如，疾病对患者造成的心理社会影响、神经科疾病与精神科问题有一定的共有机制、神经科药物治疗等；例如癫痫与抑郁可能共有 5-羟色胺能、去甲肾上腺素能、多巴胺能递质系统功能异常，癫痫本身对患者造成的情绪压力（失控感、担心复发、耻感等）也可能是抑郁的危险因素；又如帕金森病中存在神经递质系统功能异常，帕金森病对患者造成很大情绪苦恼。

（3）虽有神经科主诉但没有神经系统疾病的临床状况也是神经科工作中常见的精神科问题。

各种不同情形处理侧重可能有所不同。大部分临床案例中，精神科问题是纷繁复杂的，上述各种状况可能是综合呈现的。

二、神经科常见的精神症状及评估要点

按照精神症状的类型可以分为以下几类。

（1）认知功能障碍，多由于神经科疾病所致，例如各种类型的痴呆，以及卒中、

外伤、炎症等各种神经系统损害中的认知症状；在抑郁中有可能出现所谓“假性痴呆”，即患者自觉认知功能下降明显，临床检查中也能发现患者反应变慢，但在鼓励下各项认知测查均能完成，且患者有明显抑郁情绪，符合抑郁障碍，在抗抑郁治疗后患者认知症状改善。

（2）情绪问题：在神经科疾病中，同时存在情绪问题非常常见，有些可能与基础的脑器质性病理机制有关，例如卒中、帕金森病，也有些可能更多与神经科疾病造成的心理反应有关，例如糖尿病神经病等。

（3）与神经系统疾病不相符的躯体症状，例如不特异的头晕、头痛，癔症性瘫痪，非癫痫性抽搐等。

（4）谵妄：在各种脑器质性疾病中都可能出现谵妄症状。

（5）精神病性症状：幻觉、妄想可见于各种脑器质性疾病，例如癫痫、卒中、退行性脑病、肿瘤、脑炎等，精神病性症状可以出现于脑器质性疾病直接病理改变基础上，例如颞叶癫痫、卒中、肿瘤所致幻觉，也可能出现于谵妄背景下，还可能出现脑器质性疾病不活动时，例如癫痫发作间期精神病。

在神经科患者中上述问题发生率很高，对神经科患者，特别是对某些可疑有精神问题的患者，应进行包括神经系统检查、精神检查在内的全面评估，以了解和处理相应精神心理问题。在精神心理评估中一个比较重要的注意事项是，从患者本人及周围知情人处同时采集病史，以全面了解患者的情绪、认知、行为等表现。

例 1

女性，20 岁。

系统性红斑狼疮病史 10 年，4 年前出现癫痫大发作，半年前出现过左侧偏瘫，目前肌力恢复良好。

头 MRI：右侧额叶陈旧性梗死。

看患者时接触尚配合，对答基本切题，但语量极少，粗测定向力可，询问其情绪体验，患者不正面回答，询问是否有低落感，患者点头。

从患者母亲处了解病史，患者近半年有较明显性格行为改变，得理不饶人，锱铢必较，例如坐公车过了站，一定要求司机退给自己车费，大吵大闹；对家人也经常因小事大发雷霆。患者平时开心程度似乎较前差，但能有开心时候，也愿意外出游玩；对疾病特别关心。

在这个案例中，如果遗漏了从家属处采集病史，单从与患者的访谈就无法得知患者平时的行为异常，也可能会得出“抑郁”的错误印象，忽视了对行为异常的监控、预防和治疗。

很多时候，仔细的临床评估就足以明确精神心理问题。精神心理问题的临床评价遵循首先描述症状，而后构建综合征的基本思路，在评估中还需要明确以下 3 个问题。

（1）这些症状是否可以由大脑的器质性损害解释？（认知损害或者神经系统体征常提示器质性损害）如果是，这些症状是否符合病损的严重程度？

（2）有无其他显著的精神科问题，例如情绪或者焦虑问题？比如说存在抑郁，虽然不能排除痴呆，但是早期识别抑郁对于临床处理很有意义。

（3）患者对症状的行为反应是适当的还是不适当的？

三、神经系统常见疾病与精神障碍

认知症状、谵妄、抑郁、焦虑及一些精神病性症状有些在本书其他章节已有更具体介绍，重复处不赘述，请结合参考。以下按照神经科常见疾病的顺序具体示例以上几类精神科问题。

（一）痴呆的精神科问题

在所有的痴呆中都很常见精神科问题。最为常见的有情绪异常（抑郁、焦虑、情感淡漠、情绪不稳、欣快）、精神病性症状（幻觉、妄想）及行为异常（不安和攻击）。这些症状常常伴随着更明显的功能损害，预后也更差，照料者的压力也更大。我们对这些症状的病因学和病理生理学机制研究仍十分不充分，治疗以对症的精神科药物治疗和社会心理支持治疗为主。可参考认知症状一节。

（二）卒中的精神科问题

在卒中发生后的1周内，有30%～40%的患者有谵妄，出血性卒中谵妄发生率更高。谵妄的一个重要鉴别诊断是卒中所致的局限性认知功能缺陷。在局限性功能缺陷时伴有激越的案例中鉴别诊断可能十分困难，应注意，在局限性功能缺陷中通常没有注意力异常和症状波动性特点。谵妄常伴随更差的预后、更长的住院时间和更高的痴呆风险。

在卒中后3个月时，大约1/4的患者有痴呆。如果局限性认知缺陷也计算其中，这一比例还要更高。

卒中患者中几乎都有情绪和行为变化。抑郁和焦虑是卒中后最常见的精神科问题，但是幻觉、妄想、躁狂等精神病性症状也可能出现。其他的行为症状例如淡漠、情感脆弱或病理性哭笑等症状也常见于卒中患者。

1. 淡漠 患者自发言语动作减少，对外界反应缓慢或者没有反应。淡漠常常伴随语音低，反复动作，握持反射，认知功能损害。有研究显示卒中后淡漠的患者中，额叶和前颞叶区功能低下。

2. 情感脆弱 最常见的例子是容易哭泣，情感与周围环境刺激相协调，但过于强烈。

3. 病理性哭笑 控制不住地哭或者笑，与情感脆弱的不同在于，病理性情绪反应与周围的环境不相协调。病损位置不一定，脑桥、皮质下和额叶病损都有报告。有研究认为这一情感异常与5-羟色胺能系统有关，抗抑郁药治疗有效。

4. 抑郁 抑郁是卒中患者中的最常见精神科问题，40%～50%的脑卒中患者有抑郁。抑郁的危险因素有抑郁病史、卒中前功能受损、独居、卒中后社交孤立等。有很多强调特定区域病损，特别是左额叶病损导致抑郁，但是也有很多不同的看法。如果得不到治疗，抑郁通常持续3～12个月，但有些患者中抑郁可能持续数年时间。抑郁患者的躯体和认知功能损害更严重，生活质量更低，病死率也相对更高，这些可能与抑郁患者自我动机低下有关。

在临床上如何去诊断卒中后抑郁是一个难点，失语、其他认知缺陷、患者对情绪的否认等可能导致沟通不畅，淡漠、病理性情绪异常等可能干扰对抑郁严重程度的评估。可以采用较为实用的方法，将有情绪低落或者兴趣低下表现（例如愁眉苦脸，少语少动，不与人交往，不积极康复锻炼）并伴有躯体症状（失眠，食欲低下）视为有抑郁。如有不确切，可请精神科会诊；绝大部分案例中，精神科医生能够较准确判断是否存在抑郁。

一般推荐尽快对卒中后抑郁进行抗抑郁药治疗。遗憾的是，对卒中后抑郁治疗的前瞻性随机对照研究不多。大部分研究认为，对卒中后抑郁进行抗抑郁药治疗不仅可以改善情绪，还能使躯体和认知功能缺陷更大程度恢复，降低病死率。研究显示，三环素抗抑郁药（TCA）和选择性 5-羟色胺再摄取抑制药（SSRI）对卒中患者都有显著的抗抑郁作用，考虑到 SSRI 副作用较少，一般优先考虑。对患者的治疗效果和副作用都需要密切监控。另有部分研究显示，心理治疗特别是认知行为治疗可能对患者有限，但这方面证据并不一致，另外，也只有小部分卒中后抑郁患者适合进行认知行为治疗。

5. 焦虑　焦虑在卒中后也较常见，焦虑症状的发生率为 25%～30%，可能与抑郁有相同的危险因素。卒中后焦虑常包括创伤后应激症状，例如事件闪回，还常见对躯体健康的焦虑，担忧疾病再发。这可能导致对头晕、头痛等躯体症状关注、敏感，将其解释为可能是脑梗死再发作，进而持续焦虑不安，这些不特异的躯体症状就更为固定。对这方面的干预研究不多，但一般经验是，对这些症状进行标准的药物和行为治疗亦有效。

例 2

男性，60 岁。

脑梗死病史，2 年前左侧顶叶出血，以头痛起病，恢复良好，目前仍有轻微命名障碍。

近 2 年持续有头晕症状，否认天旋地转感，未曾有过意识丧失，血压、血糖等均稳定。平时少出门。

以前为高级知识分子，性格外向，爱好广泛。

接触患者时发现患者对头晕症状十分关注，反复询问医生是否意味着还有脑梗死，怎么才能治好，近 2 年已多次重复头 CT 和 MRI。再深入询问，患者承认平时情绪低落，常有心烦感，但认为情绪问题是由于头晕总不好，而不愿外出锻炼也是因为怕晕倒。患者平时睡眠明显差，入睡困难，早醒。常说食欲不佳，但进食正常。

这例患者按照篇首提出的几个评估问题。

（1）头晕能够由器质性问题解释吗？答案是目前的器质性异常难以解释。

（2）是否存在抑郁等其他情绪问题？这里就呈现了之前提到的评估困难，患者对情绪否认，好在本例患者对检查基本配合，能够基本确定有抑郁、焦虑情绪。

（3）患者对头晕的反应是否适当？答案是不适当。本例患者的焦虑很明显，同时伴有抑郁情绪。临床上，焦虑患者也经常伴有头晕感。

在与患者沟通解释后，给予抗抑郁药治疗，鼓励患者减少对症状的关注，适当运动，恢复之前的兴趣爱好。患者的情绪逐渐改善，头晕症状减少，最重要的是，患者的头晕症状不再那么影响患者的正常功能。

（三）帕金森病的精神科问题

帕金森病（Parkinson disease，PD）在神经病学中有着特殊的地位。帕金森病和进行性核上性麻痹一直被作为“皮质下”痴呆的典型，帕金森病也是内在机制导致情绪异常的一个典型。虽然帕金森病在临床诊断标准中要求的是运动诊断，但是90%的帕金森病患者在其病程中某个时刻会出现神经精神异常。另外，精神异常，特别是痴呆和精神病性症状对照料者造成的压力大于运动症状。

对帕金森病患者精神异常的处理需要熟悉帕金森病的运动、认知和精神症状三方面的相互影响，特别是药物对精神状态的影响，以了解哪些方面的因素是最可能干预调节的。

1. 精神病性症状 帕金森病患者中的精神病性症状主要包括幻觉和妄想。在医学界发现抗帕金森病药物之前就有约10%的患者在其自然病程中有精神病性症状出现。但当前临床上，帕金森病中精神病性症状的发生多与多巴胺能药物治疗有关，但是药物的剂量、疗程与精神病性症状的发生率及严重程度没有明显关系。

如果在没有药物治疗的情况下出现幻觉，特别是幻视，需要考虑与路易体痴呆鉴别诊断。如果患者能够认识到幻觉的非真实性，并且不受幻觉影响，则幻觉可以看作是“良性”的，但是这一分辨能力可能因人而异，特别是受痴呆的严重程度影响。错觉也可能发生，并且似乎会发生于幻觉之前，但是其预测价值不高。患者常常对这些现象有自知力，但可能不会对医生或者家人提起。幻觉可能涉及任何感觉功能，在整个疾病过程中，发生于50%的患者。时点发生率为25%~40%。最初的幻觉主要为“友好的”幻视，例如家人朋友、陌生人或者动物等，看起来很真实。患者通常会看到同样的幻觉，虽然这些幻视的人物可能互动，但是他们不影响患者。有自知力的患者可能觉得这很有趣。进而可能出现恐惧的幻视，例如蛇、昆虫等。幻视患者有不到一半还有其他类型的幻觉。总的来说，大约10%的患者有听幻觉，而嗅幻觉、触幻觉和内脏幻觉更少见。这些形式的幻觉基本发生于有视幻觉的患者中，一半与视幻觉独立发生。也就是说，患者可能看到“人”，但这些“人”是沉默的，在另一些时候，可能听到吵闹的“噪声”。

妄想的发生率为3%~30%，多为偏执性质，常见的是嫉妒妄想，认为配偶不忠诚。其他的妄想有被遗弃、被伤害、被窃、被监视等。与精神病性症状伴随的常有焦虑和抑郁。

其他病因学因素：抗胆碱能药物能导致中毒性谵妄状态；其他导致帕金森病出现精神病性症状的危险因素包括认知功能受损，特别是痴呆，是精神病性症状的一个主要危险因素；其他躯体状况，例如感染，也可能导致出现谵妄，继而在此背景下出现精神病性症状；精神疾病既往史；药物中毒，例如金刚烷胺经肾排泄，肾功能受损可能导致金刚烷胺中毒，其他精神活性药物（例如苯二氮䓬类药物、抗组胺药、阿片类、激素等）也可能导致精神病性症状；还需注意，睡眠剥夺、心理应激等也可能导致精神病性症状。

对帕金森病中精神病性症状的处理取决于上述鉴别诊断考虑。

对帕金森病中精神病性症状的处理步骤

1. 注意识别与帕金森病或者抗帕金森药物无关的病因学因素并相应处理

   药物：抗组胺药，抗胆碱能药物，苯二氮䓬类药物，解痉药，镇痛药，激素

   水、电解质代谢紊乱

   酒精、苯二氮䓬类药物或者阿片类药物戒断

   Wernicke 脑病

   低氧血症

   卒中

   高血压脑病

   癫痫

2. 抗帕金森药物减停

   抗胆碱能药物、金刚烷胺或者单胺氧化酶抑制药减量或者停药；之后

   多巴胺受体激动剂减量或者停药；之后

   左旋多巴减量

3. 考虑试用抗精神病药

   氯氮平、喹硫平

   最后考虑其他抗精神病药

第一条是排除可能的各种躯体因素，例如肺炎或尿路感染等。此后，应尽量减少药物剂量。非抗帕金森药物例如抗焦虑药可以首先停用。抗帕金森药物可以减量或者停用。有些研究显示胆碱酯酶抑制剂能够减少帕金森病中的精神病性症状，改善认知。如果精神病性症状明显，或者如果伴有显著的激越、对抗、攻击等行为影响护理，可以考虑加用非典型抗精神病药。较多研究支持使用氯氮平，每晚6.25 mg的低剂量就可能有效，可逐渐增量。还有很多研究支持喹硫平。由于喹硫平的副作用相对较少，美国的专家大多支持使用喹硫平。由于对奥氮平和利培酮的有限研究显示这两者可能增加运动症状，因而尽量不用。

使用安全有效的药物治疗精神病性症状已经改善了临床结局，但总的来说，存在精神病性症状的患者预后差。

2. 抑郁 总的来说，在帕金森病患者中，40%~50%有抑郁症状，其中不到一半符合重性抑郁，其他为轻度抑郁、恶劣心境、亚临床抑郁等。在帕金森病相关抑郁中，焦虑症状及相关的焦虑综合征，例如惊恐发作，也较常见。抑郁的发生可能与器质性异常有关，一个证据是抑郁常常在病程早期，甚至在运动症状之前就出现。另外，退行性改变涉及5-羟色胺能、肾上腺素能和多巴胺能神经递质，而这些递质与情绪调节有关。对于帕金森病这样一个慢性重大疾病的心理反应，特别是在病程后期，也可能是抑郁的危险因素。

通过抑郁的核心症状（情绪低落，兴趣减退，快感缺失）和其他非躯体症状（过度悲观，无望感，内疚，反复负性思考）可以识别抑郁的帕金森病患者。但还有很多状况也可能出现低落情绪或类似低落情绪：抗帕金森治疗中的“开-关”现象也可能伴随显著的情绪波动，在“关”时的抑郁情绪在给予左旋多巴后即能缓解；又如正常的

悲伤或不乐观，人际关系问题，适应障碍，情感脆弱，情感淡漠，谵妄，甲状腺功能减退等。

应注意不要过度诊断抑郁，特别是帕金森病本身与抑郁也不少重叠症状，例如反应变慢，表情变化少，认知缺陷，睡眠、食欲异常。但是反之，也应注意不应忽视对抑郁的诊断，如果帕金森病患者的抑郁得不到治疗，则他们的认知和运动功能更差，功能残疾更快，生活质量更差，照料者的压力也更大。

教育、运动、怡情的活动、适当的睡眠、乐观的心态都有助于减少压力和低落感。心理治疗可能有助于帮助建立乐观态度和促进良好行为。如果生活应激事件是造成目前情绪低落的主要原因，抑郁程度不重，则可以仅通过以上方法调节 2~3 周，观察反应。如果抑郁持续存在，或者造成严重功能损害，则应考虑抗抑郁药治疗。

对帕金森病中抑郁的抗抑郁药治疗研究不多。有研究报告使用多巴胺激动剂能够改善抑郁症状，普拉克索能够同时改善运动症状和情绪症状。司来吉兰是单胺氧化酶抑制剂，最初是开发用来作为抗抑郁药，但司来吉兰对帕金森病中抑郁的作用不确切。应用最多的抗抑郁药还是 TCA 和 SSRI，需注意 TCA 的抗胆碱能副作用较明显，心律失常副作用也较 SSRI 明显；有研究报告 SSRI 可能诱发运动症状加重。另外，单胺氧化酶抑制剂和 TCA 或 SSRI 不应联用，以免出现 5-羟色胺综合征。更新的抗抑郁药［5-羟色胺及去甲肾上腺素再摄取抑制药（SNRI）等］应也有效，但研究不多。

有研究报告电痉挛治疗（ECT）对改善帕金森病中抑郁症状有效。

（四）癫痫中的精神科问题

约 50% 的癫痫患者同时伴有精神症状。按照精神症状与癫痫发作的时间关系，将精神病性症状分为癫痫发作中伴随的精神症状（发作期症状，ictal symptoms），癫痫发作前后症状（围发作期症状，peri-ictal symptoms）和慢性发作间期症状（inter-ictal symptoms）。

1. 发作期症状 发作期精神症状常出现于部分发作，也可出现于全面发作。焦虑、恐惧和精神病性症状是发作中最常体验到的症状。焦虑或者恐惧是大约 1/3 的部分发作患者的前兆，可持续整个发作过程。最常见于右侧颞叶病灶患者。这样的焦虑十分类似惊恐发作，并且有些患者在发作间期确实会有惊恐发作。当焦虑症状与自动症或者幻觉一同出现时，或者在发作后有意识混乱或者明显疲劳，提示焦虑是癫痫发作的一部分症状。

发作期精神病性症状也较常见。发作期幻觉较多是嗅幻觉或者味幻觉，较少见听幻觉。妄想较少见，即便有也很片断，持续时间短暂。在发作期常意识受损，发作后对症状大部分不能回忆。

发作期抑郁少见（1%），其出现没有心理社会诱因，持续时间短。发作期攻击就更为罕见，表现为刻板的叫喊推搡，没有指向，也难以构成有组织的攻击行为。

对发作期精神症状与原发精神障碍的鉴别诊断点有：症状通常突发突止，伴有其他刻板表现（如自动症和抽动），持续时间短，一般不超过 3 分钟。对发作期精神症状应给予抗癫痫药，一般不给予抗精神病药或者 SSRI 等长期抗焦虑药，重要的是陪护、预防伤人或者摔伤等风险。

2. 围发作期症状　发作前症状较少见，可以表现为在癫痫发作前的数分钟内直至数天内出现精神病性症状、情绪改变或者攻击行为。这些症状可以看作是癫痫发作的前兆，或者发作的一部分（例如部分发作的症状）。发作后症状相对较常见，8%~10%的癫痫患者有发作后精神异常。这些症状可能出现于发作后谵妄的背景下，也可发生于意识清晰的背景下，通常是在 2~72 小时的清醒期之后开始。一般来说，发作后症状持续约 72 小时，可自发缓解，但也有患者的症状持续数周。症状明确、持续时间长的患者更可能出现持续性发作间期症状。

发作后症状中最常见的是发作后精神病性症状，最常见于复杂部分发作继发全面发作的患者。精神病性症状多样，可能有被害或者夸大妄想，各个感官系统的幻觉。症状一般自发缓解，但每年复发 2~3 次。在少部分患者中，这些症状持续。

发作后抑郁较发作后精神病少见。更多见于谵妄或者其他发作后认知异常背景下。更多表现为情感迟钝和兴趣减退，而不是悲伤。发作后抑郁平均持续 24 小时。

对发作后症状的处理有多个要点。首先加强癫痫的治疗。如果症状持续时间长，存在伤人或者伤己风险，低剂量抗精神病药能够降低激越和减少精神病性症状。对局限于发作后期的抑郁一般没有必要应用抗抑郁药。同样重要的是家属陪护，行为监控，反复帮助患者定向，必要时适当约束。

3. 发作间期症状　在癫痫发作的间期也常见有精神症状。癫痫患者的慢性精神障碍患病率显著高于普通人群。抑郁、焦虑、精神病性症状都较常见。而轻躁狂或者躁狂则少见。

焦虑和抑郁障碍发生于 1/3 的癫痫患者。神经生物学、心理学、社会学及医源性因素都可能与之有关。神经生物学方面，癫痫控制不佳、复杂部分发作特别是左颞叶病灶会导致抑郁风险升高。颞叶癫痫患者的自杀率比普通人群高 25 倍。心理学方面，负面的认知及失控感可能是癫痫患者发生抑郁的一个重要因素。社会学方面，带着慢性疾病生活，疾病相关的羞耻感，以及疾病对患者本人及其家庭带来的影响也会给患者带来很大压力。而医源性方面，抗癫痫药物本身也可能是导致抑郁的一个因素。抑郁与癫痫是互为危险因素的，越来越多的研究表明，抑郁本身就是癫痫的独立危险因素，抑郁和癫痫可能有共同的神经递质异常（去甲肾上腺素能、多巴胺能和 5-羟色胺能活性降低）。相似地，在癫痫患者中，焦虑也可能有复杂的病因。对癫痫发作的预期性焦虑可能导致显著的躯体症状和行为反应，导致功能受损，例如因为害怕癫痫发作而不敢上学，不敢坐地铁等。

发作间期精神病可以是短暂的，但更多见慢性持续性的。癫痫患者发作间期精神病性症状的发生率较普通人群高 10 倍。精神病性症状最多为被害妄想伴有幻视或幻听。与精神分裂症患者相比，这些患者情感保留相对较好，幻视更多见。

最后，有证据提示在颞叶癫痫患者中有发作间期人格改变，包括道德刻板、思维黏滞、书写过多等。

对发作间期精神症状的治疗与对一般的焦虑、抑郁、精神病的治疗类似。但考虑到癫痫患者这一人群的特殊性，有些需要注意的方面：考虑到大部分发作间期症状在癫痫控制不佳时更常见，对癫痫的治疗是非常重要的；治疗前需仔细评估药物降低癫痫发作阈值的风险，低剂量起始，滴定剂量。一般来说，SSRI 的安全性和耐受性较好，应作为优先考虑。电痉挛治疗（ECT）可用于癫痫伴有严重抑郁者。所有抗精神病药都能中度降低癫痫发作阈值，但是低效价药物例如氯丙嗪的这一作用似乎更明显，因此应尽量考虑高效价的非典型抗精神病药，例如利培酮。

（五）创伤性脑损伤

创伤性脑损伤具有较高的病死率和致残率。导致创伤性脑损伤的因素包括高空坠落、车祸、殴打、头部撞击等。在成年人中，约有一半的创伤后脑损伤与饮酒有关。超过 75 岁的老人，创伤后脑损伤的住院率和病死率会更高。曾经历过创伤后脑损伤的患者，再次发生创伤后脑损伤的机会明显增高。

创伤性脑损伤包括原发性脑损伤和继发性脑损伤。原发性脑损伤又分为局灶性脑损伤和弥漫性脑损伤。局灶性脑损伤是指硬膜外出血、硬膜下出血及脑挫裂伤。头颅 CT 和 MRI 有助于明确损伤的部位、体积。弥漫性脑损伤又称弥漫性轴索损伤，发生弥漫性脑损伤的患者有更高的病死率和致残率。常规的头 CT 和 MRI 有时不能发现弥漫性脑损伤，需要借助弥散加权成像（diffusion-weighted imaging，DWI）明确诊断。继发性脑损伤指的是在原发性脑损伤的基础上出现的级联反应，包括颅内压增高、神经元破坏所致的神经毒性物质释放等。

1. 严重程度 在临床上，可以根据格拉斯哥昏迷量表的评分（表 6-1-1）来评价创伤性脑损伤的严重程度。轻度脑损伤的格拉斯哥昏迷量表的评分为 13～15 分，中度脑损伤为 9～12 分，重度脑损伤为 8 分及以下。

表 6-1-1 格拉斯哥昏迷评分（GCS）

睁眼（E）	自发睁眼	4
	语言吩咐睁眼	3
	疼痛刺激睁眼	2
	无睁眼	1
语言（V）	正常交谈	5
	言语错乱	4
	只能说出（不适当）单词	3
	只能发音	2
	无发音	1
运动（M）	按吩咐动作	6
	对疼痛刺激定位反应	5
	对疼痛刺激屈曲反应	4
	异常屈曲（去皮质状态）	3
	异常伸展（去脑状态）	2
	无反应	1

2. 神经精神症状　创伤性脑损伤往往会导致 3 类神经精神症状，包括认知功能损害、人格改变及轴 I 的精神障碍，包括焦虑、抑郁和精神病性症状等。认知功能损害可以发生在创伤性脑损伤的急性期和恢复期，急性期的认知功能损害需要考虑谵妄的可能。在恢复期，认知功能缺陷往往与颅脑损伤自身有关。注意力减退、觉醒功能异常、记忆下降、执行功能欠佳均可见。要诊断创伤后脑损伤所致人格改变，首先要除外各种轴 I 精神障碍所致可能，人格改变往往包括情绪不稳定、行为失去抑制、情感平淡、社交判断减弱、不注意个人卫生及攻击行为等。在评估人格改变时，精神科医生应重视从家属处了解患者的信息，因为患者本人有时不能意识到自己的改变。约 40%的创伤性脑损伤患者存在轴 I 相关的精神障碍，最常见的是抑郁、酒精相关问题、焦虑、躁狂及精神病性症状。

3. 处理　创伤性脑损伤神经精神症状的治疗需要多学科合作。需要精神科、神经内科、神经外科、康复训练，以及心理、行为和职业相关训练。精神科会诊通常需要聚焦于以下领域：药物治疗、行为治疗、认知和社会支持等。

（1）药物治疗：药物治疗的原则是“低剂量开始，缓慢加量”。在焦虑和抑郁治疗方面，SSRI 类药物往往耐受良好，研究证实西酞普兰、氟西汀和舍曲林均能有效地改善抑郁症状和激惹症状。三环类抗抑郁药被证实会降低癫痫的阈值，应避免使用。躁狂的治疗，由于锂盐可能增加神经毒性，因此应避免使用。抗癫痫药物，如丙戊酸盐和卡马西平，作为情感稳定剂较为合适。抗精神病药物可以用于改善激越症状、攻击性行为及幻觉妄想等，但在使用过程中应注意锥体外系副作用。通常非典型抗精神病药物应作为治疗的首选。苯二氮䓬类药物和巴比妥类药物由于过度镇静、加重认知功能损害等副作用，仅是偶尔使用。

（2）行为、认知和社会干预：行为治疗有助于改善患者的适应不良行为，如攻击和人格障碍。认知治疗有助于改善患者的情绪，并帮助认知功能减退的患者更好地适应生活，其疗效有赖于患者的认知损害程度。社会和家庭干预可以减少患者的孤独感，增加其适应性。

（六）多发性硬化

多发性硬化（multiple sclerosis，MS）可能以认知功能、情绪状态或者性格改变为首发症状，可能被误诊为抑郁。但大部分时候多发性硬化的确诊并不困难。多发性硬化患者还常有疼痛、疲乏等躯体症状，与情绪症状更加互相影响，造成“恶性循环”。

一般的多发性硬化患者有认知受损，主要表现为皮质下痴呆特点。有大约 80%的患者报告抑郁症状，有 20%～50%的患者达到抑郁障碍。与其他神经科疾病不同，在多发性硬化中，躁狂症状也较常见，双相障碍的发生率达 13%。多发性硬化患者还可能表现出其他一些情绪症状，例如欣快、病理性哭笑（假性球麻痹症状）等。与卒中后抑郁的机制一样，多发性硬化患者中的抑郁很可能也是多因素综合机制：疾病严重程度、病损位置、炎性机制、遗传素质及医源性因素。值得一提的是医源性因素，干扰素（IFN）治疗在很多患者中有显著的致抑郁作用，甚至需要停用，这在 IFN-α 中最为明显，在 IFN-β 和 IFN-γ 中也有报道。

在多发性硬化中抑郁同样会加重认知和躯体症状，影响患者生活质量和长期预后。

对多发性硬化患者中抑郁的治疗与一般抗抑郁治疗方案类似。SSRI、SNRI、TCA 等抗抑郁药及支持治疗、认知行为治疗都有成功的报告。需要注意的是，考虑到多发性硬化患者中双相障碍的高发生率，应该注意询问躁狂病史，如果存在双相情感障碍，治疗应加上情感稳定剂。

（七）颅内肿瘤

颅内肿瘤可以原发于中枢神经系统，也可以继发于身体其他部位肿瘤的转移。在原发性颅内肿瘤中，半数以上是神经胶质瘤，高度恶性的多形性成胶质细胞瘤占神经胶质瘤的 80%。多形性成胶质细胞瘤的预后极差，极少有患者可以存活 1 年以上。在中枢神经系统肿瘤中，第二常见的是脑膜瘤，大约占 20%。脑膜瘤进展相对缓慢，经过外科手术和放疗后，病情有望得到控制。虽然原发性中枢神经系统淋巴瘤仅占 1%，但是在过去 20 年中，其发病率呈上升的趋势。

1. 精神症状 所有颅内肿瘤均可以导致情感、行为、认知和感知觉的改变，精神状态改变的发生率在 20%~60%。多数精神状态的异常是由于肿瘤浸润到额叶或颞叶，很少见于顶叶和枕叶肿瘤。

情绪改变往往表现为焦虑、抑郁、疲劳、易激惹、愤怒及躁狂发作，多见于额叶腹侧和颞顶叶皮质受到侵犯的患者。在识别患者的症状时，鉴别抑郁、意志力缺乏和谵妄是非常重要的（表 6-1-2）。

表 6-1-2 抑郁、意志力缺乏和谵妄的鉴别

要求患者大声地从 1 数到 20，然后再从 20 数到 1	
抑郁	抑郁的患者可能不能完全集中注意在任务上，但是会伴有行为的变化
意志力缺乏	意志力缺乏的患者往往会在任务的中途停下，要么丧失了对任务的兴趣，要么在过程中停留远超过正常等待的时间（10~20 秒）之后再完成任务
谵妄	谵妄的患者往往伴随有其他认知功能的缺陷，如定向力异常、症状具有波动性等

感知觉异常多是由肿块浸润相应的感知觉通路导致。偏执观念和妄想往往与颞叶受损有关。额叶和颞叶占位的患者，往往会出现认知功能的损害。

在颅内肿瘤的治疗过程中，会因为医源性的原因导致精神症状的产生。地塞米松的使用可能会导致失眠、易激惹、情绪不稳及精神病性症状。全脑放疗过程中，可能会出现突发的、一过性的认知功能改变。在放疗结束后的 6~12 个月，也可能出现迟发的皮质下痴呆的症状。接受高剂量放疗和 60 岁以上的患者，更容易出现记忆减退。放疗和化疗同时进行，也可能增加神经毒性。手术治疗既可能消除原有的精神症状，也可能由于损害了功能区导致新精神症状的产生。

2. 处理 颅内肿瘤的患者往往会因为情绪和行为异常而需要精神科医生的会诊。

其原因可能是颅内肿瘤的浸润，也可能是治疗的神经毒性反应。

（1）药物干预

①抑郁：治疗首选 SSRI，例如西酞普兰、舍曲林、帕罗西汀或氟西汀。TCA 和安非他酮可能会降低癫痫的阈值，因此应避免使用（除非患者已经在使用达到治疗剂量的抗癫痫治疗）。哌甲酯和右旋安非他明治疗意志力缺乏和抑郁的兴趣减退症状有比较好的疗效，但是应当注意的是长期使用可能会导致失眠。

②焦虑：尤其是在患者刚刚得知自己的病情，或者与某些治疗、检查相关的焦虑，苯二氮䓬类药物往往有效，例如劳拉西泮或者氯硝西泮，可以每天 2 次甚至 4 次口服给药以缓解症状。

③急性的精神病性症状：无论是源于肿瘤浸润，还是术后谵妄，抑或激素相关，均可以使用高效价的多巴胺拮抗剂（如氟哌啶醇），或者第二代抗精神病药物（如利培酮、奥氮平）。氯丙嗪和氯氮平可能降低癫痫的阈值并产生抗胆碱能作用，因此应避免使用。

④躁狂：地塞米松治疗后出现的躁狂发作，可以通过短期使用抗精神病药物快速控制。如果需要长时间的激素治疗，且患者存在无法耐受的情绪波动，可以考虑采用锂盐或丙戊酸盐控制患者的情绪。对于有双相情感障碍病史，或者既往有激素诱发躁狂发作史的患者，在本次激素治疗前，可以采取预防性用药。

（2）社会心理干预

①支持性心理治疗：帮助患者和家人。患者需要面对可能的残疾和死亡；会反复询问“为什么是我”；需要重新定义生活的意义；思考身后的事情。家人需要面对患者由于生病所发生的精神和行为变化；有研究显示，相对于患者本人，家人可能会更加低估患者的生活质量。

②认知功能康复：有助于改善患者的认知功能和心境恶劣。

（八）神经科中的躯体化和转换障碍

在神经科常见有难以由神经科疾病无法解释的躯体症状，不同历史习惯下的近义词有医学难以解释的症状（medically unexplained symptoms，MUS）、躯体形式障碍、功能性症状、神经衰弱、自主神经功能紊乱等。有研究显示，在神经科门诊，有 1/3 的神经科症状没有基础神经科疾病或者远远超出基础疾病。

转换障碍指的是存在提示神经系统疾病的一个或多个运动或感觉症状或缺陷，但是实际上并不存在器质性疾病。常见的转换症状包括瘫痪、无力、麻木、失音、失忆、抽搐等。常认为这些患者的症状发生或者加重有内心冲突或者其他心理应激因素诱因。但是这一条的操作性不佳，因为很多患者的内心冲突无法被发掘，而另一方面，器质性疾病患者也完全可以有内心冲突。实际上，对这些症状的病因机制也并不是完全明确的，弗洛伊德的冲突理论也并不符合所有的患者，因而对这类症状的生物学、社会心理学归因应更为中立，既不默认一定是由于心理冲突导致这些症状，也避免对患者的质疑。

对这类患者的整体评估尤为重要。首先是仔细的病史采集和体格检查，之后是探索心理和社会因素。病史中的症状发生特点很有提示意义。转换性无力患者常常描述在症状发生时有现实解体/人格解体（觉得周围世界不真实，或者觉得自己不真实）感。另外，症状最初发生时还常有惊恐发作，躯体创伤（通常轻微，例如被车撞，但并无重伤），或者意外的生理事件（例如排尿性晕厥或者睡瘫之后）。这时患者可能会描述“腿好像不听我使唤了”。

神经科体格检查对于功能性障碍的诊断是必需的，特别是主观与客观不一致的发现。与患者接触时应注意是合作而非质疑的方式。

应注意有无以下问题：多重躯体症状，抑郁或者焦虑（特别是惊恐），之前有过功能性症状病史或者在没有器质性疾病的状况下进行了手术。童年不顺利的成长经历、人格特点、近期生活事件、继发性获益（例如赔偿获益、家人关注等）及疾病信念都可能有关，但是存在这些问题并不等于能够诊断转换障碍。

对患者的处理最好是加入心理方面工作的综合治疗。一个关键点是向患者清晰地、无偏见地解释当前诊断，给予适当的保证，告知患者其症状会缓慢好转，重大疾病（例如脑梗死、癫痫等）已经排除。同样注意以合作的、关心的方式解释，而不是生硬的说服。部分案例中抗抑郁药可能有效。认知行为治疗对部分患者可能有效。对有功能缺陷的患者进行康复锻炼对于患者达到完全功能恢复是很有意义的。

例 3

男性，14 岁。

近 2 个月出现反复发作性肢体抽动，常在行走时发作，但从未有过摔倒或者意识丧失，发作持续数十秒自行缓解。

神经科体格检查无明显异常。

发作时脑电图检查无异常。

仔细了解病史，2 个月前患者伯父猝死。患者目前读初中，近 2 个月未再上学。

患者语少，交谈中较明显不安，了解到患者近 2 个月持续有莫名紧张恐惧感，“好像怕后面有人站着”，平时信鬼神，近期特别害怕鬼神“把自己带走”，夜间有时惊醒。问其对抽动症状如何考虑，是否担心，患者称“没怎么想”，“不担心”。

在学校成绩不佳，不爱上学，平时家属陪伴时间少。

对此例患者回答篇首几个评估问题：

1. 发作性抽动能否由器质性问题解释？目前未发现可解释的器质性异常。

2. 是否存在抑郁等其他情绪问题？患者有明显的焦虑恐惧情绪。

3. 患者对抽动的反应是否适当？答案是不适当，本例患者的反应是过分“泰然处之”（belle indifference）（之前的精神科看法是这是转换障碍中的一个特征性情绪反应，但同样这一点也只是作为参考）。

通过上述信息梳理，发现本例患者在症状发生前有过重大的心理社会事件刺激，有明显的焦虑恐惧情绪，可能有继发获益（不上课，家属关注）。

对该例患者给予抗焦虑治疗；同时与患者讨论症状的可能原因，患者逐渐意识到运动症状可能与紧张恐惧情绪有关；进而鼓励患者逐渐恢复既往正常生活状态，并在后续随访中讨论遇到的困难，继续维持功能改善。患者情绪逐渐缓解，发作性抽动明显减少。

第二节　心血管疾病患者常见精神障碍

许多患精神-心理疾病的患者主要表现为焦虑和抑郁，这些患者主诉闷痛、胸痛、高血压、期前收缩等心血管病的早期症状，甚至对于一部分患者而言，焦虑、抑郁成为心血管疾病如冠心病、高血压的始动因素和加重因素。同时，心血管病患者具有较高的精神心理障碍发生率。心血管疾病如果合并焦虑和抑郁，特别是急性冠状动脉综合征、急性心肌梗死及恶性心律失常，此时患者具有较高的并发症发生率和病死率，预后也差。因此，需对合并精神心理障碍的患者进行有效的干预。

一、心理社会因素对心血管疾病的影响

1860 年美国南北战争期间，著名医生 Da Costa 在军队中发现了一组心脏综合征患者，表现为心悸、胸闷、呼吸困难、头痛、倦怠、不安。根据 300 余例的观察，Da Costa 将其命名为“易激惹的心脏”。第一次世界大战中，Lewis 等报道相同的临床综合征，命名为“士兵心”。20 世纪 70 年代，Engel 提出生物-心理-社会医学模式，其观点是，人必须处于自然、社会、心理的平衡状态中才是健康的，否则就是病态。现代医学认为，长期不良的心理和社会因素刺激会对人的心理健康产生极为不利的影响，导致各种精神或躯体疾病。临床试验显示，如果人处在过度激动和紧张状态下，其肾上腺激素分泌会急剧增加，并引起呼吸加深加快、心率加快加强、外周血管阻力增加、血压增高、血糖升高、血液含氧量增高；而人在忧郁时则会抑制胃肠蠕动和消化液的分泌，引起食欲减退和消化功能失常。大量资料表明，心肌梗死患者其焦虑和忧郁情绪明显高于正常人；由于气愤、惊惧等情绪波动而导致的心脏病患者死亡更是屡见不鲜。这些事例都说明了心理因素对心血管疾病发生的影响作用。社会因素如政治、经济、文化、家庭背景、婚姻恋爱、行为方式等，在一定条件下也可以导致疾病的发生和加剧。一般来说，社会因素不是直接致病的，但社会环境的恶性突变会导致人的心理发生剧烈变化，从而对人的心理健康产生极为不利的影响，导致各种各样精神或躯体疾病的发生。在单纯的生物医学模式难以解决上述因心理、社会因素导致疾病的困惑中，生物-心理-社会医学模式应运而生。

二、抑郁障碍与心血管疾病

案　例

男性，75 岁，6 个月前因“胸前区压榨性疼痛 2 小时”入院。完善心电图、心肌酶检查确诊为急性广泛前壁心肌梗死，并行冠状动脉造影及支架植入术。近半年来，患者随诊不规律，对医生建议的冠心病二级预防治疗依从性欠佳。常对家人说：“吃也是死，不吃也是死，没有几天活头了。”夜眠差。精神科会诊，发现患者情绪低落，悲观绝望，自诉“我是个废人，连累家人”，并认为“活着没有意思，不如早点死了好”。

诊断：抑郁状态。

心血管疾病患者并发抑郁障碍后，未来半年内死亡风险会增加3倍以上（Glassman和Shapirol，1998；Rudisch和Neferoff，2003），然而很少有心血管疾病治疗中心和心血管医生筛查心脏病发作后是否患抑郁障碍。15%～30%的急性冠心病患者患抑郁障碍。1995年Frasure-Smith的报道显示，抑郁障碍使这些因心肌梗死住院的患者在随后的6个月里病死率显著增加。目前一致的证据显示抑郁症状可以预测心肌梗死后长期的病死率（Frasure-Smith和Lesperance，2003）。慢性躯体疾病的患者如果同时并发抑郁障碍，在头3个月里不依从治疗的可能性会增加3倍（Dematteo，2000）。一项meta分析（Van Melle等，2004）显示，心肌梗死后抑郁使各种原因导致的病死率及心血管事件的发生率增加2～2.5倍。另外，心肌梗死后抑郁是造成心肌梗死不完全康复（Ladwig等，1994）、生活质量差（Beck等，2001）、延迟重返工作（Söderman等，2003）、治疗依从性差（Carney等，2005）、不参加心脏康复（Lane等，2001）的主要原因。估计大约1/5的心肌梗死患者有抑郁障碍（Schleifer等，1989）。

只有约50%的抑郁障碍患者接受治疗，更是只有1/5的抑郁患者接受有效的治疗（Kessler,2003）。医生在帮助患者治疗慢性躯体疾病时，需要有效地治疗抑郁障碍，以巩固并保持其他疾病治疗的成果。

抑郁障碍与心血管疾病的联系

（1）抑郁障碍可以恶化冠心病危险因素：吸烟、肥胖、不参加体育锻炼和糖尿病。

（2）抑郁障碍通过两种途径影响冠心病：行为和神经内分泌。行为途径包括依从性差、低社会支持、高热量食物、缺乏体育锻炼、物质滥用（尤其是吸烟）；神经内分泌途径包括应激反应系统活性增强、自主神经功能紊乱、心率变异率降低、血小板聚集增强和血管炎性反应增强。

（3）按照“血管性抑郁”假说，冠心病与晚发性抑郁发生有关，并因此降低或改变边缘系统和前额叶皮质等关键脑区的血流。

（一）抑郁障碍的评估

2个筛查问题可以鉴别具有临床意义的抑郁障碍，灵敏度超过80%（Whonley等，1997）。

过去1个月里，你是否经常感到：

（1）闷闷不乐、抑郁或无望？　　否/是

（2）做事时无兴趣或无愉快感？　否/是

相似的问题可以鉴别是否有抑郁障碍病史。

在你一生当中，是否存在2周以上的时间经常感到：

（1）闷闷不乐、抑郁或无望？　　否/是

（2）做事时无兴趣或无愉快感？　否/是

如果患者对任何一个问题的答案为“是”，这表明需要进一步评估患者抑郁障碍的类型和严重程度。

患者健康状况问卷（PHQ-9）（表6-2-1）是一个简单有效的筛查量表，可以在繁忙的门诊工作中给大家提供必要的帮助。

表6-2-1 患者健康状况问卷（PHQ-9）

在过去2星期，有多少时候您受到以下任何问题所困扰？（在你的选择下打“√”）

	完全不会	几天	一半以上的日子	几乎每天
1. 做事时提不起劲或只有少许乐趣	0	1	2	3
2. 感到心情低落、沮丧或绝望	0	1	2	3
3. 入睡困难、很难熟睡或睡太多	0	1	2	3
4. 感觉疲劳或无精打采	0	1	2	3
5. 胃口不好或吃太多	0	1	2	3
6. 觉得自己很糟，或觉得自己很失败，或让自己或家人失望	0	1	2	3
7. 很难集中精神，例如阅读报纸或看电视	0	1	2	3
8. 动作或说话速度缓慢到别人可察觉到的程度；或正好相反，您烦躁或坐立不安、动来动去的情况比平常更严重	0	1	2	3
9. 有不如死掉或用某种方式伤害自己的念头	0	1	2	3

注：* 总分超过10分提示处于抑郁状态

（二）抑郁障碍和心脏手术

大约20%的冠脉旁路手术患者在术后1个月内报道有抑郁障碍，一项对309例冠脉旁路手术患者为期1年的前瞻性研究显示，抑郁障碍是患者1年后不良心脏结局（射血指数较低）的强预测因子（Connerney等，2001）。通常抑郁障碍不会作为心脏手术的禁忌证，包括移植手术。然而，需要进行详细的抑郁障碍临床评估和治疗，以减少抑郁障碍对心血管疾病的影响。心理学对心脏移植的关注与对其他心脏手术的关注不同，主要表现在以下2个方面：

（1）“有一个新心脏活着”会导致特殊的心理反应。

（2）术后需要高度依从医生团队的建议，尤其是免疫抑制期间。

（三）治疗的选择

原则上讲，对心脏好的也会对脑子好。对心脏疾病有效的综合治疗（如锻炼、减压、Ω_3添加剂可以降低交感神经系统的活性），与对抑郁障碍患者的综合治疗相似。其他非药物治疗抑郁障碍，例如心理治疗、光照治疗、放松训练，对于心血管患者也是安全有效的。此外，治疗心脏的药物很少会导致抑郁障碍，而抗抑郁药的使用在一定程度上也是安全的。

抗抑郁药的选择见表6-2-2。

表 6-2-2　特定抗抑郁药对心血管疾病的影响

药物	心脏效应	治疗注意事项
5-羟色胺再摄取抑制药（SSRI）		
西酞普兰	会降低血栓形成的趋势	注意调整抗凝和抗血小板药物如华法林、阿司匹林的剂量
艾司西酞普兰		
氟西汀		
帕罗西汀		
舍曲林		
其他药物		
安非他酮		有利于戒烟
文拉法辛	文拉法辛>300 mg/d 时致血压升高	注意血压
米氮平	米氮平导致体重增加	肥胖和糖尿病慎用
度洛西汀		有效改善躯体疼痛
三环类		
阿米替林	致心律失常	冠心病患者或有发生冠心病高风险者避免使用
去甲替林		
丙米嗪		
曲米帕明		

三、胸痛与心理异常

胸痛是最常见的心血管临床症状之一（表 6-2-3），是促使许多患者就诊的主要原因。随着介入诊疗技术在各级医疗机构中的普遍开展，有大量的临床资料提示，越来越高的介入检查率带来的是越来越高的阴性检查结果，也使许多临床医生发现很多冠脉造影结果阴性的患者存在一定的社会心理问题。

表 6-2-3　临床常见胸痛病因

心源性胸痛	非心源性胸痛
心绞痛	肺炎伴胸膜炎
急性心肌梗死	肺栓塞
心包炎	自发性气胸
主动脉夹层	肌肉、骨骼疾病
肺动脉高压	带状疱疹
……	食管反流
	食管纵隔肿瘤
	消化性溃疡
	胆囊疾病
	各类情绪障碍
	……

对于心血管科临床医生而言，胸痛的鉴别诊断几乎是一件耳熟能详的事情。

在各类胸痛发病因素分析中，许多临床医生忽略的是各类心理问题导致的胸痛。徐新等对 68 例因胸痛行冠状动脉造影患者分为冠脉阳性同时心电图缺血组 30 例，冠脉阴性但有心电图缺血组 21 例，冠脉阴性且无心电图缺血组 17 例，其焦虑/抑郁发生率分别为 10 例（33.3%）/7 例（23.3%）、9 例（42.9%）/9 例（42.9%）和 14 例（82.4%）/9 例（52.9%），其中冠脉阴性 2 组焦虑抑郁发生率均显著高于冠脉阳性组，第 2 组即冠脉阴性但有心电图缺血表现者，经抗焦虑抑郁治疗后症状获缓解，提示其本质还是焦虑抑郁相关。

（一）心理问题导致胸痛的机制

国际疼痛学会给疼痛下的定义是：疼痛是由实际和潜在组织损伤引起一种不愉快的感觉和情感经历，或是这一损伤的描述。因此，疼痛既是生物学的一种反应，也是一种心理现象，包括文化传统、民族背景、宗教信仰、个体人格特征等，甚至是对环境的注意力，以往的经验都会对疼痛产生影响或者增加疼痛的感受，或减少疼痛的反应。在此之外，情绪也与疼痛的感觉更为相关。积极的情绪，包括愉快、兴奋的情绪，会使疼痛阈值提高，疼痛感下降，而恐惧、焦虑、失望、不耐烦等负面的情绪，可降低疼痛阈值，使疼痛感增强。

1. 疼痛的生物学机制　见图 6-2-1。在各种致病性因子作用下，如心肌缺血缺氧，会使局部组织内积聚过多的代谢产物，如乳酸、乳酮酸、丙酮酸等，刺激心脏或胸部的神经传入末梢，经 1~5 胸交感神经节和相应的脊髓传至大脑，产生疼痛的感觉。其中，1~5 交感神经节及相应的脊髓带是疼痛的低级中枢，疼痛的高级中枢位于下丘脑及大脑的边缘系统，作为一种感觉的传入系统，其也在网状上行结构中进行换元及整合，而它的物质基础也是 5-羟色胺、多巴胺、去甲肾上腺素等神经递质。

2. 情绪障碍与疼痛发生　现代神经、心理学等多学科研究已经明确，上述的人体疼痛中枢，除下丘脑之外，均同时也是人体的情绪调节中枢，两者基本是重叠的关系，这是疼痛与情绪之间有密切联系的物质基础。情绪障碍的发生与相应区域内的神经递质失调有关，其中多巴胺、5-羟色胺、去甲肾上腺素与情绪失调关系密切。情绪障碍往往导致神经递质功能紊乱，可表现为 2 个方面：①上行系统的紊乱，即从低级向高级整合方面的紊乱，痛觉神经传入活动病理性的增加，导致痛觉的增强与扩大；②下行系统的紊乱，即高级中枢到低级中枢的紊乱，也就是说，高级中枢在调解低级中枢过程中，由情绪障碍导致的中枢神经递质的紊乱，导致低级中枢的功能也受到了影响。

实验研究显示，焦虑使网状上行激活系统活力增强，可提高大脑皮质的觉醒程度和痛觉的敏感程度。焦虑也可导致脑内的去甲肾上腺素递质的释放增加，降低痛阈，增加痛的知觉。抑郁往往引起慢性疼痛及持续性疼痛，慢性疼痛和持续性疼痛又加重了抑郁，两者形成恶性循环。临床中采用 SSRI 类抗焦虑、抗抑郁药物治疗，恢复了脑内 5-羟色胺和多巴胺等递质功能，也就对疼痛产生了一个很好的效果。此外，情绪会

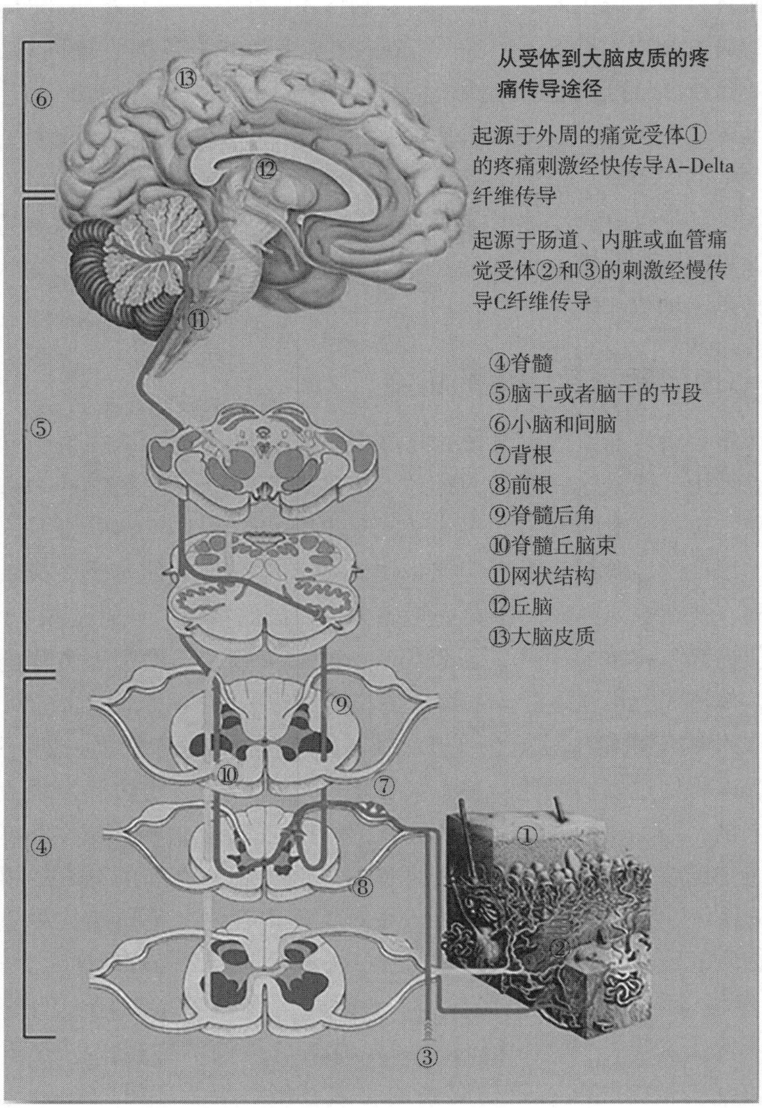

图 6-2-1 疼痛的生物学机制

影响患者对疼痛的认知、归因、敏感性和耐受性。积极的情绪一般能减轻疼痛，而消极的情绪易化疼痛，加重疼痛。

因此，当我们治疗胸痛的同时，除了要注意去除一些病理性的组织损伤和刺激之外，调控情绪，通过治疗改善中枢神经的递质失调，打破这种恶性循环，舒缓疼痛感觉也是一个重要措施。

（二）忽略心理问题对临床治疗的影响

由于长期的生物医学模式主导着临床医生的思维，一般患者出现胸痛之后，临床医生们总是从躯体疾病角度去寻找病因，对于一些心理问题导致的胸痛缺乏辨析能力。而对于患者来说，愿意为躯体不适而寻求医学帮助，对于心理问题采取掩盖和隐藏的方式，因此，许多心理问题被忽视了，造成医患双方很大的困扰，主要表现在以下 3 方面。

（1）医疗资源的极大浪费：在美国，每年由于非心源性胸痛发作所导致的医疗损失为 80 亿美元。

（2）严重影响患者的生活质量：非心源性胸痛患者虽然临床预后良好，但是由于较高的焦虑抑郁问题，导致其生活质量显著下降，有研究显示，非心源性胸痛患者的 7 个健康维度相对于正常人群显著降低。

（3）造成医患关系紧张冲突：持续诊断不明，胸痛等不适症状难于缓解，医疗费用大量支出，求医之路坎坷、困难重重，造成患者和家属心理承受力达到极限，加之医务人员稍不耐心，可立即发生冲突与不满。

（三）由于心理问题所致胸痛病情解释与治疗方案的协商

在心血管科，那些不明原因胸痛或其他心脏主诉的患者往往耗费医生大量的门诊时间，很多医生苦恼于无法将问题解释清楚。这些患者多数与某种精神疾病有关，最常见的诊断是躯体形式障碍（躯体化障碍和疑病症等），焦虑（惊恐发作、广泛性焦虑等），抑郁（躯体症状突出的抑郁）。这些患者中，有一部分很难直接接受精神疾病的诊断，使得解释病情和协商治疗相对困难。英国的 Gask 和 Goldberg（1989）提出了“重归因模式”，得到广泛认可和应用。其核心步骤包括：让患者感到被理解并建立相互信任的医患关系，拓宽话题，建立身-心联系，协商治疗等。根据实践经验结合重归因模式，总结出如下处理步骤和操作时运用沟通技巧的注意事项。

1. 病情解释

（1）开始阶段——注重建立医患关系。

与医学无法解释的胸痛患者沟通——第一步

（理解患者并建立相互信任的医患关系）

王女士是一位 45 岁的外企行政主管，平常工作繁忙，近 6 个月受到胸痛症状的困扰，已反复就诊于多家医院，未发现可以解释胸痛的器质性疾病。今天患者就诊于李医生。

李医生（D）：您好，王女士，有什么我能帮您的么？

王女士（P）：李医生，我的胸口，就是心脏这个位置总是疼，让我很担心。我之前看了很多医生，他们给我做了很多检查，都说“没事”，但是我还是很不放心。

D：能和我具体说说您的胸痛么？

P：大概是从半年前开始的，没有什么原因，白天也疼，晚上也疼，一疼起来我就紧张、心烦，额头出汗，要是夜里犯的话我连觉都睡不成。导致白天我无精打采，根本无法正常工作。

D：（仔细倾听并频频点头）我明白了。这半年来，您身体不适，还坚持工作，非常不容易。您刚才提到在其他医院做了很多检查，带了么？可不可以让我看一看？

P：好的好的。

此阶段运用总结和核实技巧，将患者所描述的各种不适予以精炼总结，并向患者进行核实。让患者感到医生倾听并理解了他的躯体不适。

（2）深入阶段——在一定程序框架下灵活地运用沟通技巧进行解释。

第一，询问患者本人对自身问题有何看法，做到知己知彼——最关键步骤。

医生必须在了解患者的观点和立场之后，才能因人而异、有的放矢地进行解释，否则很可能陷入争辩。患者对于检查不出器质性病变但又存在明显躯体症状的看法一般有三种：

①少数患者已经意识到可能是心理问题，希望得到医生的进一步肯定和证实。

②少数患者咬定是心脏或者其他躯体的器质性病变，只是由于各种原因检查不出来，或者是医生已经误诊，言语中流露出对以往诊治的不满。

③多数患者虽然认为是心脏问题，但存在疑惑，希望得到医生的解释和指导。

对于第一种患者，医生往往可以直接告知其症状可能与情绪、压力、生活事件等存在关系，解释相对容易。而对于第二种患者，沟通相对困难，应当更为耐心地应对，必要时可以请精神专科会诊。第三种患者，则是重归因模式的主要运用对象。

第二，双重肯定。

在肯定患者躯体不适的主观感受的真实性的同时，也肯定客观检查结果阴性，或者虽然有某些轻度的异常结果，但无法解释躯体主诉，这也是真实医学检查结果。

第二步

（探索患者对疾病的归因，并拓展患者的思路）

D：王女士，我想请问，您认为您的胸痛是什么原因造成的？

P：我很担心是心脏的问题，您知道，最近我们公司有一位女性员工因为心脏病猝死了，在她猝死前就曾经反复说过胸痛，这让我很担心。

D：我明白了，换作是我也会非常担心的。的确，您的胸痛让您很痛苦，但是目前您已经进行了非常完善的心脏方面的检查，并没有发现明显异常。

P：这是什么原因呢，医生？

第三，重组症状群。

将躯体不适主诉组成一群（身体症状群），将睡眠、饮食、情绪症状组成一群（心理症状群）。

第四，建立身-心联系。

通过讨论身体症状群和心理症状群出现的时间先后，相互影响的情况等，与患者就身-心症状同时存在且相互影响的事实达成共识，然后用通俗易懂的语言解释这两组症状的发生机制（比如5-羟色胺功能异常可能是这两组症状的共同原因）。

第三步

（重组症状群，建立身心联系并核对患者的理解）

D：我注意到，您不仅存在胸痛的症状，还同时存在着紧张、焦虑的情绪，以及睡眠方面的问题。这些因素往往提示患者目前存在着比较大的心理压力，是这样么？

P：是的，医生。我们公司的工作压力一向很大，常常加班，我现在每天要工作 14 个小时，我的儿子今年要上高中了，而我的丈夫也总是出差，完全指望不上。如果我的身体再出了问题，我就真的不知道该怎么办了？

D：原来是这样，你承受着这么大的心理压力！现代医学发现，当我们处于压力之中的时候，会出现类似胸痛的症状，这是由于调控情绪的神经递质也同样参与调解心脏感受的神经，但是这并不代表您的心脏出现了问题，我这样的解释您能明白吗？

P：我明白。

（3）结束阶段——核实患者对解释的理解，引入协商治疗的步骤。

2. 协商治疗

（1）开始阶段：了解患者对于治疗的基本看法，尤其是了解其担心和犹豫的方面。

（2）深入阶段：提供恰当的备选方案，并详细解释利弊，同时要表明医生的倾向性意见。备选方案不宜太多，一般 2～3 种即可。应明确表明医生的意见，不要把所有选择的任务都推向患者。药物起效的一般规律、平均疗程、一般药物不良反应和应对方法等内容是沟通的重点。

（3）结束阶段：达成一致的选择方案，并就执行过程中可能出现的问题进行讨论，并确定进一步的随诊。

（四）小结

疼痛既是一个生理学现象，又是一个心理学现象。尤其是对于胸痛来讲，很多情绪障碍患者都存在不同表现形式的慢性胸痛症状，我们必须也要掌握心理学方面的知识，我们应该以生物-心理-社会医学模型来分析、梳理、判断胸痛的原因，哪些胸痛的确是躯体疾病导致的生物学疼痛现象，哪些是由于情绪障碍导致的躯体化疼痛的现象。尤其是对那些已经明确有器质性心脏病的患者来讲，整合的治疗，缺一不可，否则就无法帮助患者解除痛苦，造成社会医疗资源的极大浪费。

四、惊恐发作/障碍与心绞痛的联系和区别

案　例

男性，52 岁，私营业主，平常工作繁忙，每天工作 12～14 小时，周末也很少休息。近 1 周，突然反复出现发作性的心悸、胸闷，伴呼吸困难、手足发麻。症状通常在数分钟内达到最重，20～30 分钟后减轻。每次发作均就诊于急诊，完善心脏、呼吸、内分泌等方面检查未见明显异常。症状发作后无明显不适，但总担心再次发作。精神科会诊，发现患者情绪焦虑，内心恐惧，在症状发作时有濒死感，自诉“我的灵魂好像离开了我的身体，周围的世界都变得不真实了”。

诊断考虑：惊恐发作。

惊恐发作是指一段时间的强烈恐惧，以一组快速发展、在10分钟内达到巅峰而且一般不会持续长于20~30分钟（罕见超过1小时）的症状为特征，发作可以是自发的，也可以是处境性的（通常以前就有过发作）。有时，发作出现在睡眠中（夜间惊恐发作），而罕见仅有焦虑的生理症状却无心理症状（非恐惧的惊恐发作）。当惊恐发作反复出现，又非继发于物质滥用、内科疾病和其他精神障碍，并导致患者持续地担心再次发作或担心发作的后果时，就成了惊恐障碍。惊恐发作时患者往往有明显的认知歪曲，将躯体的生理性或并不严重的病理性刺激解读为具有“危险性”的信号，从而诱发自身的恐惧反应，进而加重或改变生理性刺激，从而形成恶性循环（图6-2-2）。

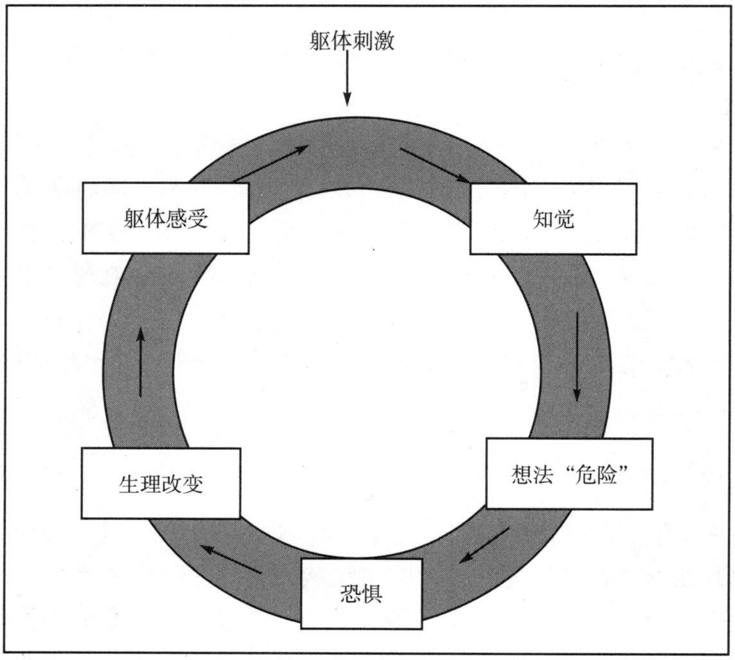

图6-2-2 躯体刺激与惊恐发作的恶性循环

（一）惊恐发作/障碍与心绞痛的联系

国外有研究报道，在连续就诊的50位心血管科门诊患者中，62.2%患有惊恐障碍伴或不伴广场恐惧症。约1/3就诊于心血管科的惊恐障碍患者可能存在被称为“非恐惧性”惊恐障碍的惊恐障碍亚型。在心脏疾病患者中，约有25%的患者患有惊恐障碍。惊恐障碍可能通过加快心率、升高血压甚至增加小血管阻力而引起（或加重）缺血性疼痛。

（二）临床处理

惊恐障碍易被误诊为冠心病心绞痛。原因在于：这类患者多认为自己是“心血管疾病”或其他急症，往往得不到精神科或心理医学科的诊治。而一般基层综合医院又缺乏相关科室，非专科医生对本病认识不足，仅靠临床表现诊断，结合血压升高和心电图缺血性改变等现象，使得医生被迷惑。即使识别出患者的躯体症状源于情绪问题，但是很多医生会告诉患者“你没病”，这也会给患者带来很大的困扰。妥善的处理应包括系统的躯体检查和心理评估，恰当的解释。

惊恐障碍没有特殊的躯体检查，但应完善病史，并进行相应的基本检查以排除躯体原因，如消化内镜、甲状腺功能、心电图、超声心动图、毒物筛查、Ca^{2+}等。

心理评估方面应重视患者在发作过程中的内心体验，如焦虑、恐惧、濒死体验、现实解体和人格解体（感到与自我或环境分离）。

在向患者解释时，应参考“重归因模式”的解释模型。

五、难治性心力衰竭患者的精神心理评估

在美国，每年约有 100 万患者因慢性心力衰竭失代偿而住院，而出院患者在随后的 6 个月内再住院的风险为 50%。中国心力衰竭患病率为 1.5%～2.0%，65 岁以上可达 6%～10%。心力衰竭患者经过病因治疗和常规的抗心力衰竭治疗后症状可以缓解。如果心力衰竭症状持续未改善或进行性加重，称为难治性心力衰竭或顽固性心力衰竭。

（一）心力衰竭患者的精神心理问题

心力衰竭患者中较常见的情绪异常为抑郁和焦虑。精神问题对心力衰竭患者预后存在影响。患者经历种种治疗之后，对疾病预后不知情，对前途迷茫。抑郁和焦虑可能是心力衰竭的直接后果，或者抑郁和焦虑加重心力衰竭，并直接影响心力衰竭的预后，增加心血管疾病的病残率、再次住院率和病死率。心力衰竭合并精神心理问题时，患者治疗的依从性差，生活质量下降，医疗费用增加，死亡危险增加。

（二）对心力衰竭患者精神心理问题的评估

除前面提到的 PHQ-9 用于评估抑郁以外，还可以采用广泛性焦虑障碍量表（GAD-7）（表 6-2-4）评估焦虑。

表 6-2-4 GAD-7

在过去 2 周，有多少时候您受到以下任何问题困扰？（在你的选择下打“√”）	完全不会	几天	一半以上的日子	几乎每天
1. 感觉紧张、担忧或处于这种状态边缘	0	1	2	3
2. 不能够停止或控制担忧	0	1	2	3
3. 担忧太多不同的事情	0	1	2	3
4. 很难放松下来	0	1	2	3
5. 由于太烦躁而坐立不安	0	1	2	3
6. 变得容易烦恼或急躁	0	1	2	3
7. 感觉似乎将有可怕的事情发生而害怕	0	1	2	3

注：* 高于 10 分提示存在明显的焦虑

（三）对心力衰竭合并精神心理问题的治疗

治疗的原则：早期诊断，早期治疗。一过性抑郁反应一般无须特殊处理。如症状持续但不严重，可以心理治疗为主。症状严重者则需要进行药物治疗。建立良好的医患关系，选择恰当的治疗方案，酌情调整药物的种类和用量，疗程充分。随时监测治疗效果，调整治疗的方案，注意预防自杀的发生。SSRI 类抗抑郁药（如舍曲林）对于心血管系统的毒副作用小，安全性高，在大部分时间可作为首选。但由于从肝脏 P450 酶代谢，与某些药物存在相互作用，在老年人中应用应从小剂量开始。还应注意起效较慢，2 周左右起效。

心血管科医生应接受相关精神心理方面的培训，加强与精神科医生的合作，做到能够及时识别，恰当处理，让患者得到有效、全面的治疗，最大程度地防止躯体功能和社会功能减低，延长寿命，保证生存质量。但对重度抑郁或合并精神症状及有自杀倾向的患者，应及时请精神心理科会诊。

此外，应当注意的是，医生们往往关心的是患者的生存质量和存活率，但当面对难治性心力衰竭患者时，这些患者的生命正接近或已达到终点，我们需要思考如何提高患者的死亡质量，而不是努力单纯地延长寿命，即在关注他们生存质量的同时要思考如何让患者安心地迎接死亡的来临。因此，医生应该让患者和家属了解患者的预后和患者本人的意愿，让患者与其生命中重要的人进行充分的交流，让患者有机会完成想做的事。

六、高血压背后的精神心理问题

（一）顽固性高血压的心理问题筛查与治疗

顽固性高血压也称为难治性高血压。2008 年 4 月，美国心脏协会（AHA）发布了首个难治性高血压诊断和治疗的科学声明，更新了顽固性高血压的定义：患者应用了 3 种作用机制不同的降压药，其中一种应该是利尿药，而且 3 种药物已达到最佳剂量，血压仍在目标以上，或可以控制的血压升高，但需要至少 4 种药物，该情况也被列为顽固性高血压。

在分析顽固性高血压的原因时，通常需要看患者是否存在以下因素，如饮食因素、治疗用药的影响、治疗依从性问题、未进行充分的继发性高血压鉴别诊断、缺乏运动和体重增加，以及精神心理因素。血压升高与精神状态不佳有密切关系，因为情绪不稳，交感神经处于紧张状态，使体内儿茶酚胺类物质分泌增多，血管处于收缩状态，进而血压久治不降。

当患者血压不易控制，考虑顽固性高血压的诊断时，应逐一排查有可能导致顽固性高血压的病因。特别应该注意的是一些抗高血压药物有神经系统并发症，比如：利舍平可以降低中枢神经元储备的儿茶酚胺，产生严重的抑郁状态；α-甲基多巴可引起抑郁及其他精神症状，如嗜睡、失眠、智力低下；肼屈嗪引起嗜睡；β 受体阻滞剂引起嗜睡、精神迟缓，偶发抑郁；甲基多巴、胍乙啶可引起阳萎、抑郁。可通过 PHQ-9 和 GAD-7 筛查出精神心理因素所导致的血压控制不良。

治疗包括非药物性措施和药物措施。对于合并有心理问题的高血压患者，要想使其血压下降且能平稳达标，要遵循心、身同治的原则，除了科学规范地使用降压药物外，还要进行适当的心理干预，必要时抗焦虑或抗抑郁药与降压药物同用，可提高患者的依从性，降压药物的效果明显提高。

（二）血压过度反应

由于精神压力引起收缩压增高≥25 mmHg，或舒张压增高≥15 mmHg，或平均血压增高≥20%者，称为血压过度反应。血压过度反应者，高血压患病率增加 25%，降压药物不一定奏效。由于精神压力引起的血压过度反应，应用降压药物常难以发挥作用，常易误诊为顽固性高血压。临床常见以下几种。

（1）创伤后应激障碍：创伤后应激障碍（PTSD）是指受到异乎寻常的威胁性或灾难性心理创伤后数日至数月后，出现强烈而持久的心理和躯体反应。心理反应常表现为警觉性增高、闪回及梦魇。躯体反应主要为血压骤升、心动过速、心律失常和心绞痛发作。常见于地震、海啸、火山爆发等自然灾害或人为恐怖袭击以后。

案　例

男性，48 岁，美国籍。曾经在军队服役，参加过海湾战争。在中国旅行期间听到剧烈声响后出现心悸、胸闷，伴有强烈的紧张恐惧。送至急诊科，完善心脏、呼吸、内分泌等检查未见明显异常。精神科会诊，患者既往曾多次在执行任务时目睹敌人和同伴被杀的场景，此后开始反复出现梦魇，梦到和当时死亡相关的场景，对于声响反应明显，看到血迹、红色会回避。

诊断考虑：创伤后应激障碍。

（2）Sisyphus 反应：Sisyphus 是古希腊的一位暴君，死后坠入地狱，被罚推巨石上山，当巨石接近山顶时，又被踢下，被迫重新再推，如此循环不息。Sisyphus 反应是指奋力拼搏，接近成功时遭到失败，而且是屡战屡败时的心态。Sisyphus 反应几乎都会引起高血压及多种心脑血管问题。

（3）紧张、焦虑、愤怒和抑郁等精神压力持久不消除，易促发高血压。

（4）A 型行为：我国常称为 A 型性格。A 型行为人群的特征是有过分不切实际的抱负，快节奏，高效率，好胜心过强，热衷于竞争，易发脾气，好冲动，期望表现自己，思维活跃，反应灵敏；A 型行为的核心问题是富含敌意，好冲动，交感张力增加。A 型行为已被认为是冠心病的独立危险因素。既往研究显示，A 型行为患者冠脉狭窄程度≥50%的血管数显著高于非 A 型行为患者，严重冠脉狭窄者 90%为 A 型行为者。美国西部协作组研究报告表明，在 8.5 年随访中，A 型行为冠心病发病危险度是非 A 型行为者的 2 倍，复发心肌梗死的危险度为 5 倍。有研究者猜测，A 型行为者发生急性心肌梗死后产生的心理应激具有强烈的交感神经反应，这种高交感神经反应使心肌电活动处于一个不稳定状态，易发生恶性室性心律失常，增加急性心肌梗死后病死率。

（5）白大衣高血压：由于精神紧张，在医院检查测得高血压，而在家中自测血压并不高的人群，称为白大衣高血压。白大衣高血压患者并非真性高血压，更不是难治性高血压，但是对药物治疗的反应是不佳的，应予以鉴别。

七、心血管相关手术的心理障碍识别和处理

（一）心脏介入术后的心理障碍识别和处理

心脏介入手术后患者心理障碍产生的原因主要是：

（1）对疾病的认识不足，患者许多消极心理反应的原因与患者对介入治疗相关知识及疾病治疗进展的了解程度有很大关系，大多数患者抑郁情绪均来自于“介入手术复发率高，等等”的错误认识。

（2）发病急，通常在介入手术前24小时，术后持续时间不等。

（3）经济因素：介入手术是一种治疗手段复杂、治疗费用昂贵的疾病，加重了患者及其家属的经济负担。

（4）医疗环境影响：医护人员的态度及患者对医护人员的心理评价、陌生的医院环境对患者是一种刺激，尤其是医护人员不良的言语态度均可加重患者的心理反应。

（5）术前因素：①对手术安全性缺乏了解，对麻醉不了解，顾虑重重，导致焦虑和恐惧；②担心手术的效果，对手术成功缺乏信心；③对医务人员过分挑剔，对手术医生的年龄、技术和经验感到担忧；④畏惧疼痛。

（6）术后因素：术后出现止血绷带缠绕过紧，穿刺点渗血、血肿、大面积淤血，出现迷走神经反射，引起患者明显不适、紧张，担心手术是否成功等。

上述情况均可以触发患者急性焦虑状态。

（二）心脏起搏器及植入型心脏除颤器（ICD）植入后心理障碍的识别与处理

植入心脏起搏器对患者来讲是一个重大事件，患者由于承受疾病的痛苦及对心脏起搏器治疗的不了解，害怕手术时的风险及担心手术后的并发症，同时还要承担较大的经济压力，这使患者在术前就容易表现出犹豫、恐惧、焦虑、烦躁易怒、失眠、不合作等症状。调查表明，在心脏起搏器手术前，72.6%的患者对心脏起搏器植入术不了解，81.7%的患者担心手术中的并发症，60.9%的患者担心术后丧失劳动能力，65.8%的患者担心加重家庭的经济负担。这些心理因素会使患者产生负性情绪，是导致患者拒绝手术或增加手术中疼痛等问题的重要原因。在手术后，有30%~61%的患者出现植入心脏起搏器前没有的症状，都认为与心脏起搏器有关，问其原因，28.6%的患者怀疑手术没有做好，17.8%的患者认为心脏起搏器工作不正常，49.5%的患者经常担心心脏起搏器质量问题，12.7%的患者担心疾病发展心脏起搏器不够安全，伴有手术后心理障碍的起搏器植入患者往往存在长期过分关注起搏器，期望值过高，认为心脏起搏器能

帮助他解决所有问题，一旦有临床其他不适症状或疾病，都会归咎于心脏起搏器。这些术前术后的心理问题如不及时处理，是导致患者心理障碍的最重要原因。手术后近期的心理障碍研究表明，有高达 35%~42.7%的患者存在焦虑，38.7%~39.9%存在抑郁，它与心脏起搏器植入术后出现的各种各样躯体症状有密切关系。

恶性室性心律失常是缺血性心脏病和充血性心力衰竭患者死亡的常见原因。全自动植入型心脏除颤器（AICD）的应用能降低病死率，但是除颤的体验是不愉快的，就像“胸部被痛击”。AICD 与医源性焦虑相关，特别是那些经历反复、频繁放电或在植入除颤器后早期放电的患者更易发生焦虑。植入 AICD 后的早期精神障碍发生率为 50%，这些精神障碍包括适应障碍、抑郁症及惊恐障碍，但是精神病理异常的发生率随着事件的推移明显降低。Schron 等 2002 年的研究显示，在抗心律失常药物与 AICD 对比的试验中，在随访阶段受到电击的患者心理状况、躯体状况较未受电击的患者下降，而焦虑增加。Irvine 等 2002 年的研究显示，安装埋藏式除颤器的患者，若遭受过 4 次及以上电击，对其生活质量有不良影响，没有遭受电击的患者的生活质量等于或高于接受药物治疗且未诉药物副作用的心律失常患者。1989 年 Fricchinoe 等的研究显示，尽管创伤后应激障碍在小于 5%的患者中发生，但是回避、高警觉、再次体验等症状常见，这些症状在那些在意识清醒时经受连续电击的患者中更易发生。

（三）治疗

治疗方面，目前尚没有可以直接复制的有效的心血管病介入术后和 ICD 植入术后心理障碍诊断和治疗指南，但不能忽视这些日益凸显的，导致心血管疾病不良预后的心理问题。药物治疗方面，除长效抗抑郁药物外，针对急性焦虑反应，可采用苯二氮䓬类药物对症治疗。而短期干预的诸多方法还有待于进一步验证。比如在术前 1 天、术中和术后 1 天由受过心理培训的专人进行心理干预，每次 30~40 分钟。

干预内容包括：

（1）术前 1 天讲解围手术期术前准备事项及目的，麻醉方式，大致手术过程，手术室环境，术后可能发生的症状，重点讲明术前良好的心理状态对术中和术后的影响。耐心细致地回答患者所关心的问题，使其对疾病、手术知识有进一步的了解。

（2）患者进入手术室后，向患者讲明必须暴露的手术部位和消毒范围，以及使用约束带的目的，不该显露的部位要用被单盖好，不要让患者感到难堪和尴尬；患者躺在手术床上，对环境和手术人员的言谈特别敏感，手术过程中要尽量保持环境安静，宁静的环境可以使患者产生安全感、信任感。

（3）术后 1 天了解患者手术后的心理状态、伤口疼痛情况，应用适量的镇痛药物或者镇痛泵可减轻疼痛，减少并发症的发生。告诉患者手术过程是顺利的，打消其顾虑，帮助患者尽快达到身心的康复。

八、心血管疾病的应激管理

心血管疾病的应激管理，即指导患者识别生活中的应激源，以便适当地减少应激事件对他们的影响，并指导他们用很少威胁性的评价方法去看待应激事件，传授他们有效处理应激事件的方法。这种方法已被广泛使用，特别是心脏病的康复治疗和心肌梗死的辅助预防中。它通常和其他干预措施结合在一起应用，包括运动训练、营养建议及有关心脏病的信息和解释。

案例：心肌梗死后的应激管理

李先生因急性心肌梗死入院，在医院治疗后回家。他与妻子和18岁的儿子在一起生活。8周后李先生回来复诊，向医生反映他总是心情焦虑，对回去工作感到担心。但是李先生不明白自己为什么要担心。

应激管理已经成为治疗的主要组成部分。对心绞痛患者来说，它能够改善运动的能力并减轻症状（Bundy 等，1994，1998）。现已有证据表明，心肌梗死以后，应激管理有以下几个方面的好处：它可以减轻应激事件的生理反应（Gatchel 等，1986）；基于应激管理制定的自助方案，可以减少对健康护理的需求并减轻悲伤的情绪（Lewin 等，1992）；整合了应激管理的护理支持方案可以起到减少心肌梗死复发，并且使心脏病的病死率减半的作用（Frasure-Smith 和 Prince，1989）。此外，通过减少患者对日常生活中应激事件的敌对情绪及时间紧迫感，也可以减少心肌梗死的复发率（Fredman 等，1986）。

（一）确定应激事件

患者通常不能确定导致他们产生应激反应的主要事件。精心设计的访谈能够找出这些应激事件。尽管通过与患者的交谈可以为医生提供信息，但是通过每天做笔记的方式可以更加真实地反映患者的最新情况，同时可以鼓励患者主动地参与并承担责任，有助于他们对自身行为进行研究。

通过写日记来确定应激事件

日记可以帮助患者和医疗人员澄清问题。下面的摘要取自一个开始执行应激管理方案的患者的日记。

指示：坚持写日记。每当你感到激动、紧张或不安时，就记录下来。

时间	事件	当时的想法	我做了什么	感受
周一下午3点	读报纸	回去工作	无	紧张、恐慌
周二上午11点	与儿子争论	儿子房间太乱	要求儿子整理干净	生气
周三下午5点	与儿子争论有关今晚的外出	儿子不关心我，只关心自己	争吵，大喊大叫	愤怒，心跳加速
周四凌晨1点	躺在床上	儿子没回家，他在做什么？	我在电话里与儿子发生争吵	生气

从日记中，我们可以发现，患者主要的应激事件是与儿子的争论及对重返工作岗位的恐惧。

（二）使应激事件最小化

首先，避免一些应激事件的发生可以起到保护患者的作用。然而，“避免应激”这句话经常被临床医生和患者误解。它可能会引导患者放弃愉快的或让人兴奋的活动，而这些活动在维持积极的情绪和自尊中起着重要的作用，它们能够将患者和社会支持网络联系起来，甚至能起到预防患者与家人冲突的作用。缺少这些活动会使生活变得更加紧张，面临更多的挑战。有时候，患者和医务人员对避免应激的理解会带来负面的结果。例如有些患者放弃了有益于身心的活动，导致身体变得虚弱；某些医疗机构为了“避免应激”导致整个环境如“死一般的沉寂”。从心理学的角度，去除了全部的刺激本身就是一种严重的刺激，这会导致患者产生大量的关于自身的想法与忧虑。

对本例而言，患者的应激源通过日记得以清晰地展现。由于患者整天闷闷不乐，脾气暴躁，因此每天待在家中会使家庭关系更加紧张。需要患者承担责任的、能够每天使他离开家一段时间的活动也许对他有帮助。工作就可以达到这一目的。他害怕去工作，是因为以前的工作需要承担太多的责任，并且要管理、约束他的团队。但他可以要求调换职位以便减少所承担的责任。

（三）重新评价应激事件

临床工作中，有些应激事件是无法避免的。比如，有研究显示，住院本身就是一种促发应激的挑战（Tolson 等，1965）。仅仅告知患者其患有高血压（Rostrup 和 Ekeberg，1992），就足以使他们的血压升高。有些应激源是无法避免的，因为它们来自于内部，如担心自己的病情会变得更加严重。

对于李先生，医生帮助其重新评价了儿子的叛逆：这是一种成长的需要，也许是儿子对自己没有工作感到沮丧。这并不是对父亲的排斥。在他住院期间，儿子经常到医院看他，对他的情况非常担心。

（四）提高应对水平

1. 以问题为中心的应对 远离不必要的应激事件，是一种有效的以问题为中心的应对方式。此外，还可以采用改变对无法避免的社会应激事件的反应方式进行应对。对于李先生而言，医生可以指导其避免对应激事件进行自动的反应，比如当他在对儿子的挑衅进行反应前，应该如何给自己更多的时间进行思考（数到 10 或离开家）。他需要用平等的关系，如征求儿子的意见，来取代这种不友好的关系。工作中需要帮助时也应该采用同样的方式，以使他有时间去思考，从而选择正确的反应。同时，李先生的朋友都是酒友，因为担心自己不能像以前那样喝酒而不被朋友理解，李先生总是避免与朋友见面。医生与其讨论了怎样向朋友解释自己喝酒习惯的改变，他们还设想了所有有关他的朋友可能会有的反应，并为如何应对这些反应进行了演练。

2. 缓和应对 抑制应激反应。主要由西方的放松训练、生物反馈技术及东方技术包括瑜伽和冥想演变而来（Benson 和 Klipper，1975）。对患者来说，应用这些技术来抑制应激反应是有一定帮助的，因为这些技术将应激水平降低，并提供了一定程度的控制感。医生让李先生每天听放松录音磁带，学习放松技巧，然后在没有录音磁带的情况下，在家反复演练，在家或在工作中面临挑战时，学会放松。

九、谵　　妄

谵妄的问题前面已经详述，在本节只想讨论一些与心血管相关的因素。首先，众所周知，谵妄在心内科的发生率很高，目前认为这与心血管病患者有较多的躯体疾病共病，以及由于心脏问题导致的脑灌注不足有关。其次，要想处理好心血管疾病患者的谵妄问题，准确的诊断必不可少。一旦谵妄的诊断和病因确立，会诊医生应选择恰当的行为干预和非药物治疗手段，并谨慎地进行药物治疗，以改善患者的症状。

（1）确立谵妄的诊断，并仔细寻找谵妄的原因。谵妄的诊断标准在这里不再赘述。需要强调的是，心血管疾病患者中，老年患者较多，因此需要谨慎地鉴别谵妄，还是业已存在的痴呆。针对患者精神症状的类型、波动性，以及认知功能的评估，可以帮助精神科会诊医生鉴别诊断。一旦谵妄的诊断确立，会诊医生应尽可能地思考所有导致谵妄的可能因素。实际临床工作中，谵妄的原因可能是多因素的，因此，会诊医生需要时刻警惕可能存在的其他病因。

（2）积极地处理所有的潜在危险因素。治疗潜在的危险因素，是缓解谵妄的唯一方法，而其他的非药物治疗和药物治疗方式仅仅是改善症状，其作用是使患者能够安全、舒适，直到谵妄完全缓解。我们需要警惕尿路感染、维生素 B_{12} 缺乏、轻微的代谢紊乱，以及其他看似微小，但却可能非常关键的病因。

（3）采用非药物治疗策略改善意识状态，并降低风险。

- 确保患者的病床靠近护士站。
- 防范跌倒和坠床。
- 房间内有窗户和时钟，以帮助患者恢复昼夜节律。
- 熟悉的家人或朋友，可以降低患者的紧张和激越。
- 必要时约束和制动。
- 根据患者的情绪反应鼓励或避免相应人员探望。

（4）使用抗精神病药物减轻患者的激越和精神病性症状，调整睡眠节律。

第三节　消化系统疾病患者常见精神障碍

一、功能性胃肠病

（一）功能性胃肠病的定义

功能性胃肠病（functional gastrointestinal disease，FGID）是一组常见的消化系统疾

病，以各种不适症状为突出表现，但缺乏器质性疾病证据。功能性消化不良（functional dyspepsia，FD）、肠易激综合征（irritable bowel syndrome，IBS）及功能性便秘（functional constipation，FC）是比较常见的类型。北京地区的研究中，普通人群功能性胃肠病的患病率为 21.9%。我国功能性消化不良和肠易激综合征的患病率分别为 19.8%和 8.3%。

随着人们对于生物-心理-社会模式的探索和努力越来越多，生物和心理社会方面的整合在功能性胃肠病中更加充分。功能性胃肠病的概念模式见图 6-3-1。

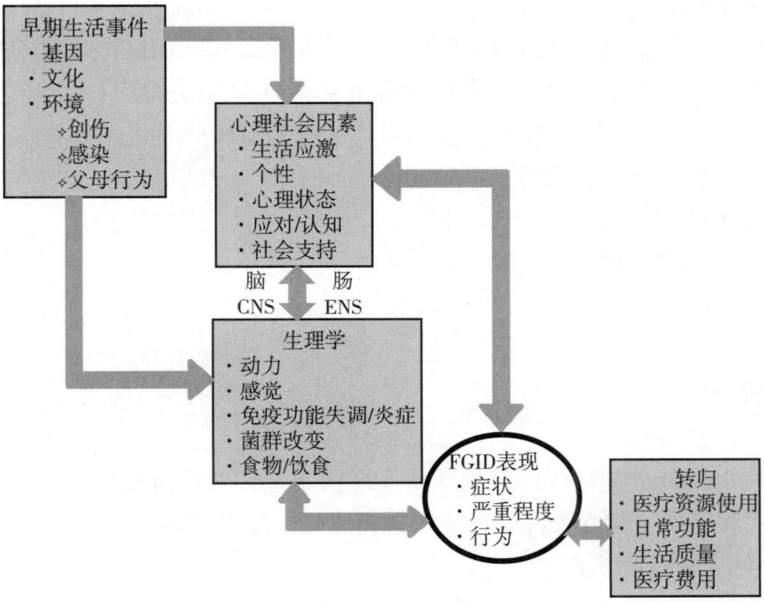

图 6-3-1　功能性胃肠病（FGID）的生物-心理-社会概念模型

注：早期生活事件之间存在密切关系，它可影响个人心理社会情绪、生理功能，并相互影响（脑-肠轴）；这些因素影响疾病的临床表现和转归；与这种生物-心理-社会概念模型相一致的是这些因素的影响是双向的、相互的

这是一个符合生物-心理-社会模式，表现了遗传、环境、心理和生理因素的内在联系，它们共同影响功能性胃肠病有关的结果。从环境（如社会）角度看，早期的生活经历可能影响以后对腹部症状和应激源（如离异或丧亲等一些可能发生在人生的任何阶段的生活事件）的反应形式。个体对应激源的反应可以被许多不同因素影响，包括遗传背景、童年生活经历，以及个体人格、体质、亲朋好友的社会支持程度。易感个体暴露于应激源可以导致焦虑或抑郁障碍，以及产生生理和心理变化。心理变化包括身体的感知觉变化——单纯的身体感觉可以被看作严重疾病的指示剂。这些变化可以持续存在，进而导致患者不断地寻求医疗帮助，即使得到正常的检查结果，也很难使其消除疑虑。

胃肠道对环境应激源和心理变化敏感，并且可以直接受其影响，这种“脑-肠互动异常”是功能性胃肠病的重要特征，如疼痛的体验受内在和外部、中枢和外周的双重影响。这些不同成分均影响肠神经系统（enteric nervous system，ENS）。

功能性胃肠病广泛与抑郁障碍、焦虑障碍、躯体形式障碍等共病。消化内科门诊中，功能性胃肠病患者存在焦虑和抑郁情绪等心理障碍加重了患者的消化症状，影响治疗效果，严重影响患者的生活质量，也加大了治疗成本。近年已开始将抗抑郁药物用于功能性胃肠病治疗，抗抑郁药治疗的有效性不仅进一步证实功能性胃肠病和精神心理疾患的关系，更对疾病的处理提供了新的方向；同时，病理生理方面的研究进展揭示了共病的潜在机制。

（二）功能性胃肠病的诊断

根据罗马Ⅳ标准，功能性胃肠病的时间标准为症状出现至少 6 个月，并且最近 3 个月症状活动。诊断包括相应的功能性症状及无躯体疾病导致这种症状的除外性标准。因为涉及与内科疾病的鉴别诊断，应该由熟悉功能性胃肠病的内科医生进行诊断。以下列出功能性消化不良和肠易激综合征的罗马Ⅳ诊断标准。

【功能性消化不良诊断标准】

必须包括（1）和（2）。

（1）下列 1 项或多项

a）餐后饱胀不适。

b）早饱不适感。

c）中上腹痛。

d）中上腹烧灼不适。

（2）无可以解释上述症状的结构性疾病证据（包括胃镜检查）。

诊断前症状出现至少 6 个月，近 3 个月符合以上诊断标准。

【肠易激综合征诊断标准】

反复发作的腹痛，近 3 个月内平均发作至少每周 1 日，伴有以下 2 项或 2 项以上。

（1）与排便相关。

（2）伴有排便频率的改变。

（3）伴有粪便性状（外观）的改变。

诊断前症状出现至少 6 个月，近 3 个月符合以上诊断标准。

（三）功能性胃肠病共病精神障碍的诊断

功能性胃肠病患者与精神障碍的共病相当常见，而且其精神障碍的共病通常并不限于单一的疾病，抑郁障碍、间歇性爆发性障碍、惊恐障碍、躯体形式障碍、广泛性焦虑、强迫症、创伤后应激障碍、注意缺陷多动障碍、恐惧症、进食障碍、人格障碍和酒精滥用等均可见于功能性胃肠病患者，这些精神障碍的诊断遵循相应的精神障碍诊断标准。

各精神障碍的诊断标准见相应的章节。其中间歇性爆发性障碍为功能性消化不良常见的精神科共病，其诊断标准列于此处。

【间歇性爆发性障碍】

属于冲动控制障碍的一种类型。

（1）根据 DSM-Ⅳ诊断标准：

①不止一次地出现冲动控制不良，以至于发生严重的攻击性行为或毁坏财物。

②这种冲动及攻击性行为的程度与各种突发的心理社会应激不相称。

③这种冲动发作不能归因于其他精神障碍（如反社会型人格障碍、边缘型人格障碍、精神病性障碍、躁狂发作、行为障碍、注意缺陷多动障碍、物质滥用）或躯体疾病（如头外伤、阿尔茨海默病）。

这种行为往往是突然发作，当时突然处于一种高度唤起状态，行为之后这种唤起得到释放。患者可能事后会对自己的行为感觉难过、后悔或尴尬。

（2）功能性胃肠病的诊断遵照罗马Ⅳ标准，功能性胃肠病的精神障碍识别、诊断路径如下。

①采集病史：收集完整的信息，包括现病史、既往史、个人和社会、家族史、躯体疾病、精神检查等。

②识别临床综合征，常见的综合征包括抑郁综合征、焦虑综合征、医学难以解释的症状。

③列出鉴别诊断清单，针对某一特定的患者尽可能地缩小范围。按照临床上紧急的程度对临床综合征的可能诊断进行排序，优先考虑那些可以治愈，而且对健康影响巨大的诊断。

④针对最可能的当前诊断进行进一步的评估和治疗。

⑤识别共病诊断。

⑥建立用于评估的病案记录。

⑦当临床诊疗中发现新的信息后，重新评估原诊断。

（四）功能性胃肠病的精神心理评估

1. 功能性胃肠病的精神心理筛查评估　鉴于功能性胃肠病与精神障碍的广泛共病，综合医院门诊和联络会诊可使用筛查评估发现可疑的具有精神障碍共病患者，帮助临床医生更好地识别常见精神障碍共病。参考提示问题见表 6-3-1。

2. 常用评估工具

（1）医院焦虑抑郁量表（HADS）：是 14 个条目的自评量表，2 个独立的分量表分别有 7 个条目分别评估抑郁和焦虑。为躯体疾病患者所设计，其抑郁分量表强调了快感缺乏，不包括躯体条目。中文版通常以 9 分作为分界值。

（2）症状自评量表（SCL-90）：包括 90 个条目的自评量表，包括躯体化、强迫症状、人际关系敏感、抑郁、焦虑、敌对、恐惧、偏执和精神病性 9 个因子，各条目的总和为总分，还可以计算总均分和阳性项目数。

（3）简明健康和生活质量问卷（SF-36）：SF-36 是健康相关功能状态最常用的一般性测量工具，有 36 个条目，测量躯体功能、身体角色、情绪角色、躯体疼痛、一般健康、活力、社交功能及心理健康 8 个因子。将每个维度各项问题的回答相加，然后用线性转换成范围为 0~100 的量表分。将 8 个分量表分数加权合并，据此计算出 2 个量表累计分数：躯体部分累计分数（PCS）和精神部分累计分数（MCS），这两部分的得分均为50分满分。

表6-3-1 影响功能性胃肠病的重要心理和社会因素的简要临床评估

环境因素和应激生活事件

询问相关环境因素，如近期离异、失业、经济问题和其他应激生活事件

精神共病（心境和焦虑障碍）

抑郁

在过去2周，您被下面问题困扰的频率如何

a）做事缺乏兴趣或没有愉快感

b）情绪低落，感觉郁闷或无望

对任何一个问题的评分：完全没有=0；几天=1；一半以上的时间=2；几乎每天=3。总分在3分或以上，提示可能为抑郁

如存在抑郁（尤其是患者表达无望和腹痛严重或持续时），建议筛查有无自杀念头

焦虑

您最近感到焦虑或紧张吗

躯体化

系统回顾中包括头痛、胸痛、心悸、四肢和关节疼痛、疲劳、咽喉紧缩感、吞咽困难、尿频、痛经和性交痛

健康相关焦虑、认知和行为

您认为引起这些症状的原因是什么

您对这些症状有多担心呢

您是否担心这些症状可能是一个严重的疾病，比如癌症

疾病影响和生活质量

这些症状对您的日常生活有多大影响

（4）综合生理心理社会健康评估量表（Union Physical Psychological Social Assessment Questionnaire，UPPSAQ）包括10个分量表，共70个项目：抑郁（9项）、睡眠（8项）、焦虑（8项）、疲劳（4项）、消化道功能（6项）、疼痛（3项）、性功能（5项）、社会交往（9项）、焦虑敏感（12项）、社交恐惧（6项），涵盖了生理、心理、社会3个维度的健康相关内容。按症状出现频度或者严重程度由低到高设为0~3分，总分为0~210分，量表总分>64分或任意分量表结果阳性（抑郁分量表总分≥9分，睡眠分量表总分≥8分，焦虑分量表总分≥8分，疲劳分量表总分≥4分，消化道症状分量表总分≥6分，疼痛分量表总分≥3分，性功能分量表总分≥5分，社会交往分量表总分≥9分，焦虑敏感分量表总分≥12分，社交恐惧分量表总分≥6分）则为UPPSAQ筛查抑郁/焦虑阳性。

3. 共病的精神方面评估

（1）自知力：如果功能性胃肠病患者与精神障碍共病，自知力的评估对于其治疗非常重要。注意患者常常有自己对于疾病的解释，这种解释很可能与医生的判断和看法不同。因此，对于自知力的评估要注意患者的解释是高度个人化的还是公众普遍存在的，对精神障碍的症状和痛苦是否有自知力。如果患者丧失自知力，不能配合门诊治疗，注意评估其他风险。

（2）风险。

①自杀风险：对于诊断精神障碍共病的患者应评估自杀风险，其中诊断抑郁发作、创伤后应激障碍或考虑有人格障碍的患者更需要警惕自杀风险。评估时直接询问患者是否存在“活着没意思的想法”“不想活的念头”（想想而已还是认真思考），自杀的计划，自杀的准备，自杀的行为（自伤行为）及既往的自杀（自伤）行为，包括哪些因素阻止了自杀的想法/行为。有自杀想法又不肯暴露具体内容的患者应视为高危个体。

②精神病性症状：患者存在幻觉、妄想等精神病性症状提示高度风险，不适宜在综合医院的门诊或病房进行治疗。

③冲动行为：冲动行为可能意味着对他人和自身的伤害及破坏财物、干扰正常的治疗。有些个体存在潜在的冲动风险，应该同时评估即刻风险。

④躯体疾病的共患：功能性胃肠病和精神障碍的诊断并不能排除患者同时患有严重的躯体疾病，如肿瘤、心脏病等，这些疾病本身可能存在疾病的风险，疾病及其治疗又增加了精神障碍治疗的风险。因此，重要的共病和治疗都应进行评估并记录在病历当中，作为治疗和随诊的参考。

（3）生物-心理-社会评估。

①生物方面：年龄和性别；既往史和家族史；功能性胃肠病症状有哪些（是疼痛、呕吐还是便秘、腹泻），造成什么困扰；常规评估每个患者的睡眠、进食和排便情况；体重指数和营养状况；功能性胃肠病或躯体疾病的药物治疗，是否有药物滥用的情况（如泻药）；肝肾功能；重要的实验室指标（如血常规、电解质等）。

②心理方面：精神心理症状；是否存在精神病性症状；自杀观念和行为；合并的其他精神科诊断（如酒精滥用、既往精神障碍等）；人格特征和以往应对方式；对治疗的态度。

特别注意患者对功能性胃肠病的看法（重点评估疑病观念、灾难化思维、健康焦虑），对胃肠方面检查的态度和治疗意愿（是否同意精神心理方面的治疗，接受在精神心理科治疗还是坚持选择在消化科治疗）。

尽可能多地了解患者的人格特征及通常的应对模式。

③社会方面：家庭状况、经济状况、人际关系、社会支持、应激事件、童年经历、教育文化背景、宗教信仰等。

重点评估患者罹患功能性胃肠病后的生活质量和社会功能，对家庭和重要人际关系的影响，就诊经历，就医模式，与医生的关系（包括内科医生及精神科医生，以往的医生和现在的医生），早期的虐待史和近期应激因素。同时了解患者家人对疾病和治疗的态度，评估其家人对治疗的可能影响。

如果患者是未成年人，则家庭关系、学校的人际关系和生活事件需要重点了解，同时从监护人那里了解间接的信息。

如果可能，尽量直接向患者的知情人和内科医生询问信息（从他人的态度和叙述方式中可以更多地了解患者的家庭及医患关系）。

④功能性胃肠病与精神障碍的关系：虽然对于两者的关系不一定有确切的答案，

但是仔细评估和形成两者关系的假设直接影响处理中以哪一种治疗作为重点。评估中通常会注意：首发症状是什么？功能性胃肠病是否可以用精神障碍的一部分来解释？精神障碍是否可以用躯体症状的应激反应来解释？精神障碍和功能性胃肠病是否都是另一病因（躯体疾病、酒精或药物）的结果？

（4）治疗的有利和不利因素：复习生物-心理-社会评估中与治疗和预后相关的因素，了解患者治疗中的有利和不利因素，评估治疗的难度和预后，作为在治疗过程中进行医疗决策的依据之一。

（五）功能性胃肠病伴随精神卫生问题的处理

1. 医患关系 建立良好的医患关系是功能性胃肠病患者治疗的第一步，也是充分合理治疗的基础。功能性胃肠病患者常常感觉不被重视和理解，阴性检查结果常被解读为没有找到病因，就医过程的经历和他人的态度有时会传递给患者“没病找病”的信息，使得患者感受到其痛苦不被接受。以患者为中心的方式中，医生鼓励患者自由表达他们的症状、想法和感受，耐心倾听可以让患者感觉自己的问题被接受和重视，与患者建立长期稳定的医患关系对于功能性胃肠病患者来说是必要的。

2. 患者对疾病的看法 许多患者担忧癌症或其他严重疾病可能是他们症状的原因，这样的担忧需要直接的回应。由于患者的特殊健康信念涉及病因问题，必须被医生澄清后才能放心。不成熟或不恰当的保证会让患者认为医生不真诚或缺乏思考。当医生确信除外肿瘤或其他严重疾病的诊断时，还必须提供另外一种解释。这种解释应当包括应激和痛苦之间的关系，疼痛产生的原理。

3. 反馈阴性检查结果 许多功能性胃肠病患者可能对他们的健康表现出过度关心，尤其担心被认为是神经质。反馈阴性结果的关键之处在于事先弄清患者所认为的引起症状的原因。

4. 充分解释共病 向患者解释病情，告知其所患精神障碍的诊断，并解释功能性胃肠病与精神障碍的广泛共病。告知疾病的影响，尤其是对于消化道症状的不利影响，解释治疗方式和疾病预后。在解释中强调疾病的可治性。询问患者还想知道哪些信息并给予解答。核对患者对病情解释的理解，避免造成误解。

5. 生物-心理-社会模型的解释 一些患者可能不愿意接受共病的诊断，对于这样的病例，讨论心理社会和生物因素的病因如“它是由应激造成的”或是“检查结果是阴性的，所以是精神性的”可能没有帮助。此时，可以帮助患者去理解疾病对他们的情绪、生活质量、家庭和社会功能及工作造成的影响，而不是去改变他们的想法。

6. 强化健康行为 如果医生注意躯体症状远超过心理社会因素，患者将会设想这位医生的兴趣只是关注躯体的疾病。强化积极的应对行为，比如不论症状如何而有正常生活的决定。这包括将患者的注意力从躯体症状和缓地转移到讨论日常生活，鼓励患者走出“疾病角色”，还给患者更多的责任。当医生对于增加的活动表示兴趣和赞赏时，尽管疼痛依然持续，患者因为健康促进行为感到自我价值。

7. 由谁来治疗 对于在哪里治疗的问题应结合患者的病情和意愿（包括监护人的

意愿）综合决定。疾病程度轻、中度的联络会诊患者可以在消化科治疗和随访；病情重或处理复杂的患者需要精神科定期评估和随访；高风险的患者应转诊到精神专科医院住院治疗。

一般而言，如果患者在消化科和精神科都能得到评估和随访，则依从性会更好。至少应该让患者知道，在治疗和随访中一旦需要必要的精神科评估和治疗，会有相应的措施。

8. 功能性胃肠病共病的精神障碍的治疗　根据所患精神障碍的不同，常用的治疗方法包括药物治疗、心理治疗、药物与心理联合治疗等。根据实际所患疾病的种类根据临床指南进行。其治疗方法、药物剂量和疗程遵循精神科疾病的临床治疗原则，并充分考虑功能性胃肠病的共病和特点制定个体化方案。

无论是哪一种治疗方式，均需要定期随访和评估效果，如果发现治疗禁忌、疗效不佳或者病情出现新的变化，均需要重新考虑现有的治疗方案是否仍是最佳选择，必要时及时重新选择治疗方式。

9. 功能性胃肠病患者使用精神类药物

（1）熟悉各种药物的消化道不良反应，避免可能加重其消化道症状的药物（如腹泻的患者避免有腹泻不良反应的药物）。

（2）可以利用某些药物的常见副作用（如食欲增加）对功能性胃肠病的症状起到对症处理的作用。

（3）小剂量开始，边观察边滴定加量，根据患者的耐受程度选择个体化的加药间隔时间。终止治疗时，应缓慢减量，每次减量 25%～50%，观察 2～4 周后再次递减，减少撤药综合征并观察有无复发迹象。

（4）药物相互作用：了解患者正在使用的其他药物。精神类药物通过肝 P450 氧化酶代谢，最常见的药物相互作用是肝酶代谢导致的相互作用。因此，应熟悉药物与 P450 酶的关系。

10. 心理治疗　根据精神科诊断和现有资源进行选择。基本的支持性治疗可以结合临床其他治疗进行。必要时可以采用认知-行为治疗、精神动力治疗及人本治疗。治疗中需要定期评估治疗效果，必要时加用药物治疗或改为药物治疗。

11. 在联络会诊中处理功能性胃肠病共病精神障碍　关于精神障碍治疗的方法、疗程和注意事项需要与精神科医生进行沟通，包括观察哪些药物作用和不良反应，如何滴定加量等。精神障碍治疗过程中出现的消化道问题（如便秘）则按照对症的原则进行处理。

12. 需要转诊精神科的情况

（1）诊断不清。

（2）自杀风险。

（3）精神病性症状。

（4）伴有物质依赖或戒断。

（5）冲动和攻击行为。

提示需要尽早考虑转诊精神科的信号：

- 自杀想法
- 物质滥用（包括处方药物）

提示评价严重程度，必要时考虑转诊精神科的信号：

- 心理症状
- （多种）躯体症状
- 消化道症状对功能/生活质量影响显著

转诊策略

许多功能性胃肠病患者因为担心被歧视而不愿就诊于精神/心理科医生，宁愿就诊于内科医生，当被建议就诊于精神卫生专家时抗议说“我没有疯”。患者可能意识不到心理评估和治疗的潜在益处。

转诊精神科主要是因为内科医生确认患者主诉并非单纯躯体疾病，而是生物心理社会因素所致，为了进一步启发患者表达所有相关的生物心理社会因素。但转诊充满挑战，因为患者认为这是被内科医生抛弃了。内科医生的持续随诊，多学科共同实践生物心理社会模式，是共同管理的最佳模式。

医生应当清楚地向患者解释为什么推荐精神科诊治。理想的情况是让患者看到精神科医生作为治疗小组的成员全面参与治疗，“我有一个同事，××医生，他看过许多具有此类症状的患者，我们认为他的治疗会帮助我们对您的治疗。”

提供一个详细的病情介绍对成功转诊非常有帮助，说明主诉的性质、持续时间和任何确定或疑似的心理社会因素（例如重要损失、被虐待史、人际交往困难）包括有关癌症的担忧（例如一位亲属以前有肠道症状后来被诊断为癌症）。

13. 临床疗效的评价标准

（1）精神障碍的疗效：根据临床症状、体征和标准化量表进行评定。

（2）功能性胃肠病的疗效：患者对症状的自我评估、消化科临床评估和功能检查。

（3）社会功能和生活质量：临床访谈或标准化量表进行评估，任何进步都可以用积极的方式反馈给患者。

二、进食障碍

（一）消化系统症状与进食障碍

在消化科常可以看到以消瘦、便秘、呕吐或腹部不适为主诉的一些患者，尤其是年轻女性。医生可以从患者或者家属那里得知患者有节食、自己诱发呕吐等行为。这些患者还经常否认自己减肥，抵触家人或医生对饮食的要求，常常情绪不稳或情绪低落，有些合并有药物滥用等问题。这些现象往往提示：患者可能存在进食障碍。

进食障碍（eating disorder，ED）是以进食行为异常为显著特征的一组综合征。这组疾病主要包括神经性厌食症（anorexia nervosa，AN）和神经性贪食症（bulimia nervosa，BN）。

神经性厌食的主要特征是患者拒绝保持最低的标准体重。神经性厌食症患者并非真的讨厌食物，绝大多数人对于食物有着超出常人的热爱，只有极少数由于身体的极度衰弱导致了胃肠功能严重损害而不愿意进食。但是内心强烈的对于肥胖的恐惧，使得这些人将食物视为敌人。这是一种患者自己造成和（或）维持的，以有意的体重减轻为特征的障碍。

神经性贪食的主要特征是反复出现的暴食及暴食后不恰当的抵消行为。相比于神经性厌食症的名不副实，神经性贪食症却是实至名归。在拉丁语中，“bulimia” 的意思是“像牛一般的饥饿”。表现为以反复发作性地、不可控制地、冲动性地暴食，继之采用自我诱吐、使用泻药或利尿药、禁食、过度锻炼等方法避免体重增加为主要特征的一组进食障碍。并且这种异常的行为不继发于其他任何躯体疾病和精神疾病。

（二）进食障碍的识别

1. 进食障碍的早期预警信号

（1）持续地关注节食、食物和运动。

（2）坚持吃与家人不同的食物。

（3）当不能运动的时候感到紧张不安。

（4）社会退缩不断增加。

（5）频繁地测体重。

（6）频繁地在饭后去盥洗室。

2. 适用于综合医院医生使用的问题

（1）对于自己的体重，你有什么感觉？

（2）你认为自己应该是什么体重？

（3）你或者其他人对你的饮食和运动感到担心么？

（三）进食障碍的临床表现

神经性厌食与神经性贪食的临床表现见表 6-3-2。

表 6-3-2　神经性厌食与神经性贪食的临床表现

	神经性厌食	神经性贪食
进食的态度和行为	有意地减少进食，限制食物的量和种类。严重时，青菜也要用水涮一下才能入口 隐蔽的节食行为，常用“吃不下、没胃口”等作为理由，以使行为合理化 特有的进食行为，如每餐必剩下部分食物，或在别人眼前吃完然后再偷偷吐掉 监督，甚至强制他人进食，为特征性行为。自己不吃或少吃，但却要求别人吃 暴食行为也常见，有时为“主观暴食①”	暴食发作，一种发作性的、难以控制的进食冲动，进食量往往为正常人的数倍，发作时进食速度可谓风卷残云，属于“客观暴食” 左侧所列的其他神经性厌食症患者的进食态度及行为异常，也可见于神经性贪食症患者

续　表

	神经性厌食	神经性贪食
“怕胖”及对于体型的极度关注	“怕胖”是进食障碍的核心症状。且即使骨瘦如柴，但仍认为自己很胖 抵消行为，如过度运动、服泻药、应用利尿药、应用食欲抑制药、自我诱吐等行为。并且这些行为接近自我折磨、自我惩罚，如有的患者每天要跑1万米，也有的患者会一次吃下100~200片泻药	
情绪症状	饥饿状态，长期饥饿的状态下出现的注意力减退、情绪不稳及人格改变等现象 抑郁情绪，占30%~40%。抑郁情绪往往随着身体情况的改善而恢复正常 强迫思维和行为，很常见。如果所表现出的强迫行为与食物、体型、体重无关时，需要考虑诊断强迫障碍	情绪症状较厌食症更明显 表现为更高的抑郁发生率 情绪波动性大，易产生不良情绪 有强烈的被食物征服和控制的感觉及由此造成的现实生活的失控和无力感 自杀自伤行为更加常见
人格障碍	社会隔离状态，患者认为自身处于一种和谐的状态，拒绝他人帮助	更多的人格问题，偷窃、撒谎、冲动行为常见；人格障碍常见
躯体问题	消瘦，皮肤干燥，脱发，代谢减慢 心肌损害（心力衰竭，心律失常，猝死） 消化系统（消化不良，腹胀，便秘） 内分泌系统（闭经，甲状腺功能紊乱，其他激素水平紊乱） 泌尿系统（肾病，水电解质紊乱） 骨骼运动系统（骨质疏松） 中枢神经系统（脑萎缩）	腮腺肿大，龋齿（由呕吐所致） 手背瘢痕（Russell征）（反复抠吐所致） 慢性咽喉炎 胃破裂 电解质紊乱

注：①. 神经性厌食症患者往往给自己规定了严格的进食计划，当比计划多吃一些后，尽管仍很少，但却会主诉“暴食”了，这种症状称为“主观暴食”

（四）进食障碍的诊断

1. 神经性厌食

（1）体重保持在至少低于期望值15%以上的水平（或是体重下降或是从未达到预期值），或Quetelet体重指数为17.5或低于此值。青春期前的患者可以表现为在生长发育期内体重增长达不到预期标准。

（2）体重减轻是自己造成的，包括拒食“发胖食物”及下列一种或多种手段：自我引吐，自行导致的通便，运动过度，服用食欲抑制剂和（或）利尿药。

（3）有特异的精神病理形式的体像扭曲，表现为持续存在一种害怕发胖的无法抗拒的超价观念，患者强加给自己一个较低的体重限度。

（4）包括下丘脑-垂体-性腺轴的广泛的内分泌障碍，在妇女表现为闭经，在男性表现为性欲减退及阳萎。一个明显的例外是厌食症妇女接受激素替代治疗，最常见的是口服避孕药时，出现持续性的阴道流血。下述情况也可以发生：生长激素及可的松水平升高，甲状腺素外周代谢变化及胰岛素分泌异常。

（5）如果在青春期前发病，青春期发育会放慢甚至停滞（生长停止，女孩乳房不发育并出现原发性闭经；男孩生殖器会呈幼稚状态）。随着病情恢复，青春期多可正常度过，但月经初潮延迟。

非典型神经性厌食：描述那些缺乏神经性厌食的一个或多个关键特征如闭经或显著的体重下降，但除此之外却表现出相当典型的临床相的患者。那些存在全部特征症状但程度较轻的患者最好也用这一术语描述。这一术语不能用于类似神经性厌食却是已知的躯体疾病所致的进食障碍。

2. 神经性贪食

（1）持续存在进食的先占观念，对食物有种不可抗拒的欲望；难以克制的发作性暴食，患者在短时间内吃进大量食物。

（2）患者试图以下列一种或多种手段抵消食物的“发胖”作用：自我引吐；滥用泻药；间断禁食；使用某些药物如食欲抑制剂、甲状腺素制剂或利尿剂。当糖尿病患者出现贪食症状时，他们可能会无视自己的胰岛素治疗。

（3）精神病理包括对肥胖的病态恐惧，患者为自己制定了严格的体重限度，它远低于病前合宜的或医生认可的健康的体重标准。患者多有（但并非总有）神经性厌食发作的既往史，两者间隔从数月至数年不等。既往厌食症可能表现得很充分，也可能以轻微潜隐的形式表现，如中度体重下降和（或）短暂停经史。

非典型神经性贪食：描述那些缺乏神经性贪食的一个或多个关键特征，但除此之外却表现出相当典型的临床相的患者。它最常用于描述那些体重正常甚至超重，却伴有暴食后呕吐或导泻的典型周期的一类人。与抑郁症状并存的部分综合征并非少见，然而如果抑郁症状已单独满足了抑郁障碍的诊断，那么两个诊断分别成立。

（五）进食障碍患者的访谈

1. 心理社会史回顾　如何打开谈话？

- 你对自己的饮食习惯感到满意么？
- 你有进食方面的问题么？
- 你对自己的体重和营养状况感到担心么？
- 你的体重是否会影响到你的自尊？
- 你会考虑你的体型么？
- 你会悄悄地吃东西么？
- 你会在大量进食后呕吐么？
- 你会因难以停止进食而感到担心么？

2. 对当前情况共情

- 神经性厌食症患者通常否认进食问题。他们不认为自己的行为是病态的。要给出清晰的信息。

- 神经性贪食症和暴食症患者经常会为他们的饮食习惯感到羞愧和内疚。要小心地询问和共情，以免伤害到他们。

- 理解和正常化（表 6-3-3）将会帮助他们愿意暴露自己的问题，并且相信医生和自己的能力。

- 避免苛求、嘲弄、谴责、支配、责备和操控。

3. 心理教育

- 清晰而准确地提供关于症状、诊断、身体并发症、典型行为问题及其后果、治疗可能性等信息（表 6-3-4）。
- 向患者解释矛盾甚至否认都是疾病典型的症状。对所有的质疑要严肃认真地面对，对所有的问题要尽可能回答。除了威胁生命的情况以外，所有的事情只有在患者允许的情况下才会发生。
- 患者自己要决定治疗和进程。体重的增加会导致恐惧。她会承受和应对复发。这是她要在治疗目标和容许的限度方面与医生达成一致的原因。

表 6-3-3 正常化示例

情境：一位神经性厌食症的女孩，不想讨论她的进食问题。

反应："我理解你不想谈论自己的私人问题，因为是你的父母把你送来的并且希望你谈论这些。如果换作是我，我宁愿自己决定是否和人谈论，何时与人谈论，以及和谁谈论这些问题，对么？如果你对父母强迫你的行为感到愤怒，我能够理解。我甚至可以理解，你会把我当成你父母的同谋而不信任我。"

情境：一位患有神经性贪食症的女性首次谈论自己反复节食的行为。

反应："这不是你一个人的问题。在我们的社会，节食是非常常见的，并且通常节食被认为是健康的。事实上，节食可能会导致恶性循环，因为身体需要节约能量。所以，即使你吃很少的食物，也会出现体重增加。"

情境：一位女性在谈论自己的暴食发作。

反应："你身体的功能是正常的。缺乏能量和营养元素的体验导致你食欲大增。你的身体在设法得到他所需要的。"

情境：一位患有神经性贪食症的女性描述会导致暴食发作的压力情境。

反应："进食会令许多人感到舒服。味道很好，有饱腹感，这是一个帮你摆脱疲惫，从问题和不愉快情绪中脱身的办法。"

情境：患者因复发感到绝望。

反应："尽管你感到绝望和无能为力，但是进食障碍可以通过心理治疗而成功治愈。复发只是疾病的一部分，同样可以被治好。"

表 6-3-4 解释和动机

对问题命名："你的问题被称为神经性贪食症。"

解释症状："患有神经性贪食症的女性非常恐惧体重增加，这驱使她们诱吐或导泻。这让她们感到解脱，但是会导致吃吐的恶性循环。"

减轻耻感："在那些对自己的工作和家庭十分苛求的年轻女性中，这是非常普遍的问题。"

解释疾病模式："她们中的绝大多数希望自己在各个领域都能表现完美，并且在调节自己的情绪方面存在问题。"

给出观点："神经性贪食症可以通过心理治疗很好地治愈。通常门诊治疗对你很有用。这样你只需占用一点自己的时间而不必耽误工作。"

激发治疗动机："在门诊治疗中，我们将监测你的饮食行为，并且你会学到很多和疾病有关的信息，理解自己的行为。"

寻找治疗场所："我会帮你找到一位心理治疗师。在那之前，我希望你每月 2 次来我的门诊，你同意么？"

4. 整合患者的想法、信念、解释、优先顺序

- 何种解决方案是患者愿意接受的？
- 什么是她愿意或不愿意改变的？
- 她担心体重增加的原因是什么？

5. 聚焦患者的资源

- 过去成功的经验。
- 实现目标的渴望。
- 自身的优势。
- 支持系统的力量。
- 对未来的希望。

6. 纳入家庭

- 不是与父母谈论患者，而是和患者一起讨论。
- 逐渐降低父母的担心与恐惧。
- 提供关于进食障碍及治疗的信息。
- 提供书面的信息，或网络信息，或支持团体。
- 不要对她们的内疚与自责的情感给予太多的关注。

（六）选择治疗地点

1. 住院治疗的指征

（1）直立性低血压，站立时较平卧位血压降低超过 10 mmHg。

（2）心率低于 50 次/分，或高于 110 次/分，或心律失常。

（3）体温低于 36℃。

（4）严重营养不良，BMI $<$ 12 kg/m^2；严重的电解质紊乱，如低钾血症（$K^+ <$ 3.0 mmol/L）；或由于拒绝进食进水导致的急性脱水。

（5）出现严重的精神症状，如严重的抑郁、自伤、自杀行为、冲动行为等。

应注意的是，体重减少很快的儿童或青少年患者，即使其严重程度尚未达到上述标准，也应立即住院。

2. 转诊精神科 当患者生命体征平稳，无脏器功能及水电解质平衡方面的异常，BMI 达到 15 kg/m^2 以上后，应转诊至精神科进一步完成行为矫正及相关心理治疗。

三、肝脏疾病

肝脏疾病的神经精神症状有抑郁和肝性脑病。肝脏疾病的一些特征性表现，如面部表情少、精神运动性迟滞、情绪不稳，常常使得这类疾病被误诊为抑郁障碍。导致这些神经精神症状产生的一个重要原因，是肠道中的氮源性物质不能在肝脏中代谢而造成中毒引起的脑病。这些症状可以随着肝脏疾病的治疗而得到改善。并发抑郁的丙肝患者，其抑郁症状还与下列因素有关：较差的工作与社会适应，对疾病的不接受，较强的病耻感，思考和集中注意力能力下降，主观感受到的严重躯体症状等。

考虑到抑郁障碍的高患病率及抗抑郁药物的广泛使用，医生应该牢记抗抑郁治疗有可能导致肝损害，一旦出现可疑症状，应考虑及早停止用药。大部分品种的抗抑郁药都有肝损害的病例报道，药物性肝损害目前尚无有效的预防办法，但是对肝损害症状的早期识别和尽早停药可以将危害减到最小。医生对潜在的抑郁障碍进行治疗时必须谨慎，要警惕潜在的停药综合征，并注意可能出现的肝中毒。

丙型肝炎增加了患者罹患抑郁障碍的可能性，也增加了物质滥用的概率。使用干扰素治疗肝炎可导致多达 1/3 的患者出现抑郁发作。在接受肝移植手术的患者中，大约有 17%伴有抑郁障碍，而因为丙型肝炎不得不接受肝移植手术的患者，抑郁的共病比例更高。

第四节　内分泌代谢疾病患者常见精神障碍

内分泌及代谢相关疾病及异常状态在综合医院患者较为常见，由于其对患者整体状态的影响，常会伴随出现相关的精神状态的改变。因此，在综合医院的各科室中，内分泌科是对联络会诊需求最多的科室之一。在综合医院精神科联络会诊工作中，对患者精神科症状进行鉴别诊断时，总是需要考虑到内分泌代谢相关问题对症状的影响，因此，有必要掌握常见内分泌代谢相关疾病的精神症状。对罹患内分泌系统疾病和代谢异常的患者来说，其疾病管理和生活质量的提高常需要内分泌专科医生与精神科联络会诊医生密切合作。总体而言，综合医院患者精神心理症状的识别、评估和处理原则具有共同之处，对于内分泌科疾病伴发的精神心理问题和疾病，可以参照本书的其他相关章节，而与内分泌代谢疾病关系密切或具有一定特殊性的问题将在本节加以阐述。

一、血糖异常

（一）高血糖

高血糖状态最常见于糖尿病及其急性并发症。高血糖状态常见的症状包括多尿、烦渴、夜尿、视物模糊，长期血糖升高缺乏具有特异性的精神症状。在发生糖尿病急性并发症时，如糖尿病酮症酸中毒（diabetic ketoacidosis，DKA）和高渗性昏迷（hyperosmolar hyperglycemic state，HHS），由于酸碱平衡紊乱，渗透压的明显变化，患者可能出现神经精神症状，如局灶神经功能受损、嗜睡、意识错乱乃至昏迷等。

糖尿病是常见的慢性病之一。糖尿病患者可能伴发各种精神心理障碍，其中抑郁障碍在临床最为常见，也是近年来研究关注的重点。

【糖尿病伴发抑郁障碍】

糖尿病患者中抑郁障碍的患病率为 8.5%～27.3%。当糖尿病患者出现抑郁相关的问题时，其糖尿病的管理能力和血糖水平亦受影响，从而影响糖尿病和抑郁障碍的预后。因此，对于糖尿病患者的治疗和管理来说，关注其情绪问题，进行全面筛查、及时评估和处理是必不可少的。

1. 识别　除抑郁障碍常见的情绪和躯体表现外，当患者出现血糖不稳，抱怨糖尿病带来的压力，以及出现不依从药物治疗、健康行为管理困难及服药过量等不良患病行为时，需要警惕患者是否伴发抑郁障碍。

2. 诊断与鉴别诊断　抑郁障碍的诊断方法参见相关章节。需要鉴别的常见疾病包括以下方面。

（1）疾病适应问题：与慢性疾病共处，接受疾病带来的身体变化，长期就医服药，改变饮食习惯等生活方式，潜在的人际关系、社会功能的变化等，均可能成为患者适应问题的诱因，从而造成情绪压力。其情绪问题的严重程度尚不满足抑郁障碍或焦虑障碍的诊断。

（2）焦虑障碍：患者以紧张、担心、恐惧为主要情绪体验，并伴有心悸、出汗、坐立不安等交感神经兴奋的躯体症状时，考虑存在焦虑相关障碍。反复出现低血糖反应的患者容易出现焦虑反应，有时两者难以鉴别。突出的焦虑情绪有可能掩盖抑郁症状，需仔细鉴别。

（3）认知功能受损：糖尿病患者由于其大小血管并发症，易出现脑器质性损害，从而出现认知功能下降。需进行全面的认知功能检查，可根据认知相关症状与情绪症状的相关性，治疗反应，是否存在进行性加重的趋势，以及头颅影像学、脑电图等进行鉴别诊断。

（4）糖尿病急性并发症相关的精神症状：酮症酸中毒及高渗昏迷的患者在昏迷之前可能出现烦躁等症状。根据其急性病程、血糖水平及酸碱平衡紊乱不难鉴别。

（5）其他，如双相情感障碍、物质使用相关的精神障碍、其他器质性疾病或药物所致抑郁障碍等。

3. 临床评估　严重程度及风险评估参见情绪障碍章节。需要注意的是，如果发现患者存在不良患病行为，需警惕并仔细评估其通过不服药物、不控制血糖从而达到自伤或消极自杀的目的，或者通过过量服用降糖药物或注射胰岛素自杀的可能性。

4. 处理

（1）药物治疗：原则见情绪障碍章节，注意抗抑郁药物相关的食欲减退或增加对血糖控制的影响。

（2）非药物治疗：评估抑郁障碍的社会心理因素后，进行相关心理治疗，可根据具体问题和患者适应的方式选择治疗方式。

（二）低血糖

低血糖的临床表现包括精神神经症状和交感神经相关的躯体反应两方面，前者如认知损害、行为改变、精神运动异常、焦虑、抽搐、昏迷，后者如震颤、心悸、出汗、饥饿感和内感不适等。引起低血糖反应的原因众多，包括糖尿病相关的低血糖反应和非糖尿病相关的低血糖反应，如药物、严重的疾病、营养不良、非胰岛细胞瘤、内源性胰岛素过多等。由于低血糖症状与急性焦虑发作的症状有较多重叠，而反复发作低血糖的患者本身也可以伴发焦虑症状。

1. 识别 出现下述情况之一需考虑到焦虑相关障碍的存在。

（1）存在明显的低血糖症状却缺乏低血糖实验室证据，或者并非每一次发作都具有低血糖的实验室证据。

（2）出现适应不良的情绪或行为，如烦躁、坐立不安、睡眠问题、过量进食、回避行为等。

2. 诊断与鉴别诊断

（1）急性焦虑发作：发作性症状，缺乏能解释所有发作的低血糖相关的实验室证据和病因，符合急性焦虑发作的症状特点（详见焦虑障碍章节）。有可能反复发作的症状完全可以用焦虑发作解释，也有可能病程中低血糖发作与急性焦虑发作均存在。

（2）焦虑状态：患者的焦虑症状不局限于发作时或预期焦虑，在持续时间和内容上呈扩展的趋势，存在灾难化思维和适应不良的行为，如过量进食、回避行为等。

（3）做作性障碍或诈病：两者的共通点在于其制造或夸大症状；可能存在也可能不存在明确的继发获益。即使存在部分低血糖的实验室证据，也无法明确病因。需要充分了解其社会心理背景，谨慎求证。

（4）其他：抑郁障碍、物质使用所致精神与行为障碍，尤其是可能引起低血糖反应的物质，如酒精等。

3. 评估 焦虑症状的严重程度，及其适应不良的行为有哪些，引起了何种程度的功能损害，均需评估。

4. 处理

（1）药物治疗：短效抗焦虑药与长效抗焦虑药相结合。

（2）非药物治疗：如患者的确存在低血糖发作，内分泌专科医生针对低血糖症状、病因及应对方式的健康教育显得至关重要。针对焦虑相关症状，认知行为治疗是常采用的心理治疗方式。

二、甲状腺功能异常

（一）甲状腺功能亢进症

甲状腺功能亢进症患者常见的躯体症状包括怕热、多汗、心悸、食欲亢进、消瘦等高代谢症状。常见的精神心理症状包括焦虑、坐立不安、易激惹、情绪不稳、失眠，更严重的症状包括精神病性症状、激越和抑郁状态。认知功能的改变也是常见的，包括注意力、定向力、记忆力、执行能力损害及伴随的行为改变。也有可能出现人格改变。

（二）甲状腺功能减退症

甲状腺功能减退症患者常见的躯体症状包括疲劳、便秘、畏寒、体重增加、脱发、皮肤干燥、声音嘶哑。精神心理症状包括：超过2/3的甲状腺功能减退症患者出现认知功能损害，包括思维迟缓、注意力不集中、短时记忆受损，其他变化包括社交退缩、精神运动性迟滞、抑郁情绪、淡漠；通常没有皮质功能受损的症状（如失语、失用）；更少见的症状包括精神病性症状、意识错乱、定向力障碍，又被称为“黏液水肿性癫狂”。

在认知功能检查中，容易检测到明显的注意力和执行功能缺陷，记忆提取、学习、词语流畅性和动作速度常会有部分损害。

脑电图会显示出背景中广泛的慢波。

（三）桥本脑病

桥本脑病是桥本甲状腺炎相关的少见综合征。桥本脑病的临床表现主要包括两种类型：①急性或亚急性发作的卒中样症状，其局灶性神经定位体征呈现出多发、反复发作的特点，伴有不同程度的认知功能损害和意识改变，约占 25%；②弥散的缓慢进展的认知功能损害，包括痴呆、混乱状态、幻觉和嗜睡，幻觉常以视幻觉为主，还可能伴有妄想症状。桥本脑病是与抗甲状腺过氧化物酶抗体（TPO-Ab）和抗甲状腺球蛋白抗体（TgAb）升高相关的自身免疫性脑病，其症状严重程度与抗体水平的升高程度及甲状腺素的水平无直接关系。其他实验室检查还可能发现脑脊液中蛋白升高、淋巴细胞增多等，脑电图存在非特异改变。治疗以激素和免疫抑制剂治疗为主。

当患者同时存在甲状腺功能和精神障碍时，有时难以鉴别两者是伴发或有因果关系。对甲状腺功能异常进行积极评估和治疗是最基本的处理原则，在此基础上，针对精神症状及相关综合征进行对症处理，对相关心理社会因素进行评估和必要的干预，可能帮助患者更好地恢复功能，改善生活质量。

三、甲状旁腺功能异常

（一）甲状旁腺功能亢进

甲状旁腺功能亢进导致血钙升高，高钙血症可以引起一些非特异的精神症状，比较常见的症状包括焦虑、抑郁、认知功能下降；当血钙明显升高（>3.5 mmol/L）时，可能出现更为严重的精神症状，包括嗜睡、精神病性症状、意识错乱、木僵、昏迷。

（二）甲状旁腺功能减退

甲状旁腺功能减退，引起低钙血症，从而导致非特异的精神症状，包括情绪不稳、焦虑、抑郁和精神病性症状。通过纠正低钙血症，精神症状也可恢复。

四、肾上腺皮质功能异常

（一）肾上腺皮质功能减退

肾上腺皮质功能减退患者会出现抑郁相关症状、精神病性症状及认知功能受损，还可存在感觉异常。补充皮质激素可以很快改善除了精神病性症状以外的其他症状。

（二）肾上腺皮质功能亢进

在肾上腺皮质功能亢进（Cushing 综合征）患者中，超过半数的患者会出现神经精神症状。最常见的症状包括情绪不稳、激越型抑郁、易激惹、焦虑、惊恐发作和轻度的偏执。失眠是最常见的早期症状。约 2/3 的患者出现抑郁，而这些患者常会出现食欲旺盛和体重增加的非典型抑郁症状。还有一些患者会出现躁狂症状。除了精神症状以外，患者的认知功能也会受到影响，尤其是学习和短期记忆的损害。认知功能的损害通过治疗原发病可以得到改善，但仍低于病前水平。

五、水、电解质代谢紊乱

（一）低钠血症

引起低钠血症的病因众多，包括运动消耗、药物或物质使用所致及疾病导致等。急性血钠降低常常伴有脑水肿，轻则恶心不适，如血钠降至 120 mmol/L 以下，则可能发生头痛、嗜睡、意识错乱、癫痫、昏迷、呼吸停止等。这些症状有可能是可逆的，但过快纠正低钠血症，有可能造成脑桥中央髓鞘溶解症，如不能再次及时降低血钠水平，可能造成不可逆的损害。慢性低钠血症患者，由于其脑细胞的适应性，即使血钠降至 120 mmol/L 以下，也可能缺乏相关的症状。这些患者的神经精神症状也缺乏特异性，包括恶心、疲劳、头晕、步态紊乱、肌肉痉挛、记忆力损害、注意力缺陷、嗜睡、意识错乱等，当慢性低钠血症急性加重时，可能出现癫痫发作和昏迷。

因此，早期发现，去除诱因，逐步纠正，是处理低钠血症的重要原则。

（二）高钠血症

高钠血症绝大部分与摄入过多（口服或静脉）有关。急性血钠升高患者会出现嗜睡、乏力和易激惹的症状，继而可能进展为癫痫发作，乃至昏迷。当血钠高于 158 mmol/L时常会出现上述症状，而当血钠高于 180 mmol/L 时，患者有较高的病死率。持续时间超过 1 天的高钠血症称为慢性高钠血症。治疗时，必须缓慢纠正血钠水平，以防止脑水肿导致的癫痫发作和昏迷。对于无症状者，纠正速率应低于每日 10~12 meq/L。

（三）血钙异常

血钙异常相关的精神症状已经在甲状旁腺功能障碍中进行了总结。

（四）低镁血症

低镁血症在住院患者中的发生率超过 10%，主要与摄入不足和胃肠道丢失增多有关。由于低镁血症常伴随钾、钙离子代谢异常，所以也会合并出现诸如低钙血症相关的神经精神症状，如肌肉兴奋性增高。此外，还会出现肌无力、淡漠、谵妄和昏迷症状。中至重度镁缺乏时会出现心脏电活动异常，如 QRS 波增宽、T 波改变、PR 间期延长及房性、室性心律失常。适当补充镁剂提高血镁浓度是基本的治疗原则。

六、维生素代谢异常

B 族维生素及维生素 C 缺乏常可导致非特异的神经精神症状（表 6-4-1）。任何原因引起的摄入不足和吸收障碍都可能引起相应的维生素缺乏，比如长期大量饮酒引起的水溶性维生素吸收障碍。

维生素缺乏是综合医院患者诊治中较容易被忽视的问题。当患者出现非特异的难以解释的精神状态变化，伴随皮肤黏膜或神经系统的症状体征时，需要考虑到维生素代谢相关的问题。由于大多数维生素浓度的检测在综合医院中缺少可及性，仔细了解患者的营养状态，比如，有无特殊的进食偏好，长期和近期的进食种类、量与途径，如果存在禁食，是否有相应维生素的补充等，有助于判断。对于存在可疑维生素缺乏症状的患者来说，经验性地补充相应的维生素是临床中常用的处理办法。对于显著影响患者安全和治疗的精神症状及综合征，可以使用精神科药物进行对症处理。

表 6-4-1　维生素缺乏及其临床表现

维生素种类	主要的食物来源	临床表现
维生素 B_1（硫胺素）	酵母、豆类、猪肉、大米、谷物	脚气病，失音，周围神经病变，韦尼克脑病，意识错乱或昏迷
维生素 B_3（烟酸）	酵母、肉类、肝、谷物、豆类	糙皮病，腹泻伴呕吐，吞咽困难，口腔炎症，头痛，痴呆，周围神经病变，记忆力下降，精神病性症状，谵妄，木僵
维生素 B_6（吡哆醛、吡哆醇）	肉类、谷物、蔬菜、坚果	贫血，虚弱，失眠，步行困难，鼻唇沟脂溢性皮炎，唇干裂，口腔炎
维生素 B_{12}（钴胺素）	肉类、乳制品	巨幼细胞贫血，周围神经病变，本体感觉受损，思维变慢
生物素	肝、蛋黄、大豆制品、酵母	非特异症状包括精神状态改变、肌痛、感觉迟钝、厌食等
维生素 B_5（泛酸）	蛋黄、肝、肾、花椰菜、牛奶	非特异性症状包括感觉异常或迟钝（“灼烧样足”）、贫血、胃肠道症状
维生素 C	柑橘类水果、西红柿、土豆、甘蓝、菜花、西兰花、草莓、甘蓝、菠菜	坏血病，疲劳，淤点、淤斑、牙龈出血，抑郁，皮肤干燥、伤口愈合障碍

第五节　结缔组织病患者常见精神障碍

结缔组织病是一组互有重叠的疾病，以结缔组织和器官的慢性炎症为特征。这些疾病由自身免疫所致，根据临床表现和免疫紊乱类型的不同而区别开。本节重点介绍结缔组织病中最为常见、症状最为复杂的系统性红斑狼疮。其他风湿免疫疾病相关问题大体可参考相同思路。

一、疾 病 描 述

系统性红斑狼疮（systemic lupus erythematosus，SLE）是一种病因未明的慢性、系统性、自身免疫炎性疾病，特征为自身抗体的产生和多样的临床表现。常见于女性，女性与男性比例为 9∶1，在育龄期最为常见。关节炎和皮肤症状是最常见的表现，更严重的临床问题为脏器受累，特别是肺、肾脏和中枢神经系统。中枢神经系统受累可出现多种神经和精神症状。神经精神性狼疮（neuropsychiastric systemic lupus erythematosus，NP-SLE）是指系统性红斑狼疮的原发表现，而非疾病的并发症（如高血压）所致或其治疗（如药物）所致或同时伴随的非系统性红斑狼疮所致的其他神经精神症状。

1999 年，美国风湿病学会（American College of Rheumatology，ACR）制定了已知发生于系统性红斑狼疮的 19 种神经精神症状的标准命名和定义。神经精神事件发生于 6%～12%的新诊断系统性红斑狼疮患者的第 1 年病程中，由系统性红斑狼疮所贡献的比例为 19%～38%。

头痛和情绪障碍是最常见的神经精神主诉，癫痫、脑血管病、急性谵妄状态和神经病变是由系统性红斑狼疮所原发的最常见的神经精神综合征。神经精神事件的累积发生率随时间增加，但由系统性红斑狼疮和非系统性红斑狼疮原因所致的事件比例相同。神经精神事件对患者的健康相关生活质量有明显负面影响。

ACR 在 2001 年列举的狼疮相关精神综合征包括精神病，认知异常（中度或严重），急性混乱状态，严重抑郁。精神病性症状临床可见幻觉、妄想、紧张症等表现。没有发现固定模式的系统性红斑狼疮相关认知功能异常，常见的有认知减慢、注意下降、工作记忆受损和执行功能异常。急性混乱状态轻者可为意识朦胧、意识浑浊，重者可为谵妄。抑郁情绪作为对疾病的心理反应在系统性红斑狼疮中非常常见，而严重抑郁则是 ACR 在 2001 相对于 1999 年提高了诊断门槛。与系统性红斑狼疮相关的神经精神症状见表 6-5-1。

二、评　　估

1. 神经心理评估　在系统性红斑狼疮患者中，80%存在认知异常。很多患者有临床不显著的认知缺陷。不必对所有患者进行常规的正式神经心理评估，因为单独的轻微的亚临床缺陷并没有临床意义。

2. 全身评估　对神经系统以外的器官系统中系统性红斑狼疮疾病活跃程度的评估也很重要，还可能有助于判断是否应归因于系统性红斑狼疮。有研究显示，总体系统性红斑狼疮疾病活跃程度升高与归因于系统性红斑狼疮的神经精神事件之间存在相关。

表 6-5-1　与系统性红斑狼疮相关的神经精神症状

神经表现	ACR 标准（1999）	ACR 标准修订（2001）
与中枢神经系统相关的综合征	脑血管病	脑血管病
	癫痫	癫痫
	脊髓病	脊髓病
	无菌性脑膜炎	无菌性脑膜炎
	运动障碍	运动障碍
	脱髓鞘综合征	脱髓鞘综合征
	认知障碍	认知障碍（中度或严重）
	精神病	精神病
	急性混乱状态	急性混乱状态
	头痛	
	情绪障碍	严重抑郁
	焦虑障碍	
与周围神经系统相关的综合征	脑神经病	脑神经病
	单神经病	单神经病，单个或多个
	急性炎性脱髓鞘多神经根神经病	急性炎性脱髓鞘多神经根神经病
	重症肌无力	重症肌无力
	神经丛病	神经丛病
	自主神经病	自主神经障碍
	多神经病	多神经病（肌电图证实）

3. 抗体　血清自身抗体、抗磷脂抗体可能是重要的诊断提示。

4. 腰椎穿刺　系统性红斑狼疮患者出现精神症状是腰椎穿刺的适应证，目的是除外中枢神经系统感染和评估系统性红斑狼疮的中枢神经系统活动度。除外中枢神经系统感染的患者，脑脊液白细胞增多和脑脊液蛋白增高提示系统性红斑狼疮累及中枢神经系统。

5. 电生理检查　系统性红斑狼疮患者脑电图异常是常见的，但少有临床价值，除非是诊断癫痫发作，或者鉴别低活力型谵妄（脑电图弥漫慢波）和抑郁（脑电图正常）。

6. 神经影像学检查　有助于定位颅内异常，累及灰质还是白质，以及病灶随时间的变化。但除了大面积的脑梗死灶之外，结构性改变和临床神经精神表现的相关性低，因而 MRI 检查不是一个敏感的疾病进展或好转程度的提示方法。

7. 社会心理因素评估 患者的社会支持系统、心理应激、性格特点、对疾病的认知等，都可能影响患者的情绪、治疗依从性。

8. 精神症状的病理机制评估 对精神症状的正确归因对于决定适合的治疗方案至关重要。

精神症状的原因可能有：①系统性红斑狼疮的病理机制直接累及中枢神经系统；②感染或其他系统性疾病或药物引发的副作用；③对疾病的心理反应；④共病原发的精神障碍。

（1）系统性红斑狼疮的病理机制直接累及中枢神经系统：也就是原发性神经精神性狼疮，被认为是由于血管异常、自身抗体和炎性介质所导致。这些因素以多种病理机制相互作用。

自身抗体：抗神经元抗体被发现与神经精神事件存在时间关系。脑脊液中出现自身抗体是由于血脑屏障通透性增加后出现自身抗体的被动转运，以及鞘内的抗体合成。血清中抗 NR2 自身抗体与神经精神性狼疮的关系不确定，但脑脊液中抗 NR2 自身抗体水平与神经精神性狼疮有强相关。抗核糖体 P 与神经精神性狼疮特别是精神病有相关性，但是阳性预测值较低。

抗磷脂抗体：导致促凝状态，与神经精神性狼疮的局灶性表现相关。大部分是血管事件，例如卒中、癫痫。还有研究报告抗磷脂抗体与认知损害有关，即使没有卒中。比较公认的机制是不同直径的血管内的血栓形成和后续的脑缺血。但也可能有对神经元细胞的直接病理学作用。

炎性介质：促炎性细胞因素在神经精神性狼疮中可能也起着作用。细胞因子由神经元细胞和胶质细胞产生，可能为对鞘内自身抗体的反应。

上述机制综合作用提示两种独立的、可能互补的自身免疫病理学机制。第一种机制为对大血管和小血管的损伤，由抗磷脂抗体、免疫复合物和白细胞聚集导致。这一血管损害机制的临床后果包括局灶神经精神事件（例如卒中）和广泛精神事件（例如认知损害）。第二种机制包括自身免疫炎性损害，涉及血脑屏障通透性升高，鞘内免疫复合物形成，干扰素 α（IFN-α）和其他炎性介质的生成。这一机制的临床后果包括广泛的神经精神表现，例如精神病和混乱状态。

（2）感染或其他系统性疾病或药物引发的副作用：因免疫抑制剂治疗及血液系统受累等原因，系统性红斑狼疮患者处于易感染状态，严重的全身感染或者中枢神经系统感染都可能导致认知受损、谵妄等精神症状。患者若存在其他全身性疾病，例如肝肾功能异常、电解质紊乱、严重贫血等，也可以出现认知受损、谵妄等精神症状。而药物，如糖皮质激素和免疫抑制剂，都可以导致精神副作用（表 6-5-2）。

（3）对疾病的心理反应：由于系统性红斑狼疮的慢性病程、多系统受累、疼痛、复发可能性等因素，患者常常有着明显的心理压力。患系统性红斑狼疮后常见的心理反应包括悲伤、抑郁、焦虑、退行、否认和无助感。正当青年的女性患上系统性红斑狼疮而出现皮疹、激素治疗体重增加等形体改变，很可能出现社交退缩。

表 6-5-2 系统性红斑狼疮治疗药物的精神副作用

药物	精神副作用
非甾体类抗炎药（NSAID）	抑郁、焦虑、偏执、幻觉、敌意、意识混乱、谵妄、注意下降
糖皮质激素	情感脆弱、欣快、易激惹、焦虑、失眠、躁狂、抑郁、精神病、谵妄、认知异常
麦考酚酸莫酯	焦虑、抑郁、镇静（均罕见）
环磷酰胺	谵妄（高剂量时）（罕见）
甲氨蝶呤	谵妄（高剂量时）（罕见）
环孢素	焦虑、谵妄、视幻觉
他克莫司	焦虑、谵妄、失眠、不安
静脉注射免疫球蛋白（IVIG）	谵妄、激越
羟氯喹	意识混乱、精神病、躁狂、噩梦、焦虑、攻击、谵妄
来氟米特	焦虑

（4）共病原发的精神障碍：在患系统性红斑狼疮后，原发的焦虑障碍、抑郁障碍患者可能出现病情复发或加重，并且系统性红斑狼疮作为应激因素可能导致增加出现新的焦虑障碍或抑郁障碍的可能性。

对系统性红斑狼疮患者神经精神事件的评估，非常重要的是决定神经精神事件是疾病的原发表现，还是疾病的并发症或其治疗所致，还是共病精神障碍，还是以上的综合。即使是在那些系统性红斑狼疮为主要贡献因素的患者中，识别和处理非系统性红斑狼疮相关的因素也是很重要的。对新出现的或者无法解释的症状或体征，诊断工作需要包括对在非系统性红斑狼疮患者中出现相同表现者所进行的所有检查。因此，对出现谵妄的患者应包括识别代谢异常、感染、精神活性药物等所有谵妄相关因素。

三、处　　理

由于其临床多样性表现，处理和治疗也是个体化的。对精神狼疮的处理常常困难，目前也没有共识。现有的案例系列研究和临床经验支持对症治疗、免疫抑制剂、抗凝药和辅助性精神药物。对患者的咨询和其他支持患者应对的干预可能有帮助。

对各种精神科表现的治疗策略包括泼尼松、环磷酰胺、静脉注射免疫球蛋白（IVIG）、非典型抗精神病药。

1. 免疫介导损害 对系统性红斑狼疮和严重脏器受累的患者的标准治疗是高剂量糖皮质激素、硫唑嘌呤、环磷酰胺、麦考酚酸莫酯。相似的方法推测对自身免疫炎症所致的精神症状是适当的。

2. 血管损害 对归因于抗磷脂抗体的症状需要抗凝治疗。仍缺乏治疗由血栓所致的神经精神性狼疮所需的抗凝类型和强度的临床对照治疗。

3. 认知缺陷 应该筛查和处理睡眠缺乏、情绪障碍、疲劳、药物等因素。抗抑郁药、抗惊厥药物、降压药等可能导致可逆的认知损害。对认知主诉的患者，使用抗抑郁或抗焦虑治疗（如果有明显抑郁或焦虑症状），改善睡眠卫生，维持血压平稳，能够缓解认知主诉。认知康复通过对认知技能的强度再训练而帮助患者适应认知缺陷。

4. 严重抑郁 对系统性红斑狼疮的心理反应很可能是抑郁的重要贡献因素，应综合考虑。对患者提供支持、希望，对症处理患者的疼痛、失眠等不适。对严重抑郁的患者，SSRI 因其安全性和有效性是抗抑郁一线治疗。

5. 谵妄和精神病 对谵妄相关因素的筛查，特别是代谢异常、感染、精神活性药物的筛查非常重要。在充分解除相关因素后，对谵妄、激越和精神病性症状的治疗可给予抗精神病药对症治疗。

系统性红斑狼疮患者的神经精神事件的处理见表 6-5-3。

表 6-5-3 系统性红斑狼疮患者的神经精神事件的处理

确立神经精神性狼疮诊断：
检查可能包括脑脊液检查（主要为排除感染）、自身抗体谱，神经影像学检查评估大脑结构和功能，神经心理评估
识别混杂因素：
对神经精神事件贡献的因素可包括高血压、感染和代谢异常
对症治疗：
有些神经精神事件可能通过抗惊厥药、抗精神病药和抗焦虑药缓解
免疫抑制：
糖皮质激素，硫唑嘌呤，环磷酰胺，麦考酚酸莫酯和 B 淋巴细胞清除可以用于治疗由炎症性损伤所致的神经精神事件
抗凝治疗：
对由促血栓形成性血管损伤所致的神经精神表现，应给予阿司匹林、肝素、华法林等抗凝治疗

第六节 老年患者常见精神障碍

老年患者指年龄 65 岁及以上的患者，目前的社会正有老龄化趋势。老年患者从生物-心理-社会三个维度都在变得更加脆弱，更容易罹患精神障碍。在联络会诊的老年住院患者中有很高的精神障碍并发症，使得躯体问题更加复杂，住院时间延长，临床预后变差。联络会诊精神心理服务能够改善这部分患者的临床结局。

一、老年相关社会心理问题

老年人面对各种各样的社会心理威胁，这些问题作为应激因子可能对老年人心理带来负面影响。对于年龄相关社会心理问题的正确理解，可以提高临床医生处理及应对这些与老年人整体健康相关因素的能力。

图 6-6-1 提供了一个框架，描述老年人所面对的应激性刺激及生理和社会因素的相互作用。

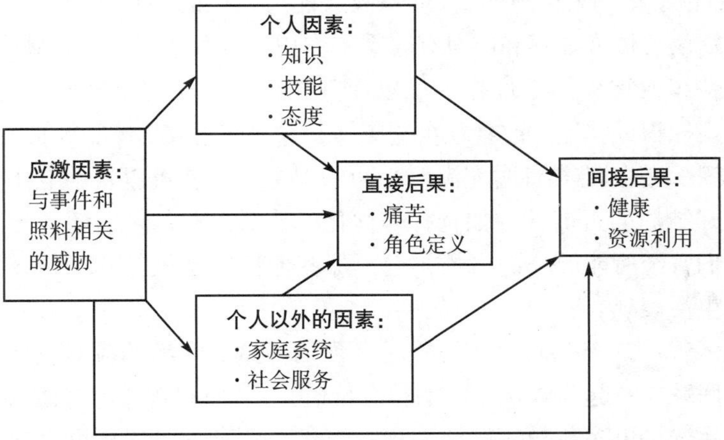

图 6-6-1　老年人所面对的应激性刺激及生理和社会因素的相互作用

（一）应激因子

1. 家庭负担　许多老年人要照顾家庭成员，如配偶或子女。有慢性病的患者多数需要由家庭成员持续照顾，尤其是配偶。照顾像阿尔茨海默病这样的痴呆障碍所造成的负担相当沉重，这种状态往往持续几年。并且社会孤立、家庭不和谐及经济方面的困难也会随之产生。

2. 丧失　丧失配偶是老年人常要面对的困难。亲属及社会关系成员（如密友）的死亡也会带来严重的冲击。这种痛苦常会持续 6~12 个月，通常是一段退缩和抑郁的时光。认可这个哀伤的过程并且积极治疗伴随的抑郁可以避免这一过程延长。

3. 角色转换　随着年龄增加，家庭成员之间关系的角色必然发生改变。如各种忙于工作的夫妻在退休后会发现他们的相互接触比以往更密切。第三代降生后，祖父母的角色会带来许多新的需要和机会。功能丧失可能会使老年人从帮助别人的角色变成被帮助的角色，或使原来被呵护的人变成家庭的支柱。这些角色改变会成为应激事件，需要老年人调整应对。

4. 社会地位下降　退休或停止劳作使老年人惯有的社会活动和社会角色突然改变，常引起失落感、孤独、空虚和自卑感。一般在开始的几个月最明显，绝大多数人可以在 2 年内适应这种变化。

5. 功能减退或丧失　老年人各器官功能逐渐退化，感觉功能减退，运动能力下降，这些变化不只使得老年人生活不便，也会造成其他的社会心理后果，如社交隔离（因听不清别人说话而减少交谈）、兴趣爱好受限、独立自主性受损等。

（二）中介因子

中介因子主要指老年人对于应激环境的看法和反应。

1. 自我效能信念 强烈的或积极的自我效能与良性的心身健康相关，老年人的自我效能对其生活的总体幸福感和应对有着重要作用。自我效能是个性特点的一个部分，相对稳定，但持续或重大的事件打击可以使其弱化，正确使用某些策略也可以增强，如鼓励、学习新知识或技能、改善社会适应等，并因前述成功体验到喜悦和赞许。

2. 应对策略 在困难事件时充满信心和乐观主义精神可以帮助老年人更好地面对挑战及增加更好结局的可能性。如选择—优化—补偿策略：人们随着年龄的增长，开始逐渐减少他们曾经所能胜任的事情，选择那些他们能够做好的事情，并用新的标准来评价自己的生活表现。

3. 融入社交 融入社会可以被看作是正面的、聚焦问题的应对反应，是一种通过将自己和群体联系在一起（肯定个人的社会价值），从而有效过滤应激事件的策略。在经历负性事件后选择更多地融入社会，积极地参与和奉献，都是可以导致更好结局的中介因子。参与性的活动，比如返聘工作、做志愿者、积极的家庭角色及参加集体活动，对于老年人的健康都是有益的。

（三）调节因子

调节因子包括生活环境和行为习惯等，是应激事件前就存在的，对应激起到缓冲作用。有三种重要的因素有助于老年人调节应激事件：具有一定质和量的社交网络，精神和宗教信仰，健康的生活方式。

虽然老年期存在很多无法预防和回避的应激因素，但中介因子和调节因子是老年人可以主动调整或得到干预的着眼点。医生有意识地协助老年人找到改善生活质量，提高健康预后的方向，并朝那个方向努力，可以恰当有效地帮助老年人面对身体健康恶化和死亡的问题。

二、老年抑郁障碍

老年患者痴呆、脑血管性疾病、帕金森病等脑部疾病的发生率高，这些疾病都很容易共病抑郁障碍或表现轻中度的抑郁症状。老年患者面临的应激因素如丧失、社会地位下降等都容易导致抑郁。

老年抑郁症患者的自杀率明显高于年轻患者，并与生活环境密切相关，寡居的老年抑郁症患者自杀率明显高于同龄老年人。应高度重视老年抑郁症的早期识别和早期治疗，抗抑郁治疗往往能够降低老年抑郁症患者的自杀死亡率。

（一）识别

老年抑郁患者的表现与典型的抑郁症状有以下方面不同。

（1）悲伤的主诉不够突出：很多情况下，患者尽管不承认有心境低落，但是会承认快感缺乏、兴趣丧失、睡眠障碍和食欲下降等症状。

（2）过度关注躯体健康很常见，或主诉多种躯体症状，甚至罕见的感觉如“口腔痛”“浑身发热”“躯干部被紧箍着”等。

（3）突然出现的焦虑或强迫观念症状：老年首次发生典型的“神经症性”障碍，如严重焦虑、强迫障碍和癔症，是不常见的。一般说来，晚年首次出现这类症状提示有潜在的抑郁障碍。

（4）医学上“轻微”的故意的自伤行为：老年人的自杀企图应该引起重视。仅仅为引起关注而过量服药是非常罕见的。任何可能的故意自伤行为都应该让医生想到患者是否有抑郁障碍。即使自伤行为未造成医学后果（如服了 4 片催眠药而不是 2 片），也不能被忽视。所有企图自伤的老年人都应请有资质的人进行评估以排除抑郁障碍。

（5）突出的认知损害（“假性痴呆”）：老年抑郁障碍患者存在糊涂或健忘、处理能力损害的情况。典型表现的是，这些患者对记忆力和定向力方面的问题常以“我不知道”作答。大多数情况下，糊涂的发生是急性或亚急性出现的，很容易确定发生时间，而且缺乏皮质性体征如失语或失用，这些特点是与痴呆鉴别的重要依据。

（6）近期“出格的”行为异常：常见的行为异常有激越、不能自制和不配合护理。

上述特征使老年抑郁障碍患者更可能找内科医生诊治。医生熟悉上述表现可以提高抑郁障碍的识别，因此进一步询问情绪相关的症状。

（二）筛查

可以将筛查问卷与临床访谈联合应用，还可以用在抑郁障碍高发的地方，如老年病房、养老院。除前述筛查量表之外，还有专门针对老年患者的筛查量表。

老年抑郁量表（GDS）：15 个自评条目，一般 10 分钟即可完成。阅读有困难的老年人也可由他人朗读或提供协助，轻度痴呆患者也可使用。得分≥11 提示可能有抑郁。

（三）治疗

药物治疗前需要明确诊断，将抑郁与其他精神症状如痴呆或谵妄相区别。脑器质性抑郁、躯体疾病或药物引起的症状性抑郁着重于病因治疗，反应性抑郁着重于心理治疗，内源性抑郁以抗抑郁药治疗为主。

在治疗的最初几周应密切随访，最好每周一次，以监测副作用和疗效，提供心理支持，保证依从性。

抗抑郁药增加自杀风险的现象在儿童和青少年较为突出，在老年患者则没有发现这一现象，而是降低自杀风险。但药物治疗后患者动力恢复而情绪未改善从而导致自杀风险增加的现象，在老年患者与其他年龄患者一样存在。

积极处理抑郁相关的其他症状：

（1）焦虑症状常常是老年抑郁障碍的突出表现。它们通常随着抑郁症状的缓解而改善，但是在治疗早期（在最早的 2~3 周）应对症治疗，因为此时抗抑郁药的抗焦虑作用尚未显现。苯二氮䓬类药物与小剂量的抗精神病药物可能有效，由于早上是焦虑的高峰期，故此时应给予足量。同时应尽可能地限制其使用时间，一旦抑郁症状缓解即应逐渐减少剂量。

（2）失眠可能是老年抑郁障碍最显著的特征，也是最让患者及家人关注的症状。虽然睡眠往往能够随着抑郁的好转改善，但及早处理失眠可以大大促进治疗依从性，甚至增强安慰剂效应。短期使用催眠药（苯二氮䓬类药物、佐匹克隆、唑吡坦）是有益的。或采用相对镇静作用较大的抗抑郁药也是有效的（如米安舍林、米氮平）。此外，对症处理干扰睡眠的躯体疾病（心功能不全、疼痛），针对睡眠卫生和睡眠心理、行为进行解释和干预也很重要。

（3）食欲和消化问题可能伴随抑郁障碍及其治疗出现或加剧。老年人各器官系统的生理储备量减少，抑郁造成的生理干扰会比一般成年人更显著。医生需要认识到老年人处于更脆弱的内稳态，密切监测营养及电解质平衡并及时调整。推荐合理膳食和（或）使用轻泻剂缓解不适。

（4）当诊断有疑问、最初治疗效果不佳、严重的共病问题导致治疗风险大、缺乏家庭支持或患者的安全性存在风险（自杀、进食进水极差或生活无法自理）时，需要精神专科协助或转诊。

（5）如果患者需要住院治疗，应争取患者或家属的同意，尽可能对患者做出解释，不应因患者表现弱势而忽视患者感受。

（四）评估治疗结局

一般来说，老年人抑郁障碍病程相对其他年龄段的抑郁更少依赖于心理社会因素，因此，随着年龄增加，疾病因素变得更加重要。故应积极治疗抑郁障碍以获得最佳的远期效果，尤其在有以下特征的患者：

- 最初痊愈速度缓慢。
- 最初抑郁障碍更严重。
- 持续时间>2 年。
- 3 次或更多次发作（对复发者）。
- 既往恶劣心境者。
- 精神病性症状。
- 广泛深部白质和基底节区灰质脑部改变。
- 认知损害，尤其是执行功能障碍。

三、老年患者的精神和认知障碍

（一）谵妄和痴呆

痴呆和谵妄都是大脑功能不全的表现，均好发于老年患者。具体识别及诊治要点可参见相关章节。另外，环境支持治疗及护理对老年患者的治疗无疑也很重要。生活在熟悉的家庭环境中，可以保持原有的自我照顾能力，也更便于得到亲友的照顾，生活方便。因此，在不影响医疗措施的前提下，许多老年患者在家中接受治疗更有利于疾病恢复。

综合医院 65 岁以上的患者中有 15%～30%发生谵妄，个别报道高达 50%；整形外科手术中，老年住院患者谵妄发生率约为 40%。至于谵妄的致死率，尚无确切的报道。一般认为，谵妄患者的病死率高于其他患者，但由于未对年龄、病情严重程度等因素综合考虑，故此结论尚待证实。Francis 等认为，谵妄患者住院期间病死率高于其他患者，但出院 6 个月后，曾发生谵妄的患者与未发生谵妄的患者比较并无显著性差异，并指出年龄越大、病情越重，短期病死率越高。

老年痴呆伴谵妄有下述特点：①往往无复杂、生动的幻觉。②情感淡漠，伴阵发性、不协调的躁闹不安。③远近及瞬时记忆力均受损，一般常识及思维亦有缺陷。④若老年痴呆患者症状突然加重，病情急剧恶化，往往提示发生了谵妄。在疾病早期，患者或家属往往觉察不到患者的认知功能下降，多在社会心理应激因素作用下痴呆恶化、症状明朗化后才被家人或医生发现到医院就诊。此时临床处理目的是镇静，控制兴奋躁动和易激惹，改善患者的不良情绪和睡眠问题等。

（二）精神病性症状

痴呆患者亦常伴发精神病性症状，如阿尔茨海默病患者经常表现出单纯性的关系妄想、被害妄想和视幻觉，与非精神病性症状的阿尔茨海默病患者比较具有更多的认知损害，并与脑内老年斑和神经缠结有关。

老年患者如发生谵妄，也可伴发幻觉、妄想等精神病性症状。

老年期首发的精神症状往往是由于器质性原因，如痴呆、谵妄或脑梗死等，而非精神分裂症。

上述精神病性症状，无论是伴发于痴呆还是原发性精神病的表现，抗精神病药治疗均有效。推荐使用非典型抗精神病药，因为老年是迟发性运动障碍的易感因素，非典型抗精神病药副作用较少。用药剂量根据需要每周 1～2 次递增。

四、老年患者的物质滥用问题

老年人的酒精滥用及药物滥用问题尚未引起临床医务人员的足够重视。

一般认为物质用量大且频繁的人才需要考虑物质滥用问题，但在老年人中，少量或中等量的成瘾物质就会对健康造成负面影响。人类机体水分会随年龄的增加而减少，体内酒精分布容积亦会随之降低。60 岁的人饮用同量的酒精，体内酒精血液浓度比 30 岁的饮酒者高出 20%。因此，老年人过量饮酒会造成比年轻人更为严重的后果。

老年人中更容易发生物质滥用问题，如抑郁、孤独及缺乏社会支持是形成酒精依赖的高危因素，而这些正是老年患者常见的心理特征。老年人常患有慢性躯体疾病或精神障碍，导致社会功能受限，酒精、药物或两者会成为老年人处理问题或忘掉痛苦的方式。此外，老年人得到处方药物很容易，也为药物滥用增加了机会。

物质滥用的老年患者同时滥用的往往不只是一种物质，老年患者通常自己服用一些非处方药物治疗关节炎、失眠、焦虑和抑郁等，这些药物可具有精神活性作用，也造成物质滥用。老年酒精依赖患者常因合用其他药物而使问题变得更为复杂。老年人由于肝肾功能减退，对药物的代谢能力降低，尤其是对苯二氮䓬类，酒精能延长某些长半衰期镇静药物（如地西泮）的镇静作用而增加骨折和跌倒。酒精与其他药物合用也可能导致不良反应加重。

物质使用可以是老年人晚年几乎所有精神健康问题病程和预后的重要因素。酒精依赖的老人精神障碍的发生率比对照高近3倍。物质依赖与情绪障碍性疾病、自杀、痴呆或睡眠障碍混杂在一起，增加了治疗的复杂性，也增加了不良预后。

对物质滥用问题的有效治疗方法越来越多，患者的物质使用量可以得到控制，而且也能改善老年人总的健康状况。研究显示老年人接受治疗的受益较年轻人更大，因此，早期识别对于治疗和预后非常重要。

对于因择期手术或其他与物质滥用问题无关的原因入院治疗的老年患者，要高度警惕酒精或药物戒断症状。如果没能及时发现和处理，可能会导致严重的后果，如震颤谵妄、意识障碍或癫痫发作。

专门针对物质滥用的治疗多设在精神专科门诊，但这种模式无法适应老年患者的需要，他们很少去专门的物质成瘾门诊，相反，却必须不断到综合医院或社区寻求医疗服务。因此，综合医院无法简单地将物质滥用问题的干预留给精神专科，只有对此问题及时识别并尽量控制，方能保证本专科医疗内容的有效和安全。

（一）识别和筛查

老年物质滥用识别困难的原因可能包括以下几方面：第一，老年人羞于告知，酒精依赖者大多是偷偷饮酒，而老年酒精依赖患者较年轻酒精依赖患者更喜欢隐瞒病情，且通常的酒精依赖诊断标准不一定适用于老年患者，这会给正确诊断造成一定困难；第二，老人由于社会相对隔离、社交接触少而难以被发现；第三，临床人员不太愿意询问老人的饮酒和药物滥用问题，一方面觉得问题棘手，另一方面认为饮酒对于老年人也许是一种享受和习惯，并不重要；第四，老年人的物质滥用问题常以一种非特异性的方式出现，如与外伤、焦虑抑郁、失眠及自我忽视等相伴出现，而这些问题常与老化过程及老年人的躯体疾病有关而易引起误诊。

对于有每天饮酒习惯的老年患者应该常规询问酒药依赖问题。患者可能会否认，也可能由于一段时间的记忆丧失而使病史不清，通过询问家人及知情者可予澄清。酒精依赖患者常不能意识到自身记忆的减退或坚决否认症状的存在，这点应予注意。另一个提示患者有酒精依赖的重要指征是，患者不顾医生的多次警告（由于躯体或认知原因）仍持续饮酒。

提示老年物质滥用诊断的一些信号可概括为：

- 每天饮酒或长期服用某些药物。
- 喝酒期间有记忆缺失期，或在一次饮酒或服药后出现记忆问题。
- 被多次警告或阻止后仍继续饮酒。
- 有慢性酒精使用者的躯体特征。
- 认知功能障碍。

- 贫血。
- 肝异常。
- 步态不稳或经常跌倒或骨折，身上出现不能解释的淤斑。
- 新发抽搐。
- 睡眠习惯改变或失眠。
- 对自己不自信，不能做决定或对别人不信任。
- 情绪不稳、激越或焦虑抑郁，对日常活动缺乏兴趣。
- 不能解释的慢性疼痛。
- 进食习惯改变。
- 大多数时间喜欢独处，不与家人或朋友联系。
- 不讲卫生，不修边幅。
- 注意力不集中。
- 大小便失禁。
- 对药物出现不寻常的反应。

另外，某些筛查表对做出诊断与指导治疗也有参考价值。目前常用的有酒瘾问题自填式筛查问卷（CAGE）及密西根酒精筛选试验表老年版（MAST-G）。认知功能筛查对于诊断及预后判断有帮助，但简易智力状态检查（MMSE）对轻度认知损害不敏感，对视觉空间测试不足，可能需要增加画钟任务来补充（draw-a-clock task）。

（二）诊治

因为老年物质滥用问题特别需要早期识别和干预，在达到物质滥用标准前即应获得足够重视，老年人酒精摄入量的推荐上限为：在3个月里每周标准量饮酒不超过7次，醉酒不多于2次。

也要及时发现“有用药问题的老人”，即药物剂量或次数高出推荐使用水平的情况。使用水平通常是根据经验上会出现显著功能障碍时的用量或次数来决定的。老年人的物质滥用问题定义为摄入任何可以被滥用的药物的量引起至少一种与使用该药物相关的问题。例如，步态不稳的患者使用苯二氮䓬类药物就可能被看作药物滥用。

综合医院医生可以进行的干预包括（以饮酒为例）：

- 对正在戒酒者或低危险饮酒者进行预防及宣教。
- 对有危险或有饮酒问题者，寻找其饮酒的诱因并尝试用较健康的方式解决或控制（如治疗抑郁、失眠等症状，提供支持，拓展社会关系等）。不把戒断物质作为治疗目标，而是鼓励患者在减少物质使用上不断进步。
- 老年专科医院可以成立老年患者的小组活动（团体治疗）。

对于苯二氮䓬类药物依赖，尽量缓慢地将长效药物（地西泮或氯硝西泮）替换为短效剂型。

五、焦虑障碍

- 各类焦虑障碍在老年患者都可出现，如广泛性焦虑障碍、惊恐障碍、恐惧性障碍等，但强迫障碍起病于晚年的可能性不大。

- 老年住院患者通常为躯体疾病、伴发的疼痛、功能丧失和死亡威胁而担忧，从而出现焦虑症状，亦可因急性疾病住院，日益感到无助感和孤独感、依赖性增加而加剧患者的恐惧和焦虑。
- 老年人群可以基于其心理特点出现一些特殊的焦虑表现，如担心遭遇犯罪行为，在陌生人面前无法进食，或在公共卫生间无法排尿等。
- 老年患者的焦虑症状既可能是躯体疾病的伴发症状，也可能是物质滥用和使用某些药物的结果，还经常与抑郁障碍显著重叠，需要认真鉴别。
- 一般来说，老年患者的躯体性焦虑症状比年轻患者突出，如心悸、命名性失语、眩晕等。这些可能是原发性焦虑障碍的表现，但也有相当高的可能是由躯体疾病恶化所致，需要更加谨慎地排除。

六、老年患者的躯体形式障碍

- 在晚年，躯体形式障碍或疑病症可能是个体表达焦虑和试图应对积累的恐惧和丧失的一种方式。如被家人遗弃的恐惧，对失去独立性的恐惧，社会地位的丧失，重要他人的丧失等。这些心理冲突如果转化为躯体的主诉或症状，就变得不太具有威胁性并获得控制感。另外，选择患者的角色可能会增加人际交流并获得支持。
- 老年患者发生器质性病变的可能性较大，不典型的症状更常见，即便是既往有躯体形式问题的患者发生躯体疾病的危险性也很高，必须随时保持警惕。
- 老年患者普遍具有关注健康的心理和行为特点，且更容易对症状认知产生偏差，更容易对医生的解释和建议产生误解。因此，老年患者非常容易表现出躯体主诉多，患病行为异常，医患关系不良等现象。对老年患者考虑躯体形式问题必须相当谨慎，尤其对于老年期首次出现此类表现的患者，必须认真筛查躯体疾病以免误诊。
- 老年患者如果存在躯体形式问题，进行重归因或心理治疗往往收效不高，多应用疾病管理的模式，以控制症状、避免过度医疗为目标。而此目标即可以对老年人的总体健康起到至关重要的作用。

七、老年患者睡眠障碍

- 睡眠有年龄差异，如深睡眠（第 3/4 期）从成年早期即随年龄增长而缩短，到 90 岁以上几乎完全消失。老年人容易出现睡眠时间缩短、维持困难及早醒，总体睡眠效率下降。有些研究认为这种变化并非睡眠能力下降，而是睡眠需要的自然减少。但对此尚无明确定论。
- 老年失眠最常见的原因是精神障碍、心理生理问题、物质滥用或下肢不宁综合征引起。老年日间嗜睡最常见于睡眠呼吸暂停、周期性肢动或发作性睡病。老年患者因为疾病影响或睡眠环境不良引起睡眠不足也常见。
- 老年人的睡眠问题切忌仅关注如何消除症状，发现睡眠症状后隐藏的躯体或心理疾病更为重要。

- 对老年人的睡眠问题都应密切观察抑郁问题。抑郁障碍中早醒是最特征性的表现，而入睡困难或睡眠不实更常见，也应常规考虑抑郁的可能。而且老年人有睡眠障碍也是将来出现抑郁症的重要预测因素。
- 老年人出现异态睡眠需要注意排除神经系统疾病，如快速眼动睡眠期行为异常（RBD）可能是帕金森病的早期表现，此类症状通常表现为与生动的梦境有关的活跃的睡眠中复杂动作。
- 老年人睡眠问题的干预提倡非药物方法，行为/认知方法疗效可靠而持久，睡眠日记在老年人甚至比青壮年患者更容易实施。

八、老年患者的精神类药物治疗

老年患者的精神科药物治疗方法基本上类似于成年患者，但又有特点。随年龄增加，老年人的冠状动脉、肝、肾的血流变慢，血浆蛋白降低，脂肪比例增高。这些因素均可影响药物的吸收、分布、代谢与排泄，使得药物半衰期延长，生效缓慢，易于导致药物在体内蓄积与中毒，较易出现不良反应。同时，老年患者常患多种疾病，服药种类多而杂，药物间的交互作用，易引起不良反应。因此，老年人用药的基本原则是：

- 尽可能限制用药的种类，以避免相互的不良反应。
- 从小剂量开始，密切观察患者对药物的反应，缓慢增加剂量，治疗剂量以成人剂量的 1/4~1/2 为宜。
- 对治疗反应不明显的患者，不宜盲目增大剂量，而应先仔细了解服药情况，最好做血药浓度测定后再决定是否增加剂量。
- 追踪观察老年患者的遵医服药情况，特别是那些独居、视力差、感觉迟钝或有定向障碍、记忆障碍的患者。
- 服药方法应尽可能简单，药瓶标签应十分清晰，最好有人监护，以保证治疗的顺利进行。

（一）抗精神药物

老年人对抗精神病药物的作用较年轻人敏感，特别是有脑器质性病变和体质差者更是如此。对于老年患者选择抗精神病药物主要从患者的躯体情况、能否耐受药物的副作用等方面考虑。年龄愈大、体质愈差，剂量应愈小。一部分老年患者用很小量的抗精神病药物便能改善症状。用药方法应以口服为主，因老年人肌肉体积减小，不宜使用肌内注射方法。在剂量滴定过程中需要监测锥体外系不良反应，出现这些不良反应应该降低剂量，必要时换药，而不是增加抗锥体外系不良反应的药物，尽量避免多重用药。给药前就应该告知家属此类药物有迟发性运动障碍的风险或加重认知损害，且症状有可能不可逆。

（二）抗抑郁药

老年患者使用抗抑郁药的不良反应未必比一般患者多，但耐受程度及依从性低得多，因此应尽量使用副作用少，效果好的药物。患者以往使用抗抑郁药物的效果、副作用和耐受性，家族中抑郁症患者用药的效果均有参考价值。各种抗抑郁药物的疗效相当，但副作用有差异，要根据患者的躯体情况选择药物。特别注意“小剂量开始，缓慢加量”，如果出现副作用，必须认真对待，更缓慢加量或换药。但总体看来，抗抑郁药在老年患者中相对安全，且疗效明确。共病躯体疾病的老年患者使用抗抑郁药受益更大。

（三）抗焦虑药

目前，临床使用最广泛的抗焦虑药物是苯二氮䓬类药物，此外，丁螺环酮也可使用。老年人对苯二氮䓬类药物的敏感性增高，用较小剂量即有效。数日增加一次剂量直到取得理想的效果或出现副作用为止。老年患者优先选择短半衰期抗焦虑药物，因为长半衰期抗焦虑药物能引起共济失调和认知功能损害，老年人尤甚。老年患者长期每日服用苯二氮䓬类药物有产生蓄积中毒的可能，且能够产生药物耐受性，要增加剂量才能保持相同效果，突然停药则出现戒断症状，如烦躁、恶心、腹泻、出汗、震颤、失眠、头痛甚至谵妄等。因此，老年患者最好短期使用，用药几周后应试行减少药量或停药。

九、老年患者的沟通技巧

在诊疗各个环节考虑到老年人的视力、听力、行动障碍，尽量提供便利和舒适，有助于增强医患联盟。如对听力差的老年人说话时贴近其较灵敏一侧的耳朵，增高声音强度但不提高声调。

老年患者文化背景、受教育程度和社会地位差别很大，需注意观察其衣着、举止及家属态度，灵活选择与其交流的方式，方能创造有利于患者开放表达的氛围。如了解到患者过去是教师，则医生选择略低姿态并尊称其“张老师”往往容易打开话题；如患者是工人且态度随便，医生则适合在保持一般性礼节的基础上选用较为亲和的言语行为，沟通的效果将会较中规中矩的常规方式更好。

患者家属常常为了提高效率而代替患者与医生交流，医生在此过程特别要避免忽视患者，仍应尽量鼓励患者自己表达，即便患者确实表达有困难需由家属代劳，医生仍要注意与患者本人的非言语交流，尤其在解释病情及提供治疗方案时更要多关注患者的非言语信息，患者流露顾虑或反对时及时处理。

如前述，家庭关系对老年患者非常重要，医生应该对此随时保持敏感。但有家属陪同时患者更不容易真切地表达此方面的感受。有时需征求患者及家属同意，留老年患者与医生单独交谈，如“根据我平时的经验，我单独跟老人谈一会儿比较好，您愿意去候诊区等会儿吗？”有时家属较强势或戒备，则应先与患者家属建立信任关系，再创造单独交谈的机会，甚至可能等到几次随诊之后才是合适的时机。

当常规诊治方案与老年患者的疾病观和生活方式有矛盾时，老年患者容易表现得消极、固执甚至对抗。临床医生直接的反应往往是试图说服或交由家属决定，这就无意中使老年患者的参与性削弱甚至自尊心受挫。最好能根据老年人的自我效能感程度来灵活对待，并在诊治过程中注重强化其自我效能感，如随时发现患者的进步和有利的行为，表达赞许或欣慰。情况允许时也可以考虑缩减一些治疗的要求，而留给老年患者一定的自主性，这样可以改善依从性和主动性，远期效果更好。

老年患者通常由他们的配偶、成年子女或亲戚照顾，这为这些照顾者带来了很大应激，容易出现抑郁情绪和一些心理问题。因此，使用明确的支持性心理治疗帮助患者家属提高应付应激的能力，改善心理健康水平，最终也会使患者受益。

十、舒缓医学

老年患者联络会诊中一个常见的、不可回避的主题是死亡。在联络会诊精神医学领域，最具挑战性的任务之一是从躯体、心理、灵性方面帮助指导终末期患者度过整个死亡过程。世界卫生组织（WHO）对舒缓医学的定义为：当患者的疾病不再对治愈性的治疗有反应时，给予患者积极的全面的关怀。控制疼痛或其他症状，处理心理、社会和灵性问题是最重要的。舒缓医学的目标是促使患者及其家庭的生活质量最好。

（一）什么是“理想”的死亡？

一个有意义的临终过程是患者的身体、心理、精神和情绪各个方面从始至终都能得到家人、朋友和照料者的支持。Weisman（1972）指出“恰当的死亡”要满足4个标准：①尽可能地减少内部的冲突，如担心失去控制。②个体的个人认同感应该保持。③重要的关系要加强或至少维持，如果可能的话，应解决矛盾。④鼓励当事人制定和努力达到有意义的目标，如参加婚礼或孩子的出生，这是一种提供连续感、通向未来的方法。

（二）精神科医生的角色

针对临终患者的照顾，精神科医生首先可以提供专业的诊断和治疗，指导如何处理终末期患者的抑郁、焦虑、谵妄和疼痛。在使临终患者治疗复杂化的社会、心理、伦理、法律与灵性问题上，精神科医生也能发挥重要的作用。其次，精神科医生可以帮助家庭应对亲人即将死亡时出现的强烈情感，来帮助解决患者、家属和医务人员的矛盾。第三，精神科医生可以指导医务人员处理有关临终患者治疗的心理问题，如应对患者无法做决定，向患者或（和）家属告知坏消息，讨论放弃抢救和其他治疗选择等。

（三）舒缓医学中的精神障碍

1. 焦虑

【评估】终末期患者的焦虑症状可能来自疾病或治疗的并发症。缺氧、败血症、疼痛控制不佳、药物不良反应如静坐不能和戒断状态常表现为焦虑。在临终患者，焦虑有可能来自急性心搏和呼吸骤停、肺栓塞、败血症、电解质紊乱和脱水。

疾病的终末期，当患者反应的敏捷性下降，趋向于将镇静药物减到最小量。苯二氮䓬类药物和阿片类药物可能一直保持高剂量以继续减轻焦虑和疼痛，为了防止出现急性戒断状态，缓慢逐渐减少这些药物的剂量很重要。终末期患者的戒断症状常常首先表现为易激惹或焦虑，由于代谢减弱，临床上出现显著症状可能比更年轻、更健康的患者晚。

终末期疾病的焦虑通常由并发症导致，但也要考虑到心理因素可能起一定作用，尤其在反应敏捷、没有意识不清的患者中。患者通常恐惧死亡的孤寂和分离。

【药物治疗】临终患者如果没有其他途径，可经直肠给予地西泮，剂量为口服药物的等价剂量。在舒缓医学中，直肠给予地西泮已经得到广泛应用，用于控制终末期与临终期有关的焦虑、坐立不安和激越。对于可能存在呼吸抑制或呼吸功能受损者，抗精神病药物可能是最安全的抗焦虑药。对于临终患者，使用抗抑郁药治疗焦虑障碍常常受到限制，因为这些药物需要几周才起效。

阿片类药物主要用于控制疼痛，但也能有效减轻与呼吸困难相关的焦虑。静脉持续输注阿片类药物或其他麻醉性镇痛药要小心滴定。

【非药物治疗】处理焦虑和心理痛苦的非药物干预方法包括支持性心理治疗和行为干预，这两种方法可以单独使用或联合使用。简单的支持性心理治疗常用于处理终末期患者面临的危机和生存问题。在心理治疗中，应考虑纳入家属，尤其是当晚期患者变得越来越虚弱，无法与医生互动时。

2. 抑郁

【评估】当终末期患者面对死亡时，抑郁心境和哀丧是正常的反应，因为患者不得不面对日益逼近的丧失生命、健康、亲人和自主权等问题。尽管如此，舒缓医学中抑郁症是常见的，但并没有得到充分的诊断和治疗。抑郁症状被临床医生认为是“正常反应”而轻视，以及在终末期患者中准确诊断抑郁症的困难，导致抑郁症的诊断不足。治疗不足的部分原因在于担心严重躯体疾病患者无法耐受抗抑郁药的不良反应。

【药物治疗】抗抑郁药物是符合抑郁症诊断标准的严重疾病患者主要治疗手段，并且非常有效。对终末期患者，抗抑郁药通常起始时给予常用起始剂量的半量，因为患者对不良反应的敏感性不同。

【非药物治疗】临终患者抑郁症最佳的处理方式是支持性心理治疗、认知行为技巧和抗抑郁药的综合治疗。研究显示，个体和团体心理治疗可以有效减轻晚期癌症患者的心理痛苦和抑郁症状，认知行为干预如放松和用愉快的意象转移可以减轻轻至中度抑郁症患者的抑郁症状。

对临终患者的支持性心理治疗，包括支持性的语言干预的主动倾听和偶尔的澄清。

尽管患者病情严重，精神科医生或心理医生也没有必要过分严肃或压抑自己的情绪。心理治疗师常常是患者所有照顾者中唯一令患者感觉非常舒服，可以轻松愉快交谈的人，也可以谈论自己的生命和经历，而不是只关注逼近的死亡。临终患者如果希望谈论死亡或询问有关死亡的问题，应该鼓励其畅所欲言，治疗师要保持一种感兴趣的互动的姿态。

除了支持性心理治疗，其他心理治疗也可能对临终患者的抑郁症状和心理痛苦有用。例如存在主义治疗，关注生命意义治疗等。

3. 谵妄

【评估】在经典定义中，谵妄是可逆的过程，甚至是晚期患者。但是在生命最后的 24~48 小时，谵妄可能是无法逆转的，这种结局是由于不可逆的病程，如在生命的最后几个小时出现的多器官功能衰竭。在有些文献里，生命最后几天发生的谵妄常常被描述为“终末期坐立不安”和“终末期激越”。不幸的是，谵妄常识别不足或误诊，终末期患者的谵妄没有得到恰当的治疗或没有接受治疗。

记忆谵妄评估量表（Memory Delirium Assessment Scale，MDAS）对晚期癌症和艾滋病住院患者是非常有效的评估工具。MDAS 有 10 个条目，用于晚期疾病患者的诊断筛查及评估谵妄的严重程度。对晚期癌症患者进行谵妄诊断时，30 分中取 7 分为分界点，获得最高的敏感度（98%）和特异度（76%）。

【干预】氟哌啶醇是首选药物，既可以口服，也可以肠道外给药。许多舒缓治疗医生会采用皮下注射的方法。低剂量的利培酮或奥氮平可以减少锥体外系副作用。有相当一部分临终患者的谵妄只能通过使患者意识水平明显下降的镇静治疗来控制病情。在这些情况下，治疗的目的只是为了使患者镇静。咪达唑仑（每 24 小时经皮下或者静脉摄入剂量 30~100 mg，用以控制终末期疾病谵妄激越）和丙泊酚（静脉给予 20 mg，随后持续给予剂量为 10~70 mg/h，对严重激越患者剂量可以达到 400 mg/h）均可以使用。

除了找到并力图纠正病因以外，环境和支持性治疗也是十分重要的。实际上，对临终患者，这些可能是唯一可以采取的治疗方式。家人的陪伴，经常再定向，治疗听力和视力的损害，纠正脱水，生活在熟悉、清静、光照良好的房间里，都能够帮助减轻谵妄对病情严重患者的影响。

（四）一些躯体症状的舒缓治疗

1. 疼痛　在临床药物治疗之后，轻至中度残留痛可以用某些行为技巧得到有效控制，这些行为技巧与治疗焦虑、恐慌和预期性恶心和呕吐的类似。放松技术、意象、催眠、生物反馈和认知行为治疗方法可以减缓成人、儿童和青少年的疼痛，使其感到舒适。

2. 食欲缺乏和体重减轻　终末期疾病相关的生理改变是引起终末期食欲缺乏和恶病质的主要原因，此外，治疗过程中产生的副作用，心理因素和精神科疾病，包括焦虑、抑郁和条件化的厌食都会起到一定作用。治疗食欲缺乏和体重减轻首先要确定引起两者的可逆性原因（例如阿片类导致食欲缺乏，化疗引起的口腔炎或是鹅口疮）。妊娠期药物（例如甲羟孕酮、甲地孕酮）往往用于治疗非特异性恶病质。如果诊断患者由于重度抑郁引起厌食，可以用刺激食欲的抗抑郁药（例如三环类抗抑郁药、米氮平、曲唑酮）进行治疗。但是不能仅仅根据存在难以解释的食欲缺乏和体重减轻就诊断抑郁。

3. 虚弱和疲乏 虚弱和疲乏在进展期患者、艾滋病和器官衰竭患者中极其常见，可能是分解代谢、营养不良、感染、重度贫血、代谢异常或者治疗的副作用的结果，但是可逆性原因往往无法确定。由于终末期疾病患者出现的体重减轻无法解释，往往对伴有极度疲乏的患者做出抑郁症的过度诊断。

如果可能，针对确定的原因进行特异性治疗，例如红细胞生成素治疗贫血。有些患者可的松治疗有效，然而治疗时间短暂，并且长期使用会引起近端肌肉病。神经兴奋剂治疗虚弱效果良好，小剂量刺激药不会引起食欲抑制或是体重减轻，并且会提高衰弱的终末期患者的精力和食欲。

4. 恶心和呕吐 癌症患者恶心和呕吐的常见原因包括放射、药物、毒素、代谢紊乱、胃肠道梗阻和化疗。催吐剧烈的化疗药物引起的强烈恶心和呕吐经历，经条件化导致部分患者再次化疗前出现恶心和呕吐。预期性恶心和呕吐以前非常常见，由于使用抗催吐剂治疗，目前已经明显减少。

对晚期癌症患者，抗催吐药物是处理化疗诱发的恶心和呕吐的主要方法。一些抗催吐药物（如甲氧氯普胺、丙氯拉嗪、异丙嗪）具有多巴胺受体阻滞作用，会出现类似神经阻滞药的锥体外系副作用，急性静坐不能和肌张力障碍比较常见。新的抗催吐药物，如奥坦西隆，没有锥体外系的副作用。自从开发出快速起效的短效苯二氮䓬类药物，发现其对控制预期性恶心和呕吐也有帮助。行为疗法控制预期性恶心和呕吐也非常有效。

（五）居丧

居丧关怀是舒缓治疗的一个组成部分，特别是对其中 20% 出现并发症的居丧者，他们是可以得到有效治疗的。

【临床表现】居丧的正常和异常反应有一个跨度系列，其区别由其中的反应强度、一定范围的相关哀丧行为的出现和时间长度决定。通常哀丧并发的精神疾病包括临床抑郁、焦虑症、酒精滥用或者其他物质滥用，以及精神病。

【治疗】最基础的模型是支持性治疗，在此治疗中，医生聆听患者对丧亲的感受，并且以安慰的方式试图理解其他的痛苦。会晤时主要的治疗特点是分享痛苦，以及通过对所尊崇关系的理解，对已经永远改变了的现状做认知评价上的转变。对居丧的人，有许多可行的正规治疗，但是首要问题是，这种治疗实际上是否值得去做。对多数人而言，尽管丧亲是痛苦的，个人复原力会保证其正常适应。因为哀丧不是疾病，所以没有理由对哀丧进行常规治疗。对于那些可能出现不适应结局的人，应当考虑早期干预；那些后来发展成为有并发症哀丧的人，需要积极地治疗。

干预方法涉及个体治疗、小组治疗和以家庭为导向的治疗，涵盖了心理治疗的所有学派，还包括适应证合理的药物治疗。干预需要几个月的时间，包括 6~8 次会谈。

从这个意义上说，哀丧治疗焦点集中且限制时间，但多模式治疗比较常见。

药物治疗被广泛用于给居丧者提供支持，但是处方要慎重。苯二氮䓬类药物减轻焦虑症状，辅助睡眠。当居丧伴发抑郁症或惊恐障碍时，需要服用抗抑郁药物。

第七节　围术期常见精神障碍

围术期的精神障碍因其与手术的关系可以分为 3 类。

（1）精神障碍与需手术疾病是 2 个独立的问题，例如抑郁障碍患者要接受肿瘤手术。这可能是最为常见的情形。精神障碍在普通人群的发生率就很高，据估计，在一般人群中有约 1/5 的焦虑、抑郁障碍终生患病率，酒药依赖患病率亦较高，而双相情感障碍、精神分裂症则相对少见。而在手术人群中，精神障碍患病率更高。有研究显示，在择期手术患者中有 43% 在接受精神科药物治疗，其中 1/3 是抗抑郁药，1/3 是苯二氮䓬类药物，1/3 是其他精神药物。精神科药物是需要注意的问题。精神障碍也可能对手术预后造成不良影响，例如抑郁患者主动性差，可能影响术后康复锻炼；食欲差可能影响伤口愈合；对疼痛更不耐受。

（2）手术作为风险因素或者直接原因导致精神障碍，例如术后出现谵妄，术后抑郁加重。如在冠状动脉旁路移植术后抑郁发生率高，再入院风险升高。在器官移植术后，新发生抑郁或者原有抑郁加重的可能性也较高。移植患者还可能由于之前疾病诊断、等待移植、围术期事件等原因导致出现创伤后应激障碍（post-traumatic stress disorder，PTSD）。

（3）精神障碍带来手术，例如某些特殊的躯体化疼痛患者、疑病患者、躯体变形障碍患者（可能患者强烈要求手术，但不应手术）及因精神问题自伤自残的患者。

按照发生率，在外科患者中相关的精神障碍主要有焦虑、抑郁障碍，痴呆，酒药戒断，谵妄等。关于这些具体问题的临床表现与处理可以参见相关章节。

以下按照围术期前后顺序介绍常见的精神科问题识别及评估处理。

一、术前精神障碍

（一）情绪障碍

在手术患者中相当常见焦虑、抑郁情绪问题。有些患者是之前就存在情绪问题，其中有些得到过精神科诊断和治疗，而大部分没有；有些患者则是由于躯体疾病诊断和准备手术而出现的焦虑、抑郁情绪反应。焦虑抑郁障碍和反应性焦虑抑郁情绪的区别更多在于时间和程度上，情绪体验本身并无质的区别。但对两者的处理还是有区别的，例如对符合焦虑障碍或者抑郁障碍的患者，比较倾向给予规范化抗抑郁药治疗；而对于反应性焦虑抑郁情绪，一般通过给予充分的情感支持、病情解释、加强信心等非药物干预就能较好缓解患者情绪；当然，还需要综合手术类型、可能预后、患者意愿等因素多方面考虑。

例 1

女性，25 岁。

过去 2 年余间断反复出现发作性胸闷、心悸伴强烈紧张感，平时亦有较明显焦虑不安感，在外院曾诊断过焦虑障碍，未曾用过抗焦虑治疗。此次入院因发现高醛固酮血症及肾上腺占位，准备行肾上腺肿瘤切除术。

与患者接触时发现患者言语较多，语速偏快，对病情担心多，近期睡眠也较差，但担心基本在合理范围内，社会功能也基本维持良好。

如果单纯考虑精神症状，似乎符合焦虑障碍，但结合躯体发现，应考虑患者发作性不适可能与内分泌和代谢异常有关，术后可能会缓解，因而可以考虑暂不予长期抗焦虑治疗，术后继续随诊观察。在术前可以短期给予苯二氮䓬类药物镇静助眠。

例 2

女性，46 岁。

腹痛半年，近期发现直肠癌入院准备手术。

入院后患者主诉睡眠明显差，几乎不能成眠；表情低落，几乎没有笑容；语少，语音低。追问了解到，近 1 年在父亲去世后一直有明显情绪差，动力低，觉得活着没有意思，甚至反复有自杀想法，睡眠也一直明显差。近半年有腹痛后以上状况更明显。

这位患者考虑抑郁障碍，目前仍有自杀想法，还很可能会对术后康复、后续肿瘤治疗等产生负面影响，因而应该积极治疗抑郁，并要求家属提供更多陪伴支持，预防患者自杀。

（二）躯体形式障碍

躯体形式障碍包括躯体化障碍、疑病障碍、躯体变形障碍（body dysmorphic disorder）等。

躯体化指的是躯体症状明显，但没有器质性异常，或者器质性异常轻微，不足以解释躯体症状。

疑病障碍指的是虽然经过充分的临床检查和医生解释，患者仍坚信自己患了某种重大的疾病。

躯体变形障碍指的是身体外表并不存在缺陷或仅仅是轻微缺陷，而患者想象自己有缺陷，或是将轻微的缺陷夸大，并由此产生明显心理痛苦。这些患者常常更容易手术，往往对治疗结果更为不满，住院次数更多。

尽管精神科关注这一类患者已有至少 50 年时间，但是临床上对这些患者的处理仍然没能有太多改善。对这些患者的识别非常重要：特点是躯体症状与临床器质性异常不符，对疾病的观念比较固执，常常伴有情绪问题，多次多家医院、各种检查诊治等行为特点也有助于医生意识到这些问题。从心理学上讲，此类患者的躯体症状可能是患者内心冲突的一种转移表达方式，患者常常有明显和难以忍受的社会心理因素问题。

例 3

女性，28 岁。

因反复腹痛入院，反复多家医院就诊，内科就诊不符合明确诊断，曾外院做过 2 次剖腹探查均未见明显异常，但腹痛持续不缓解，此次入院后仍要求进行剖腹探查。

个人史：大学生，性格要强、追求完美，对父母依赖，学习压力大。

接触患者时发现患者对立、固执，对医生的各种解释均不能接受，坚持认为自己得了重要疾病未被查出来，疼痛只能通过手术才能缓解。

侧面观察患者平时很少能有笑容，对家人常发脾气，睡眠也很差。

此患者需高度怀疑躯体化疼痛、疑病，还可能存在抑郁，手术并不能解决患者的问题。

例 4

男性，22 岁。

近期发现自己的鼻子和下巴不对称，要求做整形干预，但医生检查不能发现异常。

接触患者时发现患者较为焦虑不安，更多了解到患者近期压力较大，情感关系不顺利。

此患者需要考虑躯体变形障碍，可能与其情感受挫后自信下降，对某些躯体特点过分关注有关，另外，该患者还可能伴有焦虑或抑郁等情绪问题。

对这类患者的处理比较重要的是与其建立良好的医患关系，给予适当的理解，有技巧地进行精神科会诊或者转诊。如果只是生硬地与患者解释并不存在某些问题，患者很可能再去寻找其他医生，直到某位医生能印证自己的想法并给予期待的治疗。应尽量避免患者不停地换医生、做检查。对手术则应极其慎重，术前一定要有非常充分的手术证据支持，应避免探查性或者诊断性手术。

有些患者则是确实有器质性异常，也需要进行手术，但病史采集中发现患者之前有过反复不特异躯体症状、反复就诊等特点，也需要注意患者可能有对躯体症状十分关注或担心的特点，需要澄清患者目前器质性异常与症状的关系，与患者进行充分的病情解释。

例 5

男性，30 岁。

间断腹部不适、恶心 5 年，可疑有肠系膜上动脉压迫综合征入院。

入院后观察患者焦虑不安，追问病史患者 5 年前工作压力大，有一个朋友猝死，患者逐渐有明显紧张不安感，对躯体状况担心，在一次坐火车时出现明显紧张恐惧感，伴腹部不适、恶心，持续数分钟缓解。之后间断有类似不适，从未有过呕吐，程度稍轻，平时亦紧张不安。多处就医，未见明显异常，此情形经 1 年自行缓解。之后，患者仍有多处就医。近半年又有间断较轻微发作，听人说有可能由于“肠系膜上动脉压迫”出现此症状遂来院就诊，门诊发现可疑“肠系膜上动脉压迫”。

精神科会诊考虑患者不适可能与焦虑情绪有关，外科和消化科充分评估手术指征后，考虑患者目前手术证据不足，建议出院随诊观察。

最后，如果发现或可疑有这些问题，均应进行精神科会诊，适当的心理干预，必要时药物治疗。

（三）痴呆

在老年患者中有相当比例的患者符合痴呆，可能导致治疗依从困难、围术期谵妄等问题。请参考第 3 章第五节“记忆和认知问题及相关障碍”。

（四）酒药障碍

酒精和镇静睡眠药物滥用或者成瘾问题在外科患者中也较常见，因住院或者其他治疗需要而突然停酒或镇静睡眠药很可能出现戒断症状，严重者出现谵妄状态。因而对于每个患者都应常规询问成瘾性物质使用情况，住院后给予替代治疗。对戒断综合征和谵妄的处理，可参考第 3 章第四节“常见精神症状及处置”。

（五）精神科用药问题

如前所述，很多患者平时服用抗抑郁药或抗精神病药。这些药物与麻醉镇痛药联用可能出现过分镇静、低血压等不良作用，严重的是出现 5-羟色胺综合征及恶性综合征。5-羟色胺综合征是由于多种 5-羟色胺能药物联用所致。恶性综合征则可能与多巴胺阻滞作用相关。在临床上都可能出现自主神经功能紊乱（发热、高血压、心动过速）。意识混乱等表现。5-羟色胺综合征或者恶性综合征均为重症，应转至 ICU 治疗；处理上除对症治疗外，应停用可疑药物。

在过去几十年，对精神药物的使用已经从术前停所有药物（降低了药物相互作用，但是提高了戒断症状和术后谵妄风险）逐渐转为维持大部分长期用药。由于每个患者有其个体化特点，并没有循证医学证据支持该如何用药，应结合患者精神科及躯体状况、目前副作用、可能副作用来综合考虑。例如三环类抗抑郁药心脏副作用比较明显，如果术前检查存在心电图异常，可考虑逐渐减停。总的来说，精神科药物种类越多、剂量越大、自身副作用越多，则联用越不安全。新的抗抑郁药和非典型抗精神病药安全性相对较好。

例 6

女性，62 岁。

因结肠癌手术入院 3 日。

此前半年明显睡眠差，情绪也明显低落，兴趣低，自杀观念，服米氮平 15 mg 每晚一次及艾司唑仑 1 mg 每晚一次，情绪较前有改善，但仍偏低落，睡眠尚可。

此次住院后停用上述药物，出现严重失眠，予地西泮肌内注射 5~10 mg，仍睡眠明显差。此患者应考虑抑郁伴失眠，米氮平及艾司唑仑均有助眠作用，突然停用导致明显睡眠差。

患者心电图、血常规、血生化等检查正常。

可先恢复原剂量用药，再观察调整。

例 7

女性，71 岁。

因卵巢癌入院。

精神分裂症病史 40 年，长期服用氯丙嗪治疗，300 mg/d，早年曾有过停药波动，近 30 余年一直稳定。

病后一直未工作，平时生活自理，但很少出门，与家人亦较少交流，活动较少，基本没有发脾气、与人争执等。

接触患者时，患者情绪平淡，语少，对答尚可，对躯体疾病及手术治疗等有一定了解，愿意配合治疗，否认目前有幻觉等症状。

麻醉科考虑患者平时血压低，高龄等因素，希望停用氯丙嗪。

精神科方面，患者精神分裂症明确，功能较衰退，目前以阴性症状为主，短期内病情波动风险不大，于是在术前 1 周逐渐减停氯丙嗪，另临时给予地西泮类药物助眠，术后又逐渐恢复氯丙嗪治疗。

围手术期患者病情平稳。

了解上述可能的问题，对某些可疑的患者就应进行较全面的精神心理评估以确认这些问题。通过评估发现上述问题后，可按上述原则处理及请精神心理科会诊。术前评估包括以下内容。

（1）精神科病史：之前有无精神科住院或者就诊病史。

（2）当前疾病状态和既往严重程度。患者社会功能状况是反映疾病严重程度的一个较好提示。

（3）询问患者之前有没有做过手术，精神症状在术后有无变化。

（4）详细的药物治疗状况和依从性情况，例如不同厂家生产的相同药品名的镇静药剂量差异可能很大，有些氯硝西泮的剂量为每片 2 mg，有些为每片 0.5 mg，如果某患者每天晚上服氯硝西泮 2 片，入院前是 0.5 mg/d，入院后是 2 mg/d，则会出现过分镇静嗜睡，相反则会出现戒断症状。

（5）询问成瘾性物质使用状况，包括烟、酒、镇静药、毒品。

（6）简单的精神科评估：

- 认知评估：简单的筛查评估包括时间、地点、自我定向，注意力、近期记忆、远期记忆，如果有任何可疑，可以进行 MMSE 检查。
- 情绪评估：平时观察及交谈中患者的情绪表现，例如是开心还是低落，放松还是拘谨。还需要询问患者的情绪体验，可以直接问“平时情绪怎么样”，再封闭一些的问题是“平时开心吗”“平时容易紧张吗”。
- 意向和行为：比较容易的切入点是询问患者对疾病治疗的想法和期待，有无对疾病的过分乐观或者悲观预期，是否积极求治。

（7）更深入一些，应了解患者的个人史，例如性格、成长史、工作、家庭社会支持状况等。

（8）术前实验室评估：在高剂量应用抗精神病药的患者中，心源性猝死风险升高，应注意复查心电图有无 QTc 间期延长。其他可能导致 QTc 间期延长的躯体状况包括甲状腺功能减退症、低钙血症、低钾血症、低镁血症。如果基线 QTc 间期延长（>440 ms），应避免其他影响心电传导的药物。QTc 间期超出 500 ms 有显著升高的猝死风险。可能导致 QTc 间期延长的药物见表 6-7-1。

表 6-7-1 可能导致 QTc 间期延长的药物

导致 QTc 间期延长的精神科药物	可能导致 QTc 间期延长的围术药物或躯体状况
三环类抗抑郁药	低钙血症，低钾血症，低镁血症
四环类抗抑郁药	甲状腺功能减退症
典型和非典型抗精神病药	缺血性心脏病
高风险：硫利达嗪，奋乃静，氟哌啶醇	低体温
	水合氯醛，美沙酮，抗心律失常药（Ⅰa和Ⅲ类） 大环内酯类抗生素 氟喹诺酮类抗生素

二、术中精神科相关问题

麻醉计划应考虑精神科药物的可能药物作用见表 6-7-2。

表 6-7-2 麻醉计划中精神科药物的可能药物作用

精神科药物种类	药理作用	副作用
MAOI（单胺氧化酶抑制药）	5-羟色胺能，去甲肾上腺素能，α 肾上腺素受体，组胺能	直立性低血压及反射性心动过速
TCA（三环类抗抑郁药）	去甲肾上腺素能、5-羟色胺能、毒蕈碱能、组胺能，α_1 和 α_2 肾上腺素能	降低癫痫发作阈值，QRS 和 QTc 延长，房室传导阻滞，S-T 和 T 波异常，过量时造成致命性心律失常，抗胆碱能，镇静
SSRI（选择性 5-羟色胺再摄取抑制药）	5-羟色胺	抗利尿激素分泌失调综合征（SIADH），激越，可能使血小板聚集功能降低
典型抗精神病药：氯丙嗪、硫利达嗪、氟奋乃静、奋乃静、三氟拉嗪、氟哌啶醇等	D_2 受体阻滞药，α 肾上腺素能	QTc 延长进展为尖端扭转型心律失常，中毒性心肌病，镇静，直立性低血压，锥体外系综合征（类帕金森症状，迟发性运动障碍，静坐不能，肌张力异常），恶性综合征
非典型抗精神病药：奥氮平、利培酮、喹硫平、齐拉西酮、阿立哌唑	多种多巴胺受体	QTc 延长，但没有证据表明会进展为尖端扭转型心律失常，心肌病，心肌炎，直立性低血压，恶性综合征
抗惊厥药：丙戊酸、卡马西平、奥卡西平	离子通道，膜稳定剂	
苯二氮䓬类药物	γ-氨基丁酸（GABA）受体	镇静，意识混乱

精神障碍患者在麻醉后的意识混乱和谵妄风险较普通人高，但如果围术期维持用药，则此风险能明显下降。

另有研究显示，在麻醉方案中包括低剂量氯胺酮能降低麻醉后谵妄的发生。

三、术后相关精神障碍

术后最为常见的精神障碍是谵妄，表现为急性出现的意识和言行混乱，兴奋或淡漠，睡眠节律异常等。在术后出现的精神行为异常均应考虑到谵妄的可能性，虽然在外科患者中谵妄很可能由手术应激、麻醉药应用等就可以解释，但仍需要强调，对谵妄的处理中第一位是积极寻找器质性原因，例如电解质异常、感染等。只关注精神症状治疗，忽略了躯体状况，可能导致治疗延误。处理请参考第 3 章第四节“常见精神症状及处置”。

另外还有很多精神障碍可能在术后出现，例如抑郁、焦虑、失眠等。如前述，在冠脉旁路移植术后，抑郁发生率高，再入院风险升高。在器官移植术后，新发生抑郁或者原有抑郁加重的可能性也较高。移植患者还可能由于之前疾病诊断、等待移植、围术期事件等原因导致出现创伤后应激障碍。导致这些精神科问题的原因可能包括躯体因素，例如术中低血压、微栓子等，也可能与心理压力有关，例如功能残疾、对未来治疗的担忧等，但不管什么原因，情绪问题本身又会对躯体状况改善造成负面影响，需要重视。

例 8

男性，50 岁。

十二指肠癌术后 1 个月，仍胃瘫，不能进食。近期主诉失眠，给予地西泮类药物仍效果差。

接触患者时可见患者面容沉重愁苦，询问之下称持续不能进食觉得十分痛苦，烦躁，每天上午更为明显，并且总是思虑，难以自控，对治疗没有信心，觉得无助，甚至有生不如死的感觉。

既往性格外向，社会功能良好，术前也对治疗有合理期待，情绪平稳。

患者存在明显抑郁状态，给予抗抑郁药治疗后，睡眠改善，情绪逐渐缓解，觉得能够忍受躯体状况。

约 2 周后，胃瘫有一定改善后出院。

患者对疼痛的感知受到精神疾病的影响。例如抑郁患者的疼痛阈值降低，对疼痛更为敏感。而精神分裂症患者可能对疼痛主诉较少。但不管是否受精神疾病影响，均应给予适当镇痛。疼痛本身也是谵妄的一个危险因素。

如果在术前暂停了精神药物，则在术后躯体状态稳定后，应尽快恢复用药。

参考文献

[1] 魏镜，唐宏宇. 综合医院精神卫生服务基本技能. 北京：中华医学电子音像出版社，2014.

[2] Geoffrey Lloyd，Elspeth Guthrie. Handbook of Liaison Psychiatry. Cambridge：Cambridge University Press，2011.

[3] Stern MD, Theodore A. Massachusetts General Hospital Handbook of General Hospital Psychiatry. New York: Saunders Elsevier Powered, 2010.
[4] 胡大一，于欣. 心脏病人精神卫生培训教程. 2版. 北京：人民军医出版社，2012.
[5] 世界精神病协会. 世界精神病协会（WPA）抑郁障碍教育项目. 第21卷. 躯体疾病与抑郁障碍. 于欣，司天梅，译. 北京：人民卫生出版社，2011.
[6] Peter Salmon. 实用医疗心理学. 陈建国，蔡厚德，译. 北京：中国轻工业出版社，2007.
[7] D. A. Drossman. 罗马Ⅲ功能性胃肠病. 柯美云，方秀才，译. 北京：科学出版社，2008.
[8] D. A. Drossman. 罗马Ⅳ功能性胃肠病. 方秀才，侯晓华，译. 肠-脑互动异常. 北京：科学出版社，2016.
[9] Kurt Fritzsche, Michael Wirsching. 心身医学与心理治疗. 徐安妮，译. 台北：合记图书出版社，2009.
[10] John G. Hanly. Diagnosis and management of neuropsychiatric SLE. Nature Reviews Rheumatology, 2014,（10）: 338-347.
[11] James L. Levenson. 心身医学. 吕秋云，译. 北京：北京大学医学出版社，2010.
[12] 李心天. 医学心理学. 北京：中国协和医科大学出版社，2001.
[13] 田新平，谢海雁，沈悌，等. 现代老年医学概要. 北京：中国协和医科大学出版社，2012.
[14] 于欣，司天梅. 特殊人群中抑郁障碍与自杀的预防. 北京：人民卫生出版社，2011.
[15] 于欣. 老年精神医学新进展. 北京：中华医学电子音像出版社，2011.
[16] 李凌江. 精神科即时会诊. 衡阳：湖南科学技术出版社，2005.

第7章 联络会诊中的其他常见问题

第一节 患者家庭成员的纳入

一、纳入家庭的意义

疾病不仅对于患者是重大的影响因素，对于家庭及其成员也有着重要的影响。家庭成员会因疾病而面临巨大的负担，包括情感压力、精力投入、体力付出、经济负担等各个层面。家庭原有的未解决冲突可能在压力下变得更加不可调和；原有的家人及配偶关系平衡由于疾病的出现而转变；患者的行为和人格的改变可能让家庭成员感到关系疏远，甚至产生无助、内疚或者愤怒。

与此同时，家庭也是给予支持、提供信息和照料的强大资源，可以在疾病诊治和康复中起到积极作用。如果患者本身未成年、高龄、疾病严重、显著功能障碍，家庭在其医疗过程中尤为重要。例如尽管患者生病，仍体会到被接纳；尽管疾病较重，仍感到有能力为家庭做一些事情；家庭成员通过对话和共同参与活动有了新的共同经历，甚至达到一些新共识；家庭允许表达悲伤和爱，达到新的情感亲密。

可以说，家庭在医疗过程中举足轻重。在联络会诊中，会诊医生除发现患者的问题和资源以外，可以进一步发挥自身的专业特长，使用系统观对家庭成员进行干预，提供支持，强化资源，指导应对策略，避免负面影响，更好地发挥出辅助治疗和管理的作用。

二、联络会诊中家庭干预的原则

（一）合理的干预目标

对于家庭的干预有不同级别的设置和目标，从完全不依赖于家庭，纳入家庭提供信息、支持，到进行家庭治疗，改变家庭关系和冲突模式。

在联络会诊中的家庭干预通常是疾病和问题为导向、资源导向和限时的。尽管联络会诊医生可以对于家庭结构和内在冲突有基本的了解和判断，但干预目标并非聚焦于冲突。

（二）资源导向

资源导向的干预着重于患者和家庭已经拥有的资源，通过发现和积极使用患者和家庭成员本身的潜力、既往的成功经验、家庭本身的资源和应对技能等，使得患者及其家庭在应对疾病的过程中可以从无助的状态转化为自我支持和自我进步。

家庭及其成员的资源包括知识、时间、才干、物质条件、家庭支持系统的力量、过去的成功经验和经历过痛苦的经验、未来的希望、榜样的力量、积极赋义等。每个家庭都有自身的资源，越是面临重大应激的状态，越是需要发现和使用资源。

提供支持、给予训练和放松的方式、促进家庭成员的沟通等也属于资源导向的处理思路。

（三）问题解决导向

问题解决是指厘清问题、寻找解决方案并在执行中证实其效果的一种能力。作为一种干预方式，问题解决训练来源于应激问题解决模型，强调人们认识解决应激问题和他们的健康之间的因果关系。认为适应不良的或无效的问题解决会导致不同的消极后果，包括抑郁、愤怒、焦虑、人际问题和躯体主诉。有效的问题解决可以缓解应激对健康的影响。

专业人员训练患者如何有效执行问题解决的步骤，包括：①识别问题；②提供多种备选方案（“头脑风暴”）；③在备选方案中选出最佳方案；④做出计划；⑤执行问题解决方案；⑥评估问题解决的效果。

需要注意的是，“问题解决”并非“问题已经解决了”的结局，而是解决问题的过程和方法。

（四）保持系统观和干预立场

联络会诊中的家庭干预需要从系统的角度，以促进疾病应对、促进沟通和问题解决为方向。同时，在立场上应该注意：每一个人都是重要的，每一个人都有发言权，对不同家庭成员保持中立、不偏不倚、增加可能性的范围。

三、联络会诊中的家庭访谈

（一）家庭访谈

家庭访谈是医疗活动中可以与家庭一起探讨疾病和应对的常用方式，在联络会诊中可以通过家庭访谈进行交流信息和初步进行干预。其内容是围绕疾病，进行关于诊断、治疗、病程和预后的解释，并通过家庭访谈促使当事人进行开放的沟通，激活资源和解决问题导向。医生在访谈中不仅是医患沟通的组织者，也是家庭成员交流的促进者。

家庭访谈中涉及诊断、病程、治疗、预后，通常需要了解家庭几个方面的信息：家庭对诊断的理解是什么？在何种程度上觉察到病痛、功能损害及生命威胁？对治疗性干预和它们的不良反应的理解是什么？对于预后的主要观点是什么？

在询问病史中，家庭访谈的重要内容除一般病情外，重要的问题还包括：家庭是如何应对和克服生活事件和生活危机的？家庭内部应对疾病是否有习惯性的模式？在疾病应对中是否有隔代之间的支持？家庭是如何实现他们对于病因、病程和疾病的管理的？

访谈中需要关注家庭担心的问题。不要开始就批评家庭的应对方式，即便在医生看来已经有明显的功能失调了；相反，需要认可他们应对当前局面所做出的努力，和每个人维持家庭持续运转所做的贡献。这一方法能减轻责备和愧疚，并带来情绪的释放。

给予家庭时间来处理关于预后、疾病进展和治疗计划相关的信息。提供机会增进对话，鼓励家庭成员提出疑问和表达不同的意见。尤其是认可疾病和治疗事关所有家庭成员，帮助他们表达可能的沮丧感。情绪反应常常给家庭成员带来强烈的不确定感和无助感，处理直接或间接表达的情绪能帮助到相关成员。

医生需要了解到自己在家庭访谈中的角色是协调者，鼓励家庭成员间公开地交流，而不是给建议。家庭成员将感到他们能促进和支持所爱之人的积极治疗过程。

（二）家庭访谈的阶段

1. 建立关系　建立关系是指与每个家庭成员建立联系，并表示自己会重视他们的观点。医生自我介绍，问候每位家庭成员，询问他们的姓名和关系。然后介绍谈话的主要议题和时间安排。

2. 澄清背景和任务　患者的主要负责医生直接参与是重要的，同时应澄清会诊医生、其他医生及其他医疗人员在整个家庭的健康问题中承担什么角色，以及这些专业人员对于当前情况是如何评估的。向家庭成员澄清家庭访谈的预期，例如："你们今天过来最想讨论什么?""谁对今天的会面最期待?""今天来这里对谁最不容易?"这些问题可以鼓励家庭内部直接交流，从而直接观察家人的互动，等级次序，相互关系和角色等。每个人都有机会表达自己的需求、期待及恐惧和焦虑。

3. 疾病及其影响——不同角度的观点　了解生病后家里发生了什么变化，家人尝试了什么办法来帮助患者，家人对疾病诊断、治疗和预后有哪些了解。

了解家庭内部的角色关系和交流方式，家庭内部使用什么方式做决定，家庭有什么目标和计划，疾病如何影响这些目标和计划，以及每个家庭成员如何看待疾病带来的变化。

同时，了解家庭有什么可利用的经济资源和支持资源，在以往的困难中家人使用什么应对策略，家庭有什么既往病史和相关经验。

4. 治疗计划 通过参与、持续评估健康问题和关系状况，就可以形成干预的设想。例如：“在今天的讨论后，您是否有些具体的想法让一家人的感受好一点？”

5. 结束谈话

（1）积极评估：关于家庭、当前问题和家庭的整体表现，以积极和欣赏的方式认可每个人。将可能的问题行为描述为应对当前情况时可以理解，但不是最理想的尝试。

（2）家庭作业：总结谈话内容和结论，强调资源和力量，指出还未解决的问题，在家庭成员里分配具体的任务。

（3）提供支持和建议：其他家庭如何度过严重疾病阶段的信息，与其他家庭建立联系。

（三）家庭访谈的技术

1. 疾病直接相关的问题 是指关于事实、原因、行为方式和经验的问题。例如：“首次出现症状是什么时候？”“家人对您的疾病是什么反应？”“您对谁说自己的症状？不愿跟谁说？”

2. 间接或循环提问 在询问家庭成员对于疾病、问题或其影响的各自看法时，如使用间接的方式通常会得到有意思的信息。例如：医生问女儿“你觉得父亲怎样看待母亲的病？”通过循环提问，照料者和家庭成员都通过这种方式了解到别人的不同视角。这些问题邀请家庭成员进入别人的想法，并有意识地定义了彼此间的关系。

3. 假设性问题 此类问题很有帮助，允许访谈者引入新的观点，尝试新的描述，并因此挑战对改变的恐惧。例如：“如果您妻子的头痛发作可以不那么频繁，您妻子和家庭将获得什么？这对日常生活中的具体关系意味着什么？”“假如您的一个孩子选择回家照顾父母，谁最有可能这么做？”“假设我们1年后再见面，您认为家里会有什么改变？”

4. 分类性问题 “在他母亲生病的问题上，谁最支持小张的意见？”“谁最反对？”

5. 比例问题 “您觉得您的不适在多大程度上是身体疾病的表现？多大程度上是目前工作和家庭问题的表现？”

6. 解决方案取向的问题 “在这样的时候，您和其他人的做法有什么不同吗？”

7. 易犯错误 医生质疑的言论常常使家庭变得不信任和退缩，相反，应着重强调和肯定家庭的力量和独到之处。如果在设置访谈框架中医生不够主动，无法保证每个成员发言时感到安全，可能旧的交流模式重演，形成小团体和思想开小差。

第二节 对相关医务人员的协助

一、协助医务人员的意义

在联络会诊中，医疗决策或医患关系的当前目标需要会诊医生和主管医生合作才能达成。住院患者的主要医疗责任者是病房的医疗护理团队，联络会诊中发现的问题和应对策略需要主管医生甚至整个医疗团队理解和运用才能达到干预效果。因此，对于医务人员的协助可以更有效地达成联络会诊的医疗目标。例如：对于谵妄患者，告知病房，在药物以外医务人员可以协助的是什么，可以通过哪些途径进行。

联络会诊工作中非常有意义的是可以通过相关干预提高医务人员的沟通技能。一方面，在联络工作中展开医患沟通技能的培训能够系统地教授沟通技能；另一方面，在日常会诊工作中，对于具体医患沟通的指导，可以从案例出发，增进医务人员对于沟通的实践能力。

医务人员还是高职业耗竭的群体，表现为工作热情衰减、情感耗竭、个人成就感缺失。联络会诊中对于医务人员的干预对于职业耗竭的缓解和预防也具有积极作用。

总之，在联络会诊中开展对于医务人员的协助，旨在增进学科合作及提高临床工作人员的心身服务能力。

二、协助医务人员的原则和方法

（一）协助医务人员的原则

团队合作与平等交流是协助医务人员的基本原则，目标是促进合作，让联络会诊医生与主管医疗团队之间加深了解和实现共同的目标。其基础应该是平等的伙伴式关系，联络会诊医生的协助应当是建议式的，而非指令性的。在临床诊治的责任关系上，主管医生对于整个诊疗承担主要责任，会诊时除非对方要求，不要越俎代庖。

协助医务人员的另一个原则，是提高临床医生的心身服务能力，而不是把他们培养成精神/心理科的住院医生。提供适合临床工作人员的干预方法和手段，如心理生理式的查房、医患沟通培训、巴林特小组。

（二）协助医务人员的方法

1. 以案例为基础开展协助工作　这一部分常常融合在联络会诊的每一个案例当中，随着联络会诊工作的开展，把心身服务的概念和实践方法不断传递给临床医生，同时协助他们解决临床问题。常用技术简述如下。

（1）支持：临床医生常常面临技术和情感双重的压力，对于困难的患者尤其如此。此时，有效的支持非常重要，不论是来自会诊医生或者医疗团队这个系统。鼓励临床医生讲述困难或感受，理解、共情他的困难，认可他对工作的付出，给予力所能及的支持，鼓励寻找进一步的支持，如多科室案例讨论、巴林特小组等。例如：对于困难患者及其家庭解释病情和下一步医疗建议时，有同事或会诊医生在场，临床医生感到来自团队的支持，更能够面对困难的任务。

（2）澄清：向临床医生询问发生了什么，临床问题是什么，疑问在哪里，医患关系如何，医生的感受如何，会诊要求是什么，希望达到什么样的目的。在不断澄清的过程中，协助临床医生整理信息，归纳要点，厘清主次。

（3）解释：向临床医生解释临床问题，会诊医生的发现和判断，遗留的问题和困惑，需要进一步做的是什么，为什么要这么做，实施中的注意事项，对于医疗处置的优先次序，利弊权衡，关于家庭和系统的理解，通过会诊可以做到的和不能做到的，等等。通过联络会诊中的解释，可以向临床医生传递更多的信息，不仅仅是怎么做，更多的是心身全面评估和干预的思路。

（4）反馈和建议：对于医务人员的反馈和建议，一方面是临床诊疗的，需要补充检查、其他科室会诊、给予药物和非药物治疗、进一步监测的临床指标；另一方面可以是医患沟通和医患关系相关的，对于这个患者需要保持何种态度，可行的沟通策略和目标，需要纳入的其他部门或人员。给予医务人员的建议应当是明确、具体、符合临床医生理解和执行能力的，解释后注意核实医生的理解。

2. 医患沟通培训 系统的医患沟通培训需要相应的时间和有培训经验的师资。高效的培训需要结合培训对象的基础设计方案，但需要两个方面的结合：一是简单理论框架便于理解和学习，二是现场实践和案例/问题为基础的学习。

3. UPSCALE 查房 见相关章节。

4. 巴林特小组 见相关章节。

第三节 联络会诊医生的督导

联络会诊是非常具有挑战性的工作，每一位医生要在这个领域学习和成长，离不开日常的自我监测与反思，以及上级医生或医疗团队的督导。

督导可以是个体的，由上级医生听取会诊医生汇报案例情况，提出初步假设和疑问，由上级医生指导案例的诊断、治疗及对于会诊医生的临床思维和临床技能给予指导。

督导也可以是团体形式的，会诊医生报告案例情况，由联络会诊医疗团队根据已有的症状、检查和医患关系信息，从生物-心理-社会等维度展开头脑风暴式的学习和讨论，给予临床医生对于联络会诊思路的启发，并促进交流和系统式思考。

现场督导也很重要，对于重点和疑难案例，可以由上级医生现场督导会诊医生的精神检查和医患沟通，必要时现场补充和示范。

北京协和医院开展的UPSCALE 查房形式是集疑难案例查房、现场干预和督导为一体的创新方式，详见相关章节。